プルキンエ不整脈
Purkinje Arrhythmia

野上 昭彦 横浜労災病院　冠疾患集中治療部部長
Akihiko Nogami

小林 義典 東海大学医学部付属八王子病院　循環器内科教授
Yoshinori Kobayashi

医学書院

● 著者略歴

野上昭彦(のがみあきひこ)

1955年11月27日生まれ
1982年　長崎大学医学部　卒業
1982年　横須賀共済病院　研修医
1984年　土浦協同病院　循環器内科　医員
1985年　Miami Heart Institute　心臓病臨床フェロー
1987年　東京医科歯科大学大学院　修了
1990年　東京医科歯科大学第二内科　助手
1994年　群馬県立心臓血管センター循環器内科　第二部長
1999年　横浜労災病院　冠疾患集中治療部　部長
　　　　現在に至る

東京医科歯科大学　臨床教授
東海大学循環器内科　非常勤講師

〔主な学会活動〕
日本内科学会認定医，日本循環器学会専門医
日本循環器学会　関東甲信越地方会評議員
日本不整脈学会　評議員
日本心電学会　評議員
日本臨床生理学会　評議員
臨床心臓電気生理研究会　幹事
International Board of Heart Rhythm Examiners/Japan Writing Committee
Heart Rhythm Society, American Heart Association（Member）

小林義典(こばやしよしのり)

1956年2月10日生まれ
1981年　日本医科大学医学部　卒業
1981年　日本医科大学第一内科入局
1985年　日本医科大学付属病院集中治療室勤務
1989年　米国ロサンゼルス市，Cedars-Sinai Medical Centerに留学
1991年　日本医科大学第一内科　助手
2000年　日本医科大学第一内科　講師
2004年　日本医科大学第一内科　准教授
2009年　東海大学医学部内科学系　循環器内科　教授
　　　　東海大学医学部付属八王子病院　循環器センター長
　　　　現在に至る

〔主な学会活動〕
日本内科学会認定医，日本循環器学会専門医
日本循環器学会　関東甲信越地方会評議員
日本不整脈学会　理事
日本心電学会　評議員
臨床心臓電気生理研究会　幹事
International Board of Heart Rhythm Examiners/Japan Writing Committee
Heart Rhythm Society, American Heart Association（Member）

プルキンエ不整脈

発　行　2009年7月1日　第1版第1刷©
著　者　野上昭彦(のがみあきひこ)・小林義典(こばやしよしのり)
発行者　株式会社　医学書院
　　　　代表取締役　金原　優
　　　　〒113-8719　東京都文京区本郷1-28-23
　　　　電話 03-3817-5600（社内案内）
印刷・製本　大日本法令印刷

本書の複製権・翻訳権・上映権・譲渡権・公衆送信権（送信可能化権を含む）は㈱医学書院が保有します．

ISBN978-4-260-00831-0　Y8000

JCOPY　〈(社)出版者著作権管理機構　委託出版物〉
本書の無断複写は著作権法上での例外を除き禁じられています．複写される場合は，そのつど事前に，(社)出版者著作権管理機構（電話 03-3513-6969，FAX 03-3513-6979，info@jcopy.or.jp）の許諾を得てください．

推薦の序

　この本は，心臓刺激伝導系のプルキンエ線維が関与している不整脈のすべてを包括的に扱っている解説書である．プルキンエ線維が関与している不整脈を単独に取り上げた本格的な著書は世界で初めてで，その内容は今までに発表されたプルキンエ線維に関連した文献を総括しているとともに，著者の小林義典先生，野上昭彦先生のお2人が経験した症例や研究をわかりやすく紹介している．このような意欲的な本が世界に先駆けて日本で最初に出版されることになったことは大変嬉しいことである．

　この快挙を可能にした原因としては，1) プルキンエ線維に関する研究では，日本が基礎および臨床の両方の分野で多く貢献していること，2) 筆者の2人はプルキンエ不整脈に関しての経験が豊富でまた多くの業績を残していること，によると思われる．

　本文は，プルキンエ不整脈の臨床的な側面を扱う前半（Ⅰ，Ⅱ）と基礎的な知識を扱う後半（Ⅲ）の2部構成となっている．臨床編では特発性心室性不整脈と器質性心疾患に伴う心室性不整脈に分けて解説している．特発性心室性不整脈の項では，verapamil 感受性特発性心室頻拍，Focal Purkinje 心室頻拍，特発性心室細動の引き金となる心室期外収縮・多形性心室頻拍，など臨床で遭遇する種々な特発性不整脈を取り上げている．発生機序の異なるこれらの心室性不整脈においてプルキンエ線維がどのように関与しているかを，心電図，心内電位図，electroanatomical mapping を用いて詳細に説明している．さらに，プルキンエ電位を指標として行うカテーテルアブレーションの具体的な方法やその有効性について検討している．

　器質性心疾患に伴う不整脈は，脚間・脚枝間リエントリー性頻拍，心筋梗塞に伴う左室中隔起源の束枝リエントリー性頻拍，虚血・心筋炎・心筋症・左室緻密化障害に伴う心室性不整脈，など多彩な心室性不整脈を紹介している．このような病因・病態が異なる不整脈に対するプルキンエ線維の関与の証明を，読者が理解できるように説明するには大変な労力を要したと思われる．筆者らは，特発性不整脈の場合と同様に，心電図，心内電位図，electro-anatomical mapping を多く用い，さらに解剖・組織図および左室造影などの形態的なデーターを同時に提示することでより理解しやすい内容としている．

　後半はQ&Aというユニークな構成としているが，プルキンエ不整脈の歴史からまだ解明されていない問題点など循環器を専門とする医師にとって大変興味ある項目を取り上げている．特に，日本人の先輩の仕事を多く紹介してくれているので，難しい不整脈の解説にも関わらず親密感を与えてくれる．

　この本を読むと，プルキンエ線維がいかに多くの心室性不整脈に関与しているかを知り驚

かされる．また，プルキンエ電位を記録し詳細に検討することで，従来の電気生理学的検査法では解明できなかった多くの不整脈の機序を解明できたことに感心する．さらに，不整脈とプルキンエ線維の関連性を十分検討することにより，いままでカテーテルアブレーションが不可能と考えられていた多くの難治性の心室性不整脈の治療も可能となることに大いに勇気づけられる．その意味でこの本は，循環器を専門とする医師にとって一読に値する本であると推薦できる．

2009年6月

心臓病センター榊原病院
大江　透

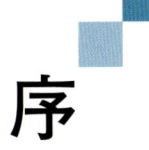

序

　1845年，チェコの生理学・解剖学者 Jan Evangelista Purkyněはヒツジの心内膜に不思議な線維網を発見した．後に Purkinje 線維と呼ばれるこの組織の機能が刺激伝導にかかわるものであることを発見したのは，言うまでもなく田原淳先生の業績である．1906年，田原先生はドイツにおける研究結果を単行本 "Das Reizleitungssystem des Säugetierherzens. Eine anatomisch-histologische studie uber das Atrioventricularbundel und die Purkinjeschen Faden"（邦訳『哺乳動物心臓の刺激伝導系：房室束とプルキンエ線維の解剖学的・組織学的研究』）にまとめた．この歴史的名著が出版されてからすでに100年余りが経過したが，今回，この Purkinje 線維が関与する心室性不整脈についてまとめた書籍『Purkinje 不整脈』を小林義典先生とともに出版することとなった．

　私たちが医学部基礎医学講座で Purkinje 線維を学んだのは30年以上も前のことになるが，その頃には，まさか自分たちが Purkinje 線維に関わる仕事をするようになるとは思いもしなかった．医学部を卒業した1980年前半ごろから，Purkinje 線維に関連した心室性不整脈の臨床研究が発表されるようになり，それまでは授業で習った記憶があるだけの Purkinje 線維が，非常に興味ある対象に変わってきたことを今でも覚えている．その後，日本発の数多くの論文も発表され，日本は Purkinje 不整脈研究に大きく貢献した国のひとつとなった．それらの先生方の論文を勉強するにしたがって，私はこの不思議な"プルキンエ・ワールド"の虜になってしまったといえる．

　Purkinje 不整脈の研究はその後のカテーテルアブレーション治療に大いに役立ったが，この分野の研究の特徴は，解剖学・生理学などの基礎医学，動物実験と臨床が深く結びついていることである．また，昔の論文であっても決して色褪せることはなく，100年前の田原先生の論文でも今日の研究や治療に役立つことがあることも特筆すべきことである．

　Purkinje 不整脈には未解決の問題も多く，心室細動との関係など，最近になってようやくわかりはじめてきたこともある．本書に書かれていることのなかには推論の域を出ないものも多いが，特に若い研究者・臨床医の方に，この不思議な世界の魅力を知り，私たちと同様にその虜になっていただきたいために，現時点での仮説として執筆させてもらった．ぜひ，若い読者の方から，将来，この内容を否定するような仮説が出されることを祈念してやまない．

2009年6月

横浜労災病院　冠疾患集中治療部部長
野上昭彦

目次

推薦の序　大江　透　Ⅲ
序　　　　野上昭彦　Ⅴ

Idiopathic Ventricular Tachyarrythmias
Ⅰ. 特発性心室性不整脈

Verapamil-sensitive Idiopathic Ventricular Tachycardia
1. Verapamil 感受性特発性心室頻拍　　　　　　　　　　　　　　　野上昭彦　2

- A 特発性左室 VT の分類 ―――――――――――――――――――― 2
- B Verapamil 感受性左室起源特発性 VT ――――――――――――― 3
- C 左脚後枝領域 VT ――――――――――――――――――――― 7
- D 左脚前枝領域 VT ――――――――――――――――――――― 21
- E 上部中隔型 VT ―――――――――――――――――――――― 27
- F アブレーションの合併症および成績 ――――――――――――― 32
- G 3 種の verapamil 感受性特発性 VT の推定回路の関係 ―――――― 32
- H 洞調律時に左室中隔から記録される減衰伝導特性を有する拡張期電位 ―― 33
- I まとめ ――――――――――――――――――――――――― 34

Focal Purkinje Ventricular Tachycardia
2. Focal Purkinje 心室頻拍　　　　　　　　　　　　　　　　　　　野上昭彦　37

- A 分類と機序 ――――――――――――――――――――――― 37
- B 心電図所見とその予後 ――――――――――――――――――― 37
- C 電気生理学検査とカテーテルアブレーション ―――――――――― 38
- D まとめ ――――――――――――――――――――――――― 47

Idiopathic Ventricular Fibrillation
3. 特発性心室細動 　　　　　　　　　　　　　　　　　　　　野上昭彦　49

　　Ⓐ カテーテルアブレーション可能な特発性 VF の分類 ──── 49
　　Ⓑ Short-coupled variant of torsade de points ──────── 50
　　Ⓒ 下方・側方誘導に早期再分極を呈する特発性 VF ─────── 61
　　Ⓓ まとめ ────────────────────────── 65

Purkinje-related Arrhythmias in Brugada and Long QT Syndromes
4. Brugada 症候群・QT 延長症候群 　　　　　　　　　　　　野上昭彦　67

　　Ⓐ Brugada 症候群 ───────────────────── 67
　　Ⓑ QT 延長症候群 ───────────────────── 73
　　Ⓒ まとめ ────────────────────────── 75

Ventricular Tachyarrythmias in Organic Heart Diseases
Ⅱ. 器質性心疾患に伴う心室性不整脈

Bundle Branch Reentry and Inter-fascicular Reentry
5. 脚間リエントリー　脚枝間リエントリー 　　　　　　　　　小林義典　80

　　Ⓐ 脚間リエントリー性頻拍，脚枝間リエントリー性頻拍の概念，定義と歴史 ── 80
　　Ⓑ 頻度，基礎心疾患，自覚症状，心電図所見 ─────── 81
　　Ⓒ 脚間リエントリー性頻拍(BBRT)の電気生理学的特徴 ───── 84
　　Ⓓ 脚枝間リエントリー性心室頻拍(IFRT)について ─────── 88
　　Ⓔ 治療法 ────────────────────────── 89

Fascicular Reentrant Tachycardia in Myocardial Infarction
6. 心筋梗塞に伴う左室中隔起源の束枝リエントリー性頻拍　　小林義典　92

　　Ⓐ 心筋梗塞に伴う左室中隔起源の束枝リエントリー性頻拍
　　　　電気生理学的特徴について ───────────────── 93
　　Ⓑ MI-FVT と ILVT の比較 ─────────────────── 101
　　Ⓒ まとめ ────────────────────────── 102

Polymorphic VT and VF in Ischemic Heart Disease
—The Role of Purkinje Fiber in Electrical Storm

7. 虚血性心疾患に認められる多形性 VT，VF
―Electrical storm における Purkinje 線維の役割　　　　　　小林義典　107

　　A 虚血性心疾患に認められる不整脈のメカニズム　Purkinje 線維の役割 ― 107
　　B 臨床で認められる梗塞急性期　遠隔期の Purkinje 不整脈 ――――― 108
　　C Electrical storm と Purkinje 不整脈 ――――――――――――― 109
　　D まとめ ――――――――――――――――――――――――― 129

Case report 1
Histopathologic Findings of the Ablation Sites for Ventricular Fibrillation in Ischmic Cardiomyopathy
　　虚血性心筋症に伴った心室細動と Purkinje 線維　　　　野上昭彦　132

Purkinje-related Tachyarrhythmias in Nonischemic Heart Diseases

8. 非虚血性心疾患に伴う Purinje 関連不整脈　　　　　　　小林義典　140

　　A 心筋炎症性疾患と Purkinje 不整脈 ――――――――――――― 140
　　B 非虚血性心筋症と Purkinje 不整脈 ――――――――――――― 147
　　C まとめ ――――――――――――――――――――――――― 149

Case report 2
Isolated Left Ventricular Noncompaction and Purkinje Fiber
　　左室緻密化障害と Purkinje 線維　　　　　　　　　　　野上昭彦　151

Ⅲ．[Q&A] Purkinje 不整脈を理解するための基礎知識

Q1　Purkinje とは？　　　　　　　　　　　　　　　　　野上昭彦　160

Q2　Purkinje 研究の歴史は？　　　　　　　　　　　　　野上昭彦　162

　　A Purinje 線維の発見 ――――――――――――――――――― 162
　　B 刺激伝導系への関与の発見　Tawara の業績 ―――――――― 162
　　C Tawara 以降の研究 ―――――――――――――――――――― 164

| Q3 | Purkinje ネットワークは多形性心室頻拍や心室細動のリエントリー回路になりえるか？　小林義典　172 |

　　Ⓐ Purkinje ネットワークの解剖組織学，電気生理学的特徴 ─── 172
　　Ⓑ 多形性 VT，VF の発生や持続に Purkinje 線維が関与する可能性を示す臨床データ ─ 174
　　Ⓒ これまでの動物実験の報告 ─── 175

| Q4 | 仮性腱索（false tendon）が左室特発性心室頻拍のリエントリー回路を形成するか否か？　小林義典　181 |

　　Ⓐ 仮性腱索の構造，組織 ─── 181
　　Ⓑ 仮性腱索が IVLT 回路の一部である可能性 ─── 182
　　Ⓒ まとめ ─── 187

　　Topic
　　　カテーテルアブレーション時における仮性腱索の観察　野上昭彦　189

| Q5 | Purkinje 線維はなにゆえ虚血に耐性をもつのか？　小林義典　190 |

　　Ⓐ Bagdonas による実証 ─── 190
　　Ⓑ 虚血に耐性をもつ理由 ─── 192

| Q6 | 心筋梗塞後に発生する Purkinje 線維関連不整脈は？
　　　―動物実験により明らかにされたメカニズム　小林義典　195 |

　　Ⓐ 梗塞急性期第1相の不整脈メカニズム　Purkinje 線維の役割 ─── 197
　　Ⓑ 梗塞急性期第2相の不整脈メカニズム　Purkinje 線維の役割 ─── 200
　　Ⓒ 再灌流不整脈と Purkinje 線維 ─── 201

| Q7 | Purkinje 不整脈における日本人研究者の貢献は？　野上昭彦　205 |

　　Ⓐ Purkinje から Tawara へ ─── 205
　　Ⓑ Purkinje 線維と心疾患 ─── 205
　　Ⓒ Purkinje 電位とカテーテルアブレーション ─── 206

D Purkinje線維に関する最近の研究 ——————— 207
　　　E まとめ ——————————————————— 207

Q8　動物種によるPurkinje分布の違いは？　　　野上昭彦　211

　　　A 動物種によるPurkinje分布の違いに関する研究 ——————— 211
　　　B 有蹄目，非有蹄目哺乳類，鳥類のPurkinje線維の走行の違い —— 215

あとがき　小林義典　223
索引　225

装丁　槽谷一穂

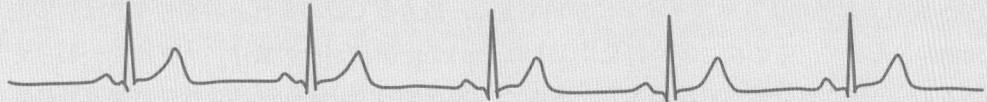

Idiopathic Ventricular Tachyarrhythmias
Ⅰ. 特発性心室性不整脈

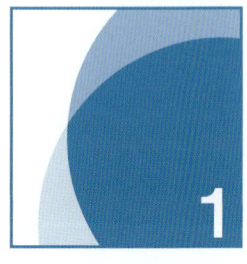

Verapamil-sensitive Idiopathic Ventricular Tachycardia
1 Verapamil 感受性特発性心室頻拍

　器質的心疾患を伴わない特発性心室頻拍（ventricular tachycardia；VT）は米国で約 10％，日本で約 20％ に存在する[1,2]．器質的心疾患に伴う VT がさまざまな QRS 波形を有するのに対し，特発性 VT ではいくつかの特徴的な QRS 波形を呈することが多く，その機序，QRS 波形，起源によりサブタイプに分類できる．最も多く認められる特発性 VT は右室流出路起源 VT で，その次に多い特発性 VT は Purkinje 組織がその機序に大きくかかわっている verapamil 感受性左室起源 VT である[3,4]．本章では verapamil 感受性左室起源特発性 VT の電気生理学検査法とカテーテルアブレーションに関して述べる．

A 特発性左室 VT の分類

　特発性 VT はその機序と VT 抑制に有効な薬剤により 3 種に分類できる（表 1-1）．すなわち verapamil 感受性型（リエントリー），adenosine 感受性型（撃発活動），そして propranolol 感受性型（異常自動能）である[1,4]．
　また，左室起源特発性 VT はその起源にしたがって 4 群に分類できる（表 1-2）[4]．この分類はカテーテルアブレーションの実施に即した分類（operational classification）でもある．そ

表 1-1　特発性 VT の有効薬剤・機序による分類

Ⅰ．verapamil 感受性 VT（リエントリー）
Ⅱ．adenosine 感受性 VT（撃発活動）
Ⅲ．propranolol 感受性 VT（異常自動能）

表 1-2　特発性左室 VT の起源による分類（アブレーション施行に即した分類）

Ⅰ．左室脚枝 VT（リエントリー）
　1．左脚後枝領域 VT〔通常型〕
　　ⅰ．近位型（中中隔）
　　ⅱ．遠位型（心尖部下部中隔）
　2．左脚前枝領域 VT〔非通常型〕
　　ⅰ．近位型（中中隔）
　　ⅱ．遠位型（前側壁）
　3．上部中隔 VT〔稀有型〕
Ⅱ．Purkinje 巣状起源 VT（撃発発動，異常自動能）
Ⅲ．僧帽弁輪部起源 VT（撃発活動，異常自動能，リエントリー）
Ⅳ．左室流出路 VT（撃発活動，異常自動能，リエントリー）

の4群は左室脚枝VT, focal Purkinje VT, 僧帽弁輪部起源VT, 左室流出路起源VTであるが, その中でverapamil感受性を有するのは左室脚枝VTのすべてと, 僧帽弁輪部起源VTと左室流出路起源VTの一部である. 左室脚枝VTの機序がリエントリーであるのに対し, その他のVTの機序は単一ではなく, 撃発活動, リエントリー, 異常自動能のすべての機序が存在する. Focal Purkinje VTはそのQRS波形は左室脚枝VTとよく似ているが, その機序は異常自動能で, verapamilに感受性はない.

ここで「verapamil感受性」とは少量から中等量のverapamil投与(主に静脈投与)によってVTの心拍数が減少あるいは停止することを示しているが, それらのverapamil感受性VTはverapamilのみに反応するわけではなく, Naチャネル・ブロッカーによっても徐拍化・停止することが多い. あくまでVTに対しては通常無効であるverapamilが有効性を示すという特徴からの命名である. またverapamil投与によってVTが停止しても, その後に再びVTが誘発され, verapamilには誘発抑制効果がないこともしばしば経験される.

B Verapamil感受性左室起源特発性VT

1) 分類

Verapamil感受性VTは左室起源の特発性VTの中で, もっとも多く認められるものである[4]. このVTは1979年, Zipesらによって3徴がはじめて報告された[5]. その3徴とは
(1) 心房ペーシングによって誘発が可能
(2) VT中のQRS波形が右脚ブロック・左軸偏位型
(3) 明らかな器質的心疾患を伴わない

である. さらに1981年, Belhassenらによって4番目の特徴ともいえるverapamil感受性が報告された[6]. Oheらは1988年, verapamil感受性左室VTに右脚ブロック・右軸偏位型のVTも存在することを報告し[7], ShimoikeらはVT非常に狭いQRS幅を有する上部中隔型のverapamil感受性左室VTを報告した[8]. われわれはVT中のQRS波形とカテーテルアブレーションの成功部位にしたがって, verapamil感受性左室VTを次の3群に分類した(表1-2)[4]:
(1) QRS波形が右脚ブロック・左軸偏位型を示す左脚後枝領域VT(図1-1),
(2) QRS波形が右脚ブロック・右軸偏位型を示す左脚前枝領域VT(図1-2),
(3) QRS波が幅狭く正常軸を示す上部中隔型VT(図1-3),

左脚後枝領域VTはもっとも多く認められるタイプで(約90%, 通常型), 左脚前枝領域VTは比較的少なく(約10%, 非通常型), 上部中隔VTはきわめて稀である(1%未満, 稀有型)[9]. また左脚前枝領域VTや上部中隔型VTには通常の左脚後枝領域VTが臨床的に

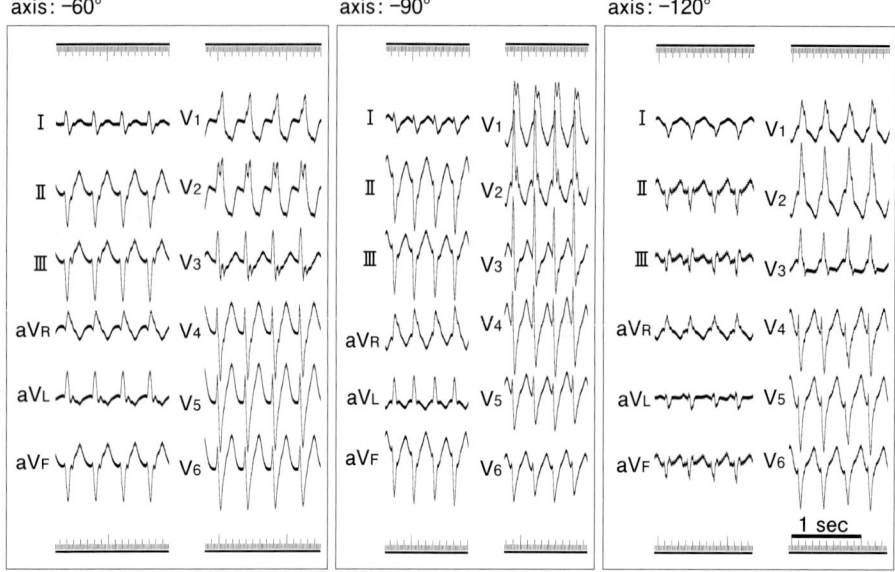

図 1-1 verapamil 感受性左脚後枝領域 VT の 12 誘導心電図
(Nogami A: Idiopathic left ventricular tachycardia: assessment and treatment. Card Electrophysiol Rev 6: 448-457, 2002 より転載)

VT の QRS 波形は比較的狭く,右脚ブロック・上方軸(左軸偏位あるいは北西軸)を示している.

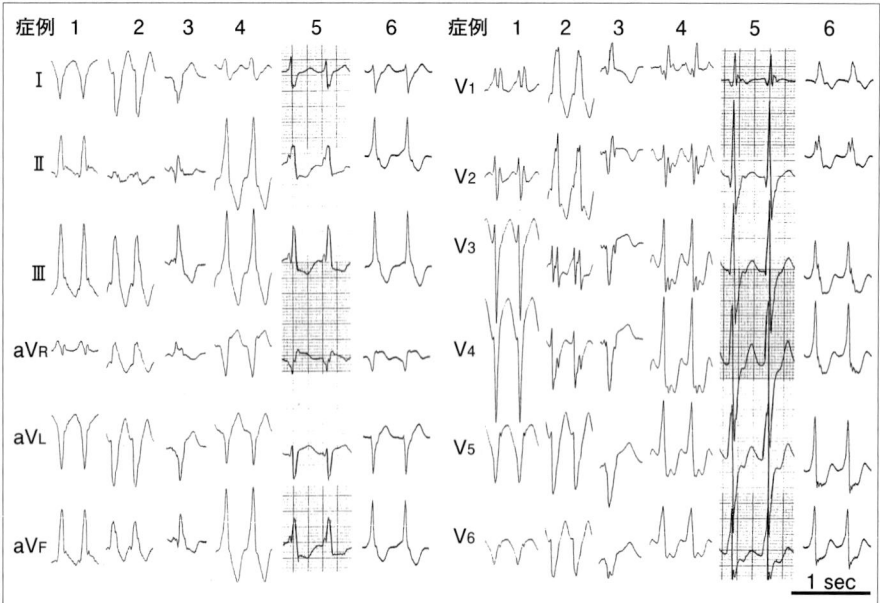

図 1-2 verapamil 感受性左脚前枝領域 VT の 12 誘導心電図
(Nogami A, Naito S, Tada H, et al: Verapamil-sensitive left anterior fascicular ventricular tachycardia: results of radiofrequency ablation in six patients. J Cardiovasc Electrophysiol 9: 1269-1278, 1998 より転載)

平均 VT 周期は 390±62 msec で,右脚ブロック・右軸偏位,平均電気軸は 120±16°である.波形をよく観察すると,症例 1〜3 では I, V5, V6 誘導が QS 型を呈しているが,症例 4〜6 では RS あるいは Rs 型を呈している.

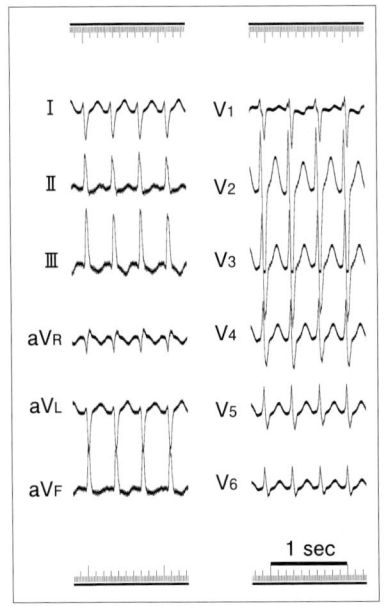

図1-3 verapamil感受性上部中隔型VTの12誘導心電図
(Nogami A: Idiopathic left ventricular tachycardia: assessment and treatment. Card Electrophysiol Rev **6**: 448-457, 2002 より転載)
QRS幅は100 msecときわめて狭く，R波の移行帯はV3である．この患者は通常の左脚後枝領域VTも合併していた．

合併していたり，左脚後枝領域VTに対する心臓電気生理学検査中の心室刺激で誘発されたりすることも多い．

Verapamil感受性左室起源特発性VTのことを脚枝VT(fascicular VT)，左脚後枝VT(left posterior fascicular VT)，左脚前枝VT(left anterior fascicular VT)と呼ぶことも多い．しかし，実際に左脚後枝や前枝がVTの回路に含まれている証拠はない．証明されていることは，左脚後枝や前枝近傍の異常Purkinje組織がVT回路に含まれ，その電位を指標にしたカテーテルアブレーションが有効なことである．これらの名前はあくまでVT回路の位置やカテーテルアブレーションが成功する領域を示した命名である．

2) 解剖と基質

Verapamil感受性左室VTの解剖学的基質に関しては以前から興味がもたれており，いくつかのVT症例では，仮性腱索が左室後壁から基部中隔に存在するとの報告がなされている[10-12]．Thakurらは経食道エコー検査で15症例中全例に後下壁中隔から基部中隔に至る仮性腱索が認められたのに対し，正常例では5%にしか仮性腱索は認められなかったことを報告した[12]．さらにMaruyamaらは中中隔から下方心尖部に仮性腱索が存在している症例において，VT中にすべての拡張期を覆うP1電位を連続性に記録することに成功している[13]．一方，Linらはverapamil感受性VT患者18例中17例と，40例のVTを有さない対照例中35例にも仮性腱索が確認できたことから，このような仮性腱索はverapamil感受性VTに特異的なものではないとしている[14]．この議論の結論はいまだ出ていないが，われわれは心

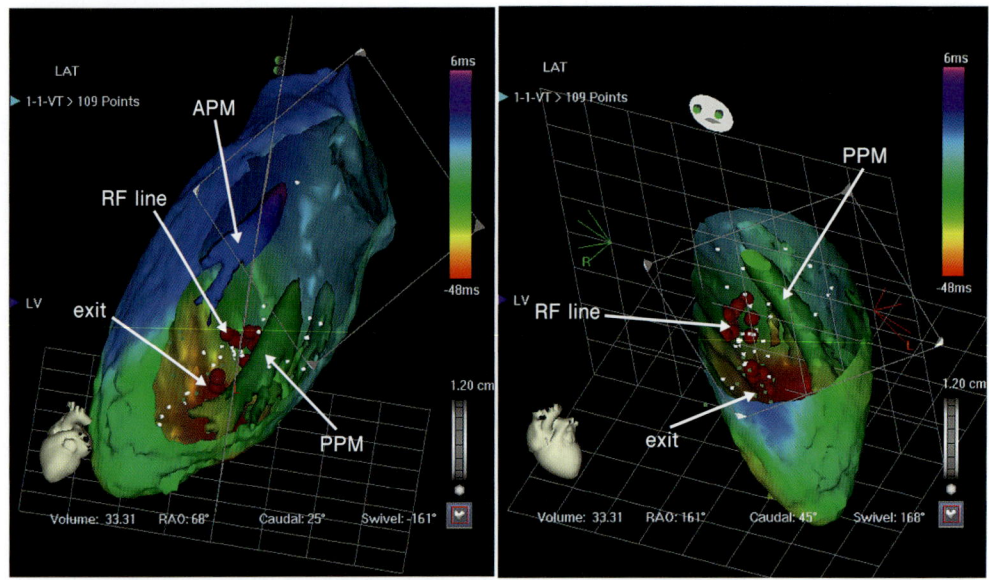

図1-4 左脚後枝領域VTに対してアブレーションを施行した症例における3D-CT像とelectro-anatomic mapとの合成（CARTOMERGE™）
　この症例ではペース・マッピングの一致したVT exit近傍へのアブレーションは無効で，VT回路を縦断すると考えられる解剖学的線状アブレーションが有効であった．左室内腔の構造物を見てみると，VT exitは後乳頭筋の根部近傍の中隔に存在し，線状アブレーション施行部位には後乳頭筋および後乳頭筋近傍の肉柱あるいは小乳頭筋が存在している．
　APM：前乳頭筋，PPM：後乳頭筋

エコーで確認できる大きさの仮性腱索のみではなく，心内膜壁に沿うように存在する小さな肉柱や，乳頭筋近傍におけるPurkinjeネットワークが本VTの回路形成に重要ではないかと推察している．図1-4は左脚後枝領域VTに対してカテーテルアブレーションを施行した症例の3D-CT像とelectroanatomic mapとの合成画像（CARTOMERGE™）である．この症例の場合ペース・マッピングの一致するVT exit近傍へのアブレーションは無効で，VT回路を縦断すると考えられる解剖学的線状アブレーションが有効であった．左室内腔の構造物を見てみると，VT exitは後乳頭筋の根部近傍の中隔に存在し，アブレーション成功部位（解剖学的線状アプローチ）には後乳頭筋近傍の肉柱あるいは小乳頭筋が存在していることがわかる．今後，心腔内超音波とのリアルタイム合成画像であるCARTOSOUND™などが活用されるようになれば，さらに詳細なアブレーション成功部位と左室腔内構造物との関連が観察可能になり，新たな知見が得られるものと思われる（➡Q4）*.

---

*　➡Q4（181頁）：仮性腱索（false tendon）が左室特発性心室頻拍のリエントリー回路を形成するか否か？

C 左脚後枝領域 VT

1) 左脚後枝領域 VT の回路

　このVTのQRS波形は右脚ブロック・上方軸(左軸偏位あるいは北西軸)を示している(図1-1).心房あるいは心室刺激で誘発され,エントレインメントされるため,そのメカニズムはリエントリーである.われわれは8極電極カテーテルを用いて左室中隔のマッピングを行った(図1-5)[15].20例中15例の患者でVT中に2つの先鋭な電位(拡張期電位P1および前収縮期電位P2)が中中隔領域で記録された(図1-6a).拡張期電位P1は近位部電極から遠位部電極方向に伝播していたのに対し,前収縮期電位P2は近位部電極から遠位部電極方向に伝播していた.洞調律時にはQRSに先行するP2電位が記録されたが,その興奮順序はVT中とは逆転していた(図1-6b).VT回路のexit,すなわちP2電位と最早期の心室筋電位興奮が融合した部位からVT周期よりわずかに短い周期でエントレインメント・ペーシングを行うと,P1電位はorthodromic(順方向性)に捕捉され,復元周期はVT周期と一致した(図1-7a).短い周期で刺激を行うと刺激-P1間隔は延長した(図1-7b).またペーシング

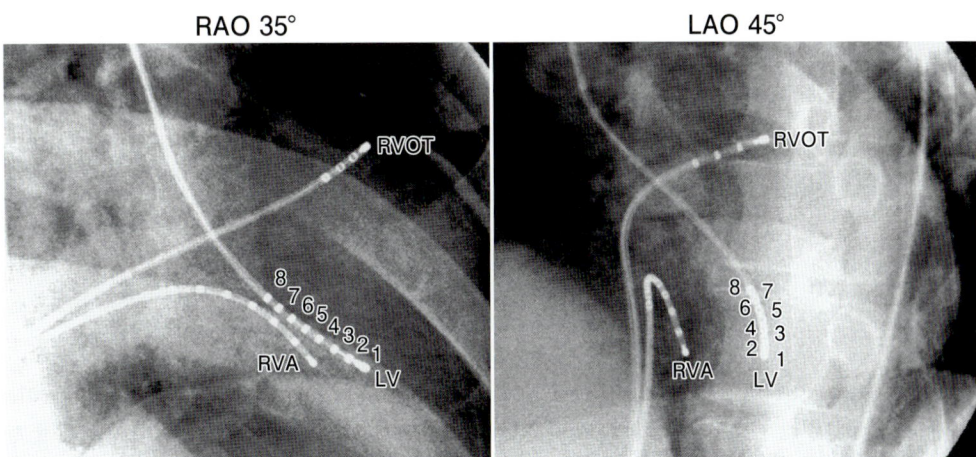

図1-5　8極電極カテーテルによる左室心室中隔マッピング

(Nogami A, Naito S, Tada H, et al: Demonstration of diastolic and presystolic Purkinje potential as critical potentials on a macroreentry circuit of verapamil-sensitive idiopathic left ventricular tachycardia. J Am Coll Cardiol **36**: 811-823, 2000 より転載)

　左室中隔に沿うように多極電極カテーテルを留置した.LAO像でカテーテル先端が左方に偏位するように中隔に沿わせることがポイントである.

　LV：左室,RVA：右室心尖部,RVOT：右室流出路

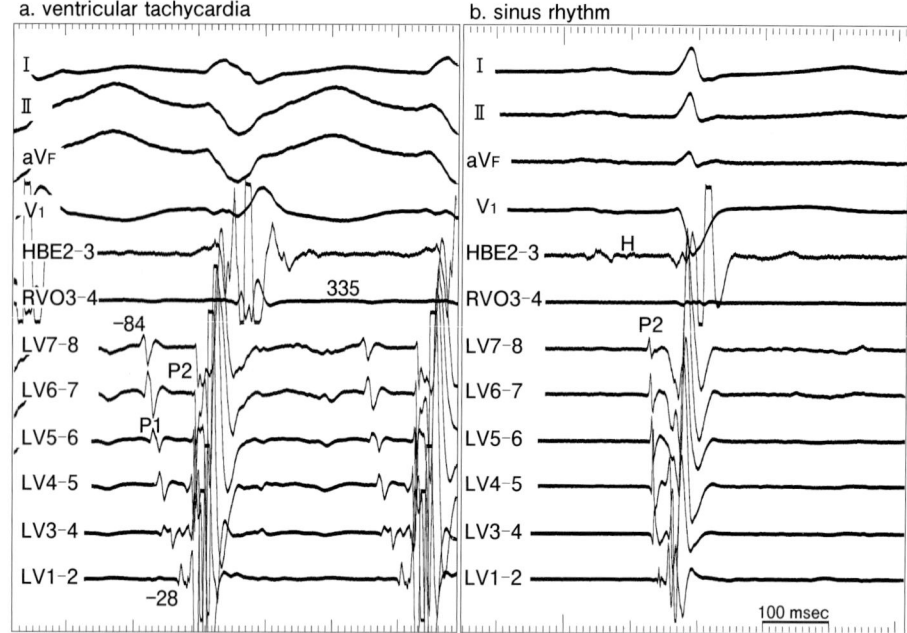

図1-6 8極電極カテーテルから記録された心内心電図
(Nogami A, Naito S, Tada H, et al: Demonstration of diastolic and presystolic Purkinje potential as critical potentials on a macroreentry circuit of verapamil-sensitive idiopathic left ventricular tachycardia. J Am Coll Cardiol **36**: 811-823, 2000 より転載)
 a. VTに2つの先鋭な電位(拡張期電位P1および前収縮期電位P2)が中中隔領域で記録された．
 b. 洞調律時にはHis束電位に続きQRSに先行するP2電位が記録されたが，その興奮順序はVT中とは逆転していた．
 H：His束電位，HBE：His束電位部，LV：左室中隔，RVO：右室流出路

の開始連結期を短縮すると，P1はantidromic(逆方向性)に捕捉され，VTは停止した(**図1-7c**)．またVT中に右心房からエントレインメント・ペーシングを行うことも可能である[9]．心房ペーシングの周期を短縮するにしたがって，ペーシング中のQRS幅は狭くなり洞調律時QRS波形に近づく(**図1-8**)．VT中にatropineを投与するとVT周期を短縮させることなく，房室伝導をよくするため，心房からのエントレインメント・ペーシングが施行しやすくなる．心房からのエントレインメント中にはP1電位はorthodromicに，P2電位はantidromicに捕捉されており，P2電位の興奮順序は洞調律中と同じであった(**図1-9**)．またVT中に少量のverapamilを静注するとVT周期は延長したが，P1-P2間隔とP2-P1間隔は延長したのに対し，P2-QRS間隔は不変であった(**図1-10**)．すなわちP1電位記録部位よりも上流にverapamil感受性が存在することとなる．これらのことからP1電位は減衰伝導特性とverapamil感受性を有した異常Purkinje組織の電位であり，左脚後枝領域VTはこのような異常Purkinje組織と正常のPurkinje組織を含んだマクロ・リエントリーであることが示唆された．しかし，P2電位がVT回路の上行脚として回路に含まれているか否かに

C. 左脚後枝領域 VT

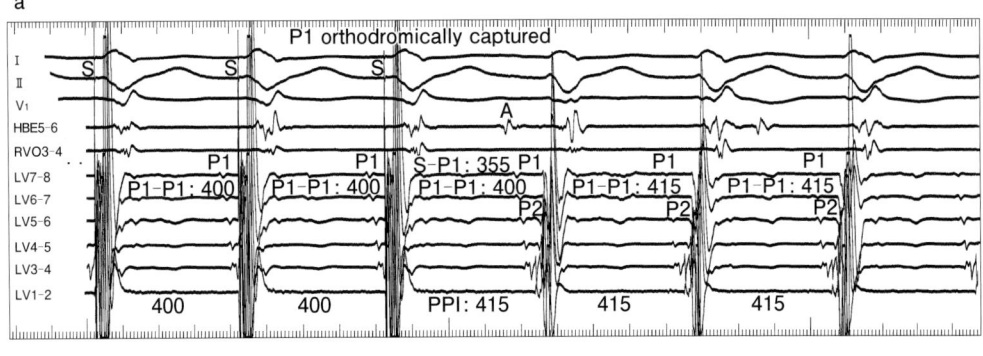
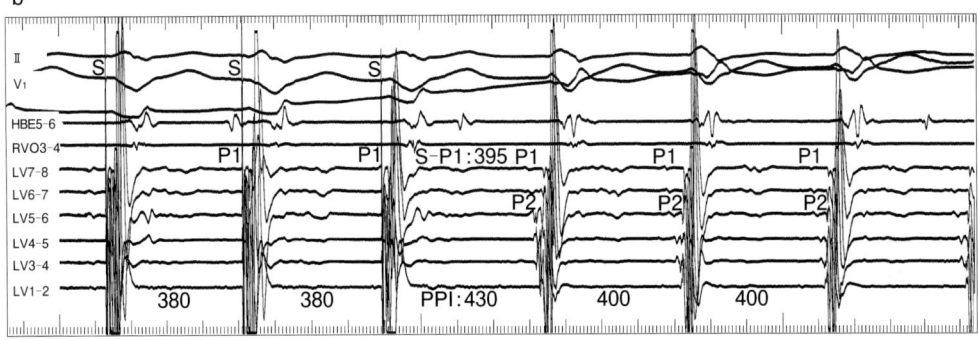
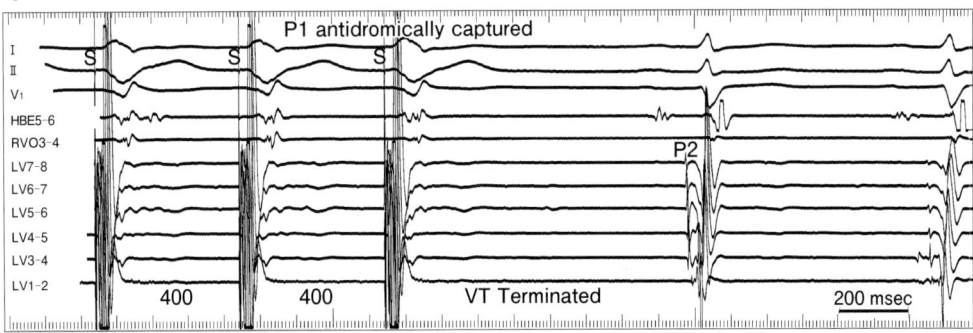

図 1-7　VT exit からのエントレインメント・ペーシング

(Nogami A, Naito S, Tada H, et al: Demonstration of diastolic and presystolic Purkinje potential as critical potentials on a macroreentry circuit of verapamil-sensitive idiopathic left ventricular tachycardia. J Am Coll Cardiol **36**: 811-823, 2000 より転載)

　a．頻拍中に回路の exit，すなわち P2 電位と最早期の心室筋電位興奮が融合した部位から頻拍周期よりわずかに短い周期でエントレインメント・ペーシングを行うと，P1 電位は orthodromic に捕捉され，復元周期は VT 周期と一致した．

　b．短い周期で刺激を行うと刺激-P1 間隔の延長を認めた．

　c．頻拍周期よりもわずかに短い周期でもペーシングの開始連結期を短縮させると，P1 は antidromic に捕捉され，VT は停止した．

　PPI：復元周期，S：刺激

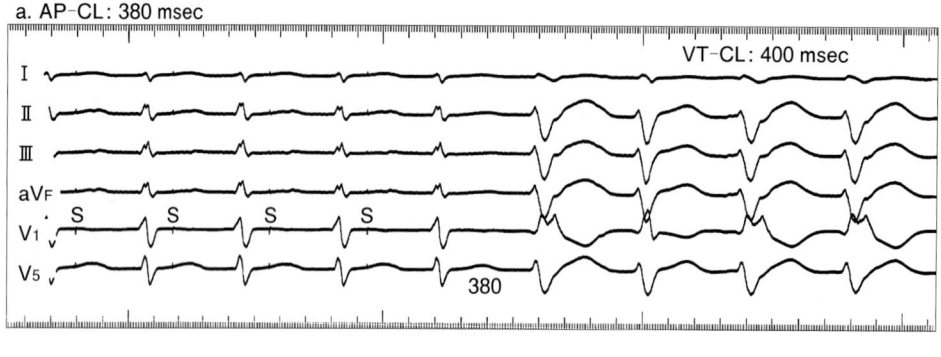
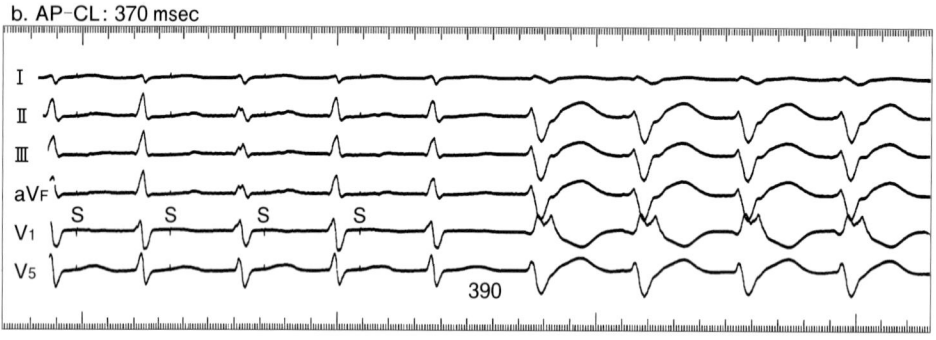
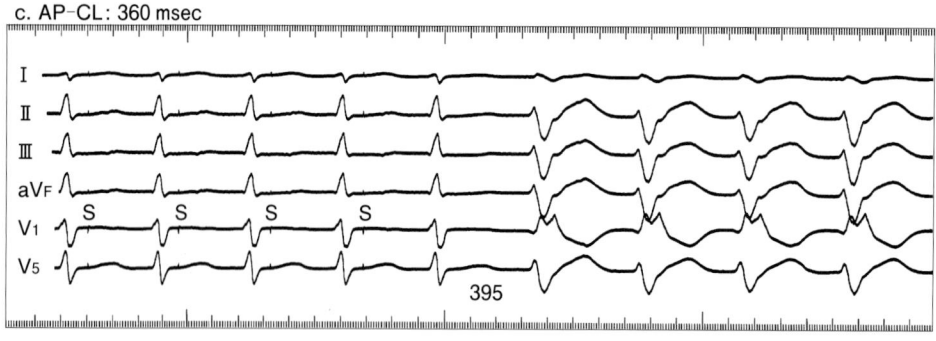
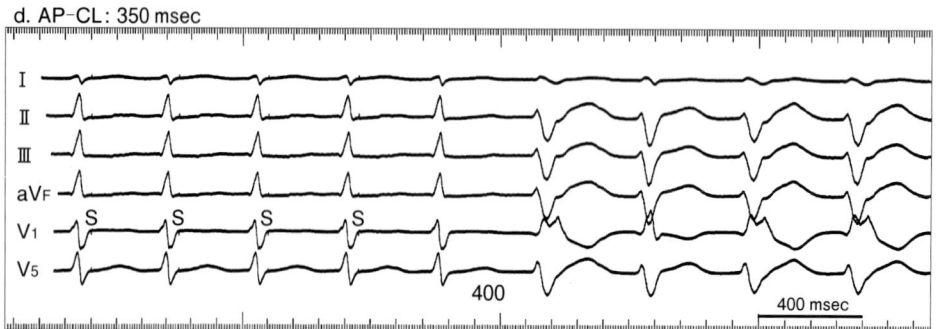

図 1-8 右心房からのエントレインメント・ペーシング

　右心房からペーシングによって VT はエントレインされた．心房ペーシング中に QRS 波形は一定で（constant fusion），心房ペーシング周期（AP-CL）を短縮するにしたがって QRS 波形は洞調律の QRS 波形に近づき（progressive fusion），次の VT 波形までの復元周期は徐々に延長した．

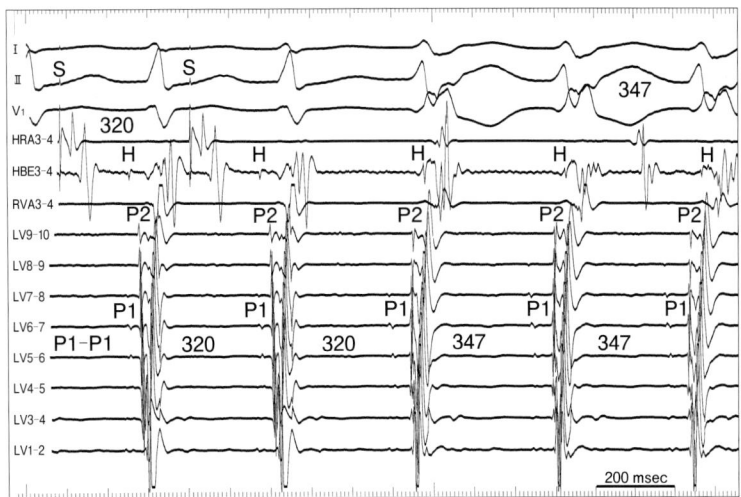

図1-9 右心房からのエントレインメント・ペーシング中の心内心電図

右心房からペーシング中にはP1電位はorthodromicに，P2電位はantidromicに捕捉されている．各電位間の計測値によりHis束電位，P2電位および心筋電位は最終のnarrow QRSの時相まで，P1電位はwide QRSの直前まで心房ペーシングで捕捉されていることがわかる．各電位の復元周期を検討するとP1電位は回路内，His束電位は回路外であることは明らかである．P2電位と心筋電位に関しては，近位部（LV7-8より上部）は回路外であることがわかる．

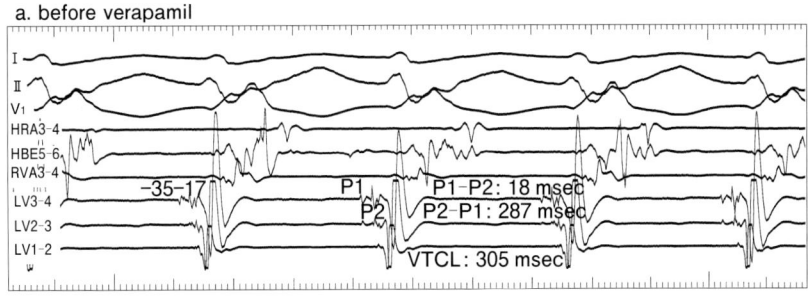

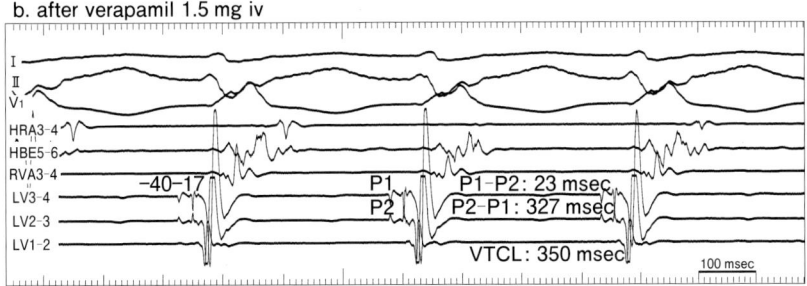

図1-10 左脚後枝領域 VT 回路に対する少量 verapamil 静注の影響

(Nogami A, Naito S, Tada H, et al: Demonstration of diastolic and presystolic Purkinje potential as critical potentials on a macroreentry circuit of verapamil-sensitive idiopathic left ventricular tachycardia. J Am Coll Cardiol **36**: 811-823, 2000 より転載)

頻拍中に verapamil 1.5 mg を静注すると，頻拍周期は 305 msec(a)から 350 msec(b)に延長した．P1-P2 間隔とP2-P1 間隔とも同比率で延長したのに対し，P2 電位と QRS onset までの間隔は不変であった．

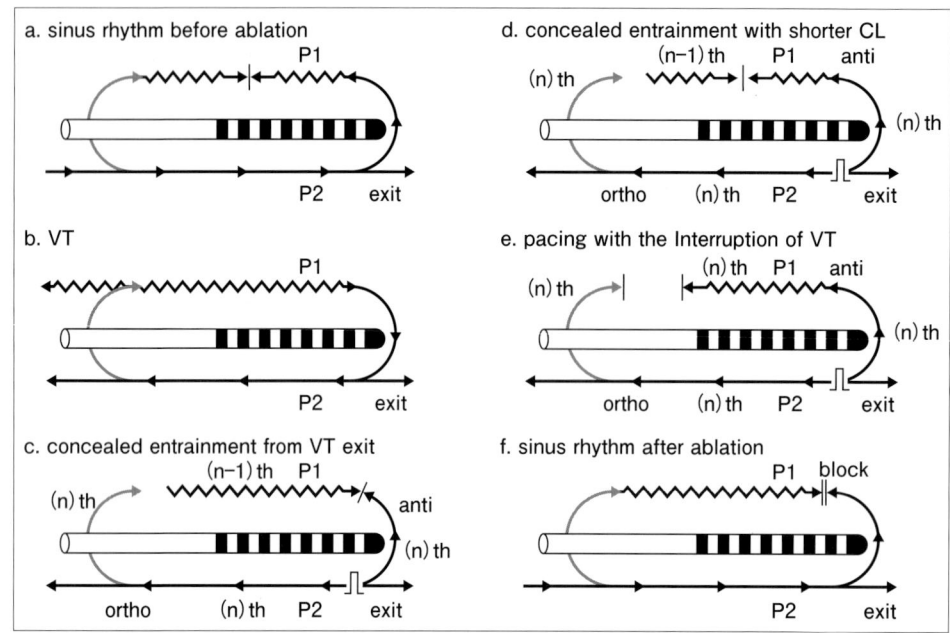

図 1-11 左脚後枝領域 VT の回路シェーマ
　a. アブレーション前洞調律時．b. VT 時．c. VT exit からのエントレインメント・ペーシング中．d. 短い周期でのエントレインメント・ペーシング中．e. ペーシングによる VT 停止時．f. アブレーション後洞調律時（本文参照）．
　CL：周期，P1：拡張期 Purkinje 電位，P2：前収縮期 Purkinje 電位，VT：心室頻拍
　グレーの線は P1 と P2 近位部間の心室筋による電気的結合で詳細はいまだ不明である．

関してはいまだに不明である[13,16]．VT 回路の上行脚は中隔の心室筋自体の可能性もある．VT 中の心房からのエントレインメントによって P2 が antidromic に捕捉されて，VT がリセットされても，近位部 P2 の復元周期は他の電位（P1，中隔心筋電位）の復元周期より長い（図 1-9）．以上の観察から，少なくとも P2 近位部（左脚後枝近位部）は VT の回路外であることが推定される．Ouyang らは VT の下降脚および上行脚とも Purkinje 組織が含まれているが，その間の橋渡しとして心室筋が存在している可能性を報告している[17]．

2）左脚後枝領域 VT の回路シェーマ

図 1-11 に verapamil 感受性左脚後枝領域 VT の回路シェーマを示した．ここで P1 は減衰伝導特性と verapamil 感受性を有した特殊 Purkinje 組織の電位を表し，P2 は左脚後枝あるいはその近傍の Purkinje 組織の電位を表している．P1 と P2 の間にはその遠位部に Purkinje ネットワークによる結合が存在し，その近位部においては心室筋を介した電気的結合が想定されている．洞調律において刺激は P2 を下降し，ただちに P1 も興奮する．したがって P1 電位は QRS 波の中に埋もれてしまう（図 1-11a）．VT 中には P1 と P2 は逆方向に興奮するため，P2 の興奮順序は洞調律時と反転する（図 1-11b）．VT exit からのエントレイ

ンメント・ペーシング中（図 1-7a の場合）には P2 および P1 は orthodromic に捕捉され，1周期前（n-1）の antidromic 興奮波前面と遠位結合部内で衝突している（図 1-11c）．刺激周期を短縮すると（図 1-7b の場合），P1 の遠位部までが antidromic に興奮するようになり，減衰伝導を示す P1 の中間部で衝突が生じるようになる（図 1-11d）．エントレインメント・ペーシングを停止すると，P1 における伝導遅延で復元周期は延長する．刺激開始の連結期を短くした場合には（図 1-7c の場合），P1 の近位部までもが antidromic に興奮するようになり，減衰伝導部分でブロックが生じる（図 1-11e）．このブロックは，反対方向からの興奮との衝突や 1 周期前の興奮波による不応期の 2 次的延長とは無関係に生じるため，antidromic な P1 興奮と P2 興奮のいずれもが同一周期上でブロックされることとなり，VT は停止する．

3）左脚後枝領域 VT に対するアブレーション

a. VT 中の拡張期電位を指標にした方法

　このタイプの VT に対するカテーテルアブレーションには多極電極を用いた通常のマッピングが有効である[15]．陳旧性心筋梗塞に合併した VT などの場合とは異なり electroanatomic map などの 3 次元マッピング・システムは必ずしも必要ではなく，むしろマッピング中にバンプ現象を起こしてしまう可能性もあるので注意を要する．VT 中に左室中隔に多極電極カテーテルを留置すると，拡張期電位 P1 および前収縮期電位 P2 が記録される（図 1-3）．前述のように P1 は VT 回路に必須な電位と証明されているため，この電位がカテーテルアブレーションの標的となる．この VT に対するカテーテルアブレーションにおける Purkinje 電位の有用性は Nakagawa らによってはじめて報告された[18]（➡Q7）[*]．彼らは最早期 Purkinje 電位が記録される部位でカテーテルアブレーションが成功し，その部位は心筋電位の早期性とは無関係であるとした．続いて Tsuchiya らは拡張期電位と前収縮期電位の 2 種類の先鋭な電位が存在することを報告し，その重要性を強調した[19]．しかし，カテーテルアブレーションが成功した部位は，Nakagawa らが心尖部下部中隔であったのに対し，Tsuchiya らは基部中隔であり，両者で大きく異なっていた．Nakagawa らが報告した最早期 Purkinje 電位とは，Tsuchiya らの示した前収縮期の Purkinje 電位と前収縮期 Purkinje 電位が融合した部分に相当している．

　これらの事実は，拡張期 Purkinje 電位が記録される部位から前収縮期 Purkinje 電位と融合する部位までのすべて（すなわち P1 電位のいずれも）が VT の回路上にありカテーテルアブレーションの標的になりうる可能性を示唆している．しかしながら，あまり近位部分をアブレーションすると左脚ブロックや房室ブロックが出現する可能性が増すため，われわれは P1 電位記録部位の遠位部 1/3 付近をアブレーションしている（図 1-12）．われわれが報告し

---

[*]　➡Q7（205 頁）：Purkinje 不整脈における日本人研究者の貢献は？

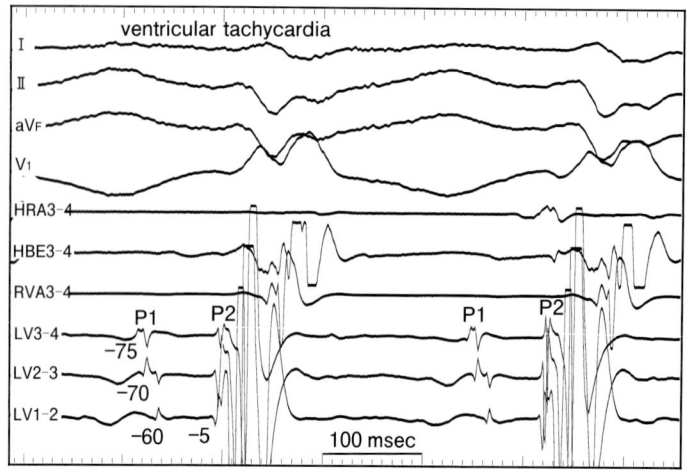

図1-12 左脚後枝領域VTにおけるカテーテルアブレーション成功部位
(Nogami A, Naito S, Tada H, et al: Demonstration of diastolic and presystolic Purkinje potential as critical potentials on a macroreentry circuit of verapamil-sensitive idiopathic left ventricular tachycardia. J Am Coll Cardiol 36: 811-823, 2000 より転載)
アブレーション成功部位においては頻拍中に中中隔において拡張期電位(P1)と前収縮期電位(P2)が記録された．P1電位は最早期電位ではなく，近位電極よりも15 msec遅れている．

た連続20症例において，15症例でVT中にP1電位が記録され，全例でその部位からの高周波通電でVTは抑制された[15]．通電中にはP1-P2間隔は徐々に延長し，P1-P2間ブロックでVTは停止し，洞調律においてはP1電位がQRSの後方に出現した（図1-13）．図1-14に成功アブレーション前後での洞調律時の心内心電図を示す．アブレーション後にはP1電位が洞調律中にQRSの後方にVT中と同じ興奮順序で出現している．このような現象はP1を標的にアブレーションを行った15例全例に認められた．図1-11fのシェーマでこの現象を説明すると，P1遠位部アブレーション後には洞調律時にP1-P2結合を介するP1興奮はなくなり，P1上流の減衰伝導部分をorthodromicに伝播した刺激でP1は興奮する．そのためP1電位がVT時の興奮順序と同じ興奮順序でQRSの後方に遅れて出現することとなる．このQRS後方のP1電位は心房あるいは心室ペーシングによって減衰伝導特性を示し（図1-15），またverapamil投与に対しても延長を示した（図1-16）．アブレーション成功部位からのペースマッピングは良好ではないことがほとんどであるが，これはP1の選択的捕捉が困難なことと，洞調律時のペースマッピングではP1近位部がantidromicに捕捉されてしまうためである．時にアブレーション成功後（すなわちP1-P2ブロック完成後）のペースマッピングのほうがVT波形に近いことを経験するのはこのためである[20]．また，左室中中隔に高周波通電を行うと，VTが抑制されなくてもQRSの後方に同様の電位が出現することをしばしば経験する．さらに症例によってはアブレーションする以前からこのような電位が記録されることもある[17,21]．このような電位の成因に関しては不明なことも多いが，

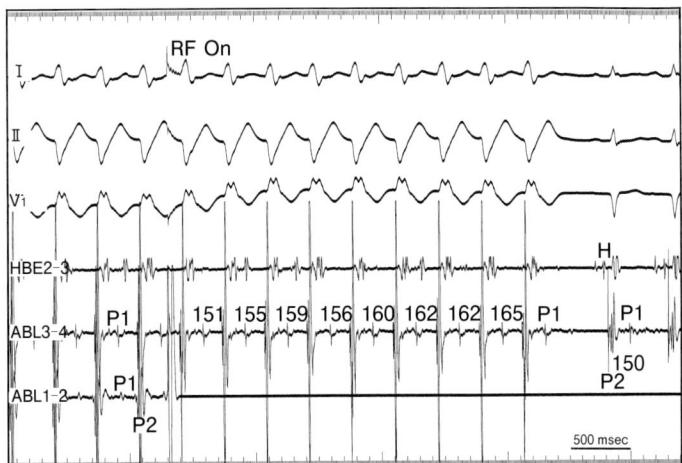

図 1-13　高周波通電による頻拍の停止

(Nogami A, Naito S, Tada H, et al: Demonstration of diastolic and presystolic Purkinje potential as critical potentials on a macroreentry circuit of verapamil-sensitive idiopathic left ventricular tachycardia. J Am Coll Cardiol **36**: 811-823, 2000 より転載)

高周波通電中に P1-P2 間隔は徐々に延長し，P1-P2 間のブロックで VT は停止した．VT 停止後には洞調律において P2 電位は QRS の直前に記録されていたが，P1 電位が QRS の後方に出現した．

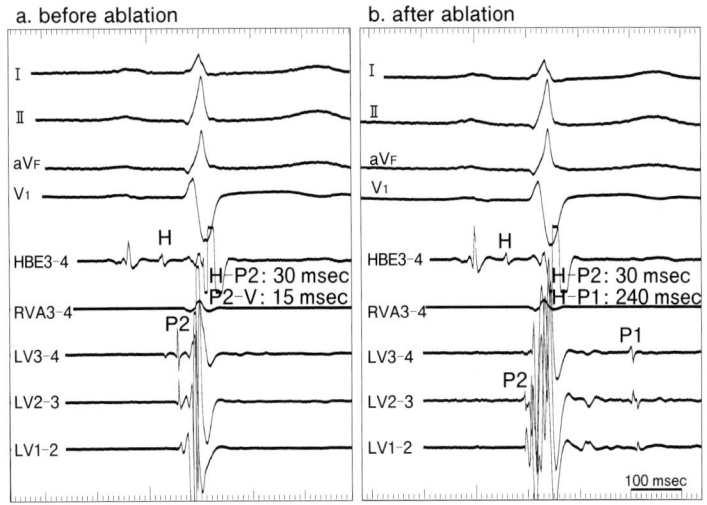

図 1-14　アブレーション成功前後での洞調律時心内心電図

(Nogami A, Naito S, Tada H, et al: Demonstration of diastolic and presystolic Purkinje potential as critical potentials on a macroreentry circuit of verapamil-sensitive idiopathic left ventricular tachycardia. J Am Coll Cardiol **36**: 811-823, 2000 より転載)

アブレーション後には P1 電位が洞調律中に QRS の後方に VT 中と同じ興奮順序で出現した．

VT 回路には無関係の bystander である可能性と，後述するような一方向性伝導ブロックである可能性[20]が考えられる．bystander との鑑別は VT 中の拡張期に記録され，エントレイ

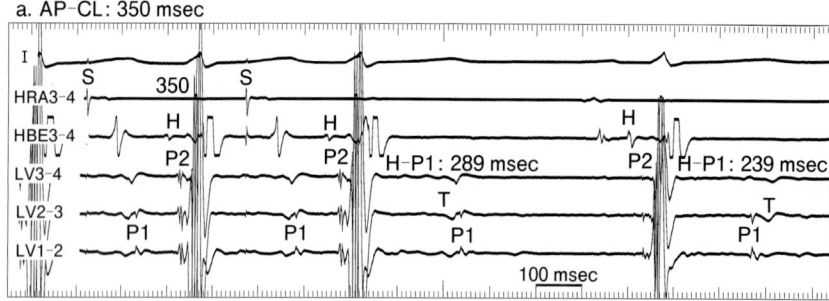
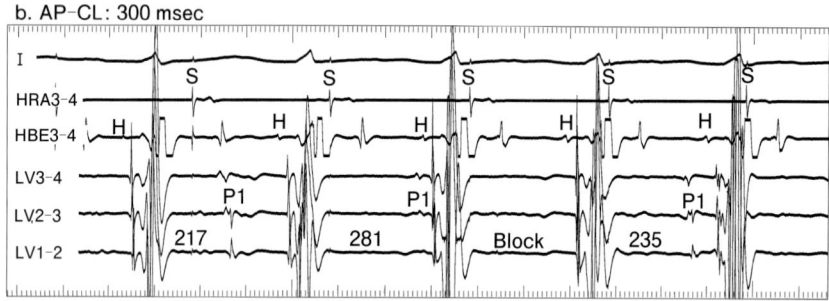

図 1-15　QRS 後方に出現した P1 電位の減衰伝導特性

(Tada H, Nogami A, Naito S, et al: Retrograde Purkinje potential activation during sinus rhythm following catheter ablation of idiopathic left ventricular tachycardia. J Cardiovasc Electrophysiol 9: 1218-1224, 1998 より転載)

a. 周期 350 msec の心房ペーシング中に H-P1 間隔は延長した．
b. 周期 300 msec のペーシング中には P1 は Wenckebach 型ブロックを呈した．T 波によるアーチファクト波形(T)は心房ペーシング中には洞調律時よりも短縮しているので鑑別可能である．

ンによって VT 回路内と判定された P1 電位と同じ電位波形と興奮順序であることである[15]．

　一方，20 例中残りの 5 例の患者では VT 中に拡張期 P1 電位は記録できず，VT exit で心室電位と融合した P2 電位が記録された．この部位で 5 例全例にアブレーションは成功した．P1 電位と P2 電位が中中隔で記録され，同部位でアブレーションに成功した症例を近位型とし，VT exit で心室電位と融合した P2 電位のみが記録できた症例を遠位型と分類したが，両群の間には臨床的あるいは心電図上の違いは認められなかった．後者は VT 回路に Purkinje 組織を含む割合が少ないか，あるいは遅延伝導を有する部分が心内膜側近くに存在していないものと推察している．

　Purkinje 組織の関与した verapamil 感受性左脚後枝領域 VT に対するアブレーションのエンドポイントに関しては，他の VT と同様に不明なことも多い．もちろん，アブレーション後には心室および心房からの刺激を行い，VT の誘発を試みなければならない．しかしながら，このタイプの VT はアブレーション前から VT が誘発されないこともある．また，マッピング中に VT が誘発されにくくなったりすることもあるため，VT の非誘発性以外の

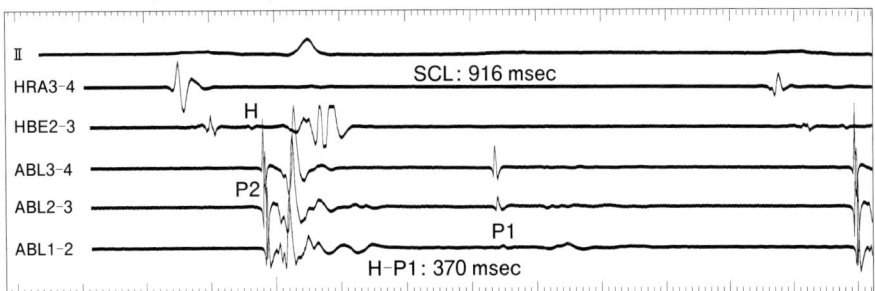
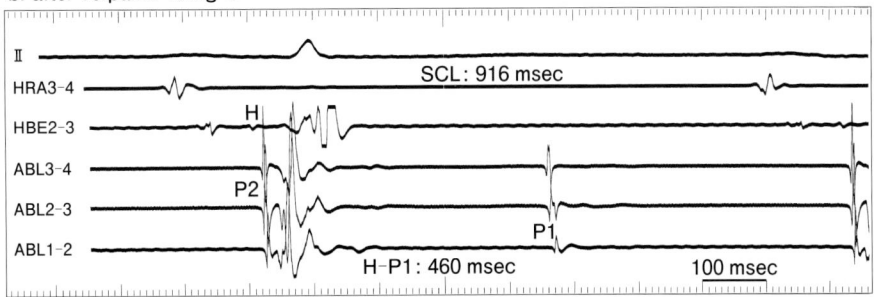

図 1-16　QRS 後方に出現した P1 電位の verapamil 感受性

(Tada H, Nogami A, Naito S, et al: Retrograde Purkinje potential activation during sinus rhythm following catheter ablation of idiopathic left ventricular tachycardia. J Cardiovasc Electrophysiol **9**: 1218-1224, 1998 より転載)

Verapamil 10 mg 静注後に H-P1 間隔は延長した.

アブレーションのエンドポイントが必要である．有効通電後にしばしば見られる現象として，QRS 後方に VT 中の拡張期電位と同じ P1 電位が同じ興奮順序で出現する（**図 1-14**）．この現象は，P1 遠位部をアブレーション後には洞調律時に P1-P2 結合を介する P1 興奮がなくなるため，P1 は上流の減衰伝導部分を orthodromic に伝播した刺激で興奮するためと推察される．したがって，QRS の後方に遅れて出現した P1 電位の sequence は VT 時の sequence と同じである．しかし，この現象の出現のみではエンドポイントとしては不十分と考える．なぜなら，この現象はあくまで P2 から P1 方向への伝導ブロックを示しているにすぎないからである．

仮に**図 1-17** のシェーマのように，P2 から P1 方向へのブロックが一方向性で，P1 から P2 方向へは伝導が残存しているとすると，VT は起こりうる．**図 1-18** に示した症例は P1 から P2 への一方向性伝導が残存した例である．初回通電後に VT は誘発不能となり，QRS 後方に P1 電位が出現した．しかし 1 時間後に VT と似た波形の単発性心室期外収縮が認められるようになった．この期外収縮の直前には P2 電位が認められたが，その興奮順序は洞調律とは逆で，VT 時の興奮順序と同じであった．これは P1 から P2 への残存伝導が残っていることを示している．この症例はその後，isoproterenol 負荷後に incessant の非持続性

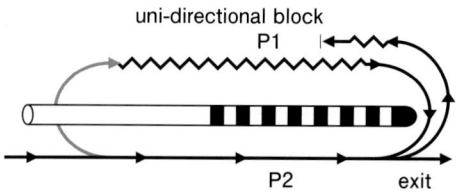

図1-17 アブレーション部位に一方向性ブロックが存在する場合のシェーマ
　P2からP1方向へのブロックが一方向性で，P1からP2方向へは伝導が残存しているとすると，洞調律時にはQRSの後方にP1電位が出現するが，VTは起こりうる．

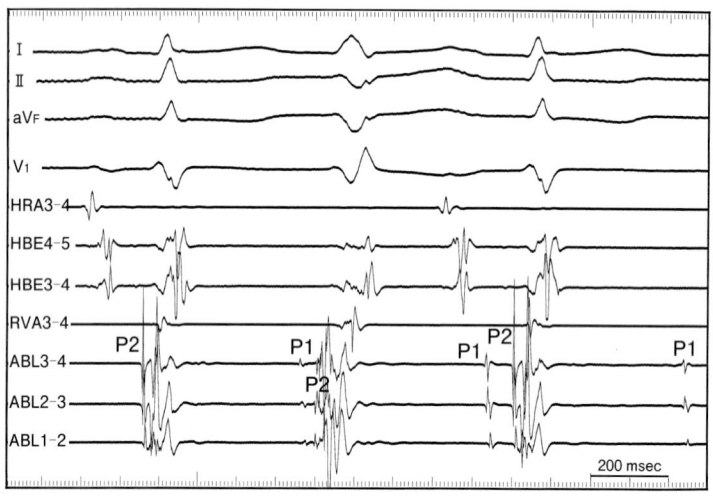

図1-18 P1からP2への一方向性伝導が残存した症例
　(Tada H, Nogami A, Naito S, et al: Retrograde Purkinje potential activation during sinus rhythm following catheter ablation of idiopathic left ventricular tachycardia. J Cardiovasc Electrophysiol 9: 1218-1224, 1998より転載)
　初回通電後にVTは誘発不能となり，QRS後方にP1電位が出現した．しかし1時間後にVTと似た波形の単発性心室期外収縮が認められるようになった．この期外収縮の直前にはP2電位が認められたが，そのsequenceは洞調律とは逆で，VT時のsequenceと同じであった．これはP1からP2への残存伝導が残っていることを示している．

　VTが出現するようになったが，図1-18に示した部位への追加通電で抑制された[20]．P1とP2間の両方向性ブロックを確認する目的で，私たちはアブレーション後にさまざまな周期で心房ペーシングを行っている（図1-19）[9]．QRS後方にP1電位が出現していても，それに引き続いてP2電位と右脚ブロック・左軸偏位型の心室期外収縮（心室エコー波）が出現した場合には，アブレーションはまだ不十分と考えられる（図1-19a）．同部位に追加通電を施行した後にはこの現象はなくなった（図1-19b）．このようなさまざまな周期での心房ペーシングをatropineあるいはisoproterenol投与後に施行している．もちろん，洞調律中に順行性のP2ブロック，すなわち左脚後枝ブロックが出現するまでアブレーションを続けることは不要である[16]．

a. after ablation #1

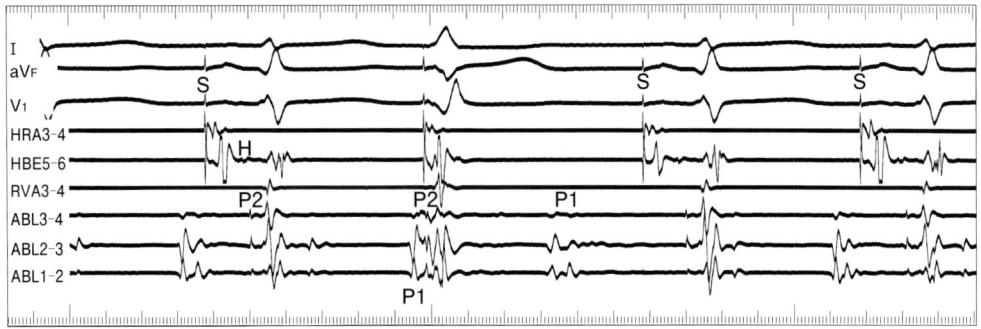

b. after ablation #2

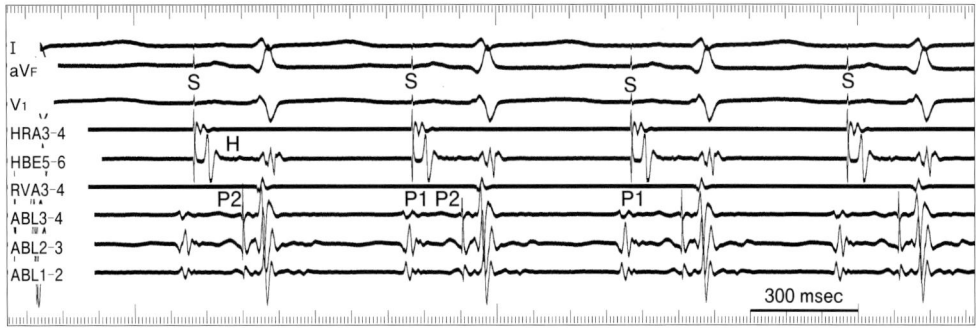

図1-19 両方向性ブロックの確認
a. アブレーション後にさまざまな周期で心房ペーシングを行うと，VT波形と似た心室期外収縮(心室エコー波)が再現性をもって出現した．心室期外収縮前に認められるP2電位の興奮順序は洞調律時とは逆である．
b. 同部位に追加通電を行うとこの現象は消失し，同部位に両方向性ブロックが作成されたことが示唆された．

b. 解剖学的アプローチ

Verapamil感受性左室特発性VTは，時にアブレーション前からVTが誘発不能なこともある．そのような場合にはisoproterenolを用いて誘発試験を繰り返したり，atropine投与後に心房刺激でVT誘発を試みたりする必要がある(atropine投与は房室伝導を促進させるため)．たとえVTが誘発できなくてもVTと同波形の心室期外収縮(心室エコー波)が再現性をもって誘発できれば，上述のような拡張期電位P1を探す方法でアブレーションが可能である．しかし，心室エコー波も含めて全く誘発ができない場合や，VTが誘発できてもP1電位が安定して記録できない場合には解剖学的アプローチが有用である[9,22]．

図1-20に私たちが行っている解剖学的アプローチ法を示す．この症例ではVTは誘発可能であったが，P1電位は記録することはできなかったため，まずVT exit部位にアブレーションを行った．図1-20の最早期興奮部位では洞調律時にP2電位が記録され，同部位からのペースマッピング波形もVTとよく似ている．さらに近位部にかけて数か所通電を行った．

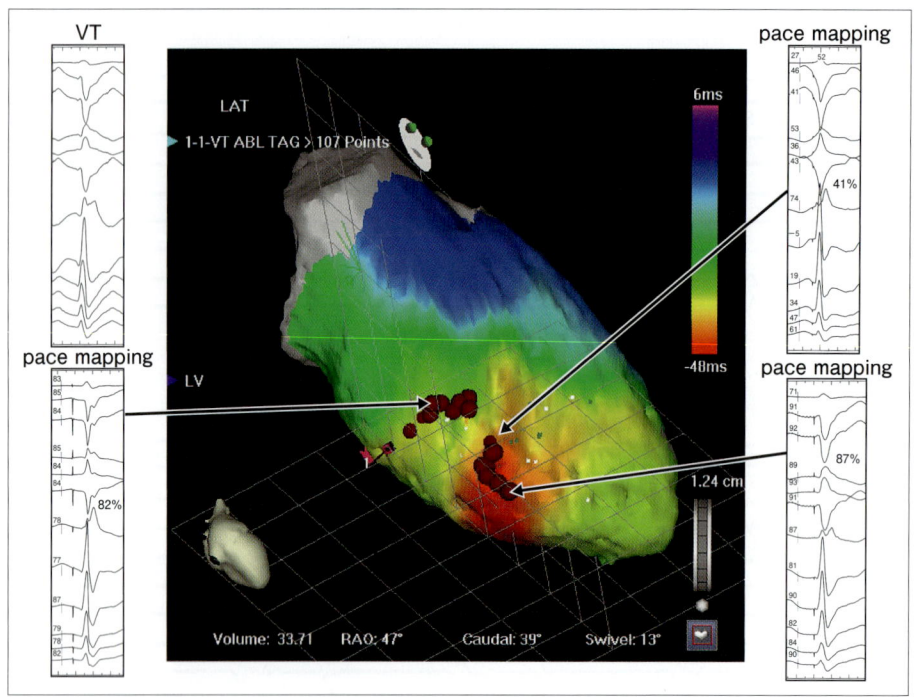

図 1-20　左脚後枝領域 VT に対する解剖学的アブレーション
　心室エコー波も含めて全く VT の誘発ができない場合や，VT が誘発できても拡張期 P1 電位が安定して記録できない際には解剖学的アプローチが有用である．ペーシング波形が VT と一致する VT exit 周辺に通電を施行した後，カテーテルを約 10〜20 mm 引き抜き，推定回路に垂直になるように線状アブレーションを加える．アブレーション・ラインの中点では洞調律時に P2 電位が記録され，同部位からのペースマッピングでは左脚後枝捕捉波形が得られる．心電図中の数字(%)はコンピュータ自動解析による VT 波形との一致度(Bard 社製 LabSystem®)．

　従来からこのような症例では exit 部位への通電が行われてきた．しかしこの方法のみでは，exit が回路外である場合には再発の可能性がある．アブレーション・カテーテルを VT exit から約 10〜20 mm 引き抜き，洞調律で P2 電位(左脚後枝電位)が記録される部位に留置する．この際に気をつけることは，決してカテーテルを引きすぎないことで，左脚電位の記録部位と exit 部位の遠位約 1/3 の場所にする．同部位での P2-QRS 間隔は 10〜30 msec で，同部位からのペースマッピング波形は上方軸である．その部位から VT exit を結ぶ線に垂直に(すなわち推定される VT 回路を垂直に交差するように)線状アブレーションを加える．Lin らの方法[22]と異なるのは，彼らの線状アブレーションは VT exit 近傍であるのに対して，われわれのラインはもう少し推定 VT 回路内の上流であることである．

　洞調律中に線状アブレーションを行うと，多くの場合，**図 1-21** のように P1 と思われる電位が QRS の後方に突然出現する．ただしこの電位が VT 回路内の電位であるのか，by-stander であるかに関してはわからない．この電位が出現した前後でのペースマッピング波形が変化して，VT と同じ波形になれば，その部位や電位が VT 回路に関係があった可能性

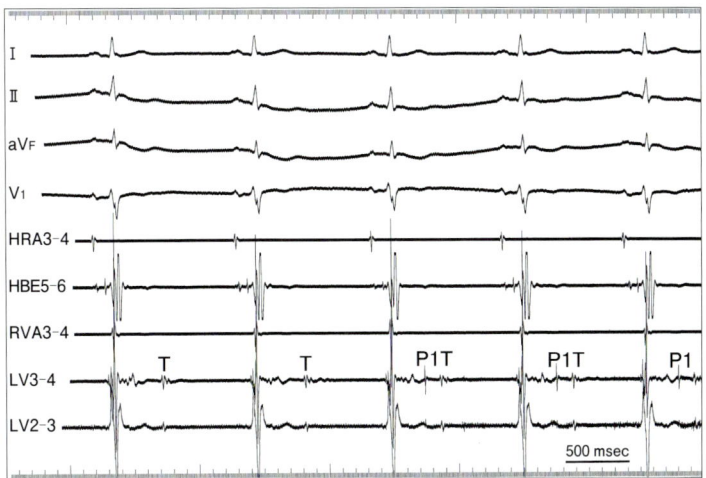

図 1-21　左脚後枝領域 VT に対する解剖学的線状アブレーション中の心内心電図
　線状アブレーション中に P1 と思われる電位が QRS の後方に突然出現した．仮にこの部位が VT 回路の下降脚であるとすると，この電位は VT 中の拡張期電位 P1 である．T は T 波によるアーチファクト．

が高い[20]．拡張期電位(P1)アプローチの項でも述べたように，左脚後枝ブロックを作成することは不要である．脚ブロックが出現したり，QRS 幅や PQ 間隔が延長したりしたら，ただちに通電を中止する．

D　左脚前枝領域 VT

1) 左脚前枝領域 VT の特徴と頻度

　この verapamil 感受性左脚前枝 VT は 1988 年，Ohe らによってはじめて報告された[7]．図 1-2(4 頁)に私たちが報告した初期連続 6 例の心電図を示した[23]．平均 VT 周期は 390±62 msec で，右脚ブロック・右軸偏位，平均電気軸は 120±16° であった．左脚前枝領域 VT には通常の左脚後枝領域 VT が臨床的に合併していたり，心臓電気生理学検査中の心室刺激で誘発可能されたりすることも多い．われわれは現在までにアブレーションを行った verapamil 感受性脚枝 VT 全 84 症例のうち左脚前枝領域 VT を 10 症例経験しており，その頻度は 12% であった．

2) 左脚前枝領域 VT に対するアブレーション

　われわれの初期連続 6 例の verapamil 感受性左脚前枝 VT 中の左室心内膜マッピングで

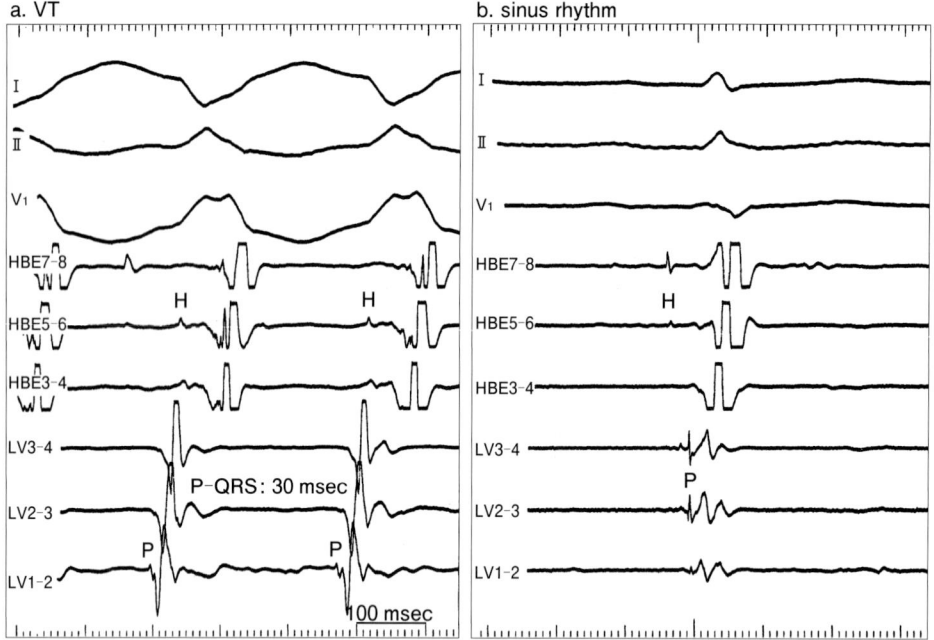

図 1-22 左脚前枝領域 VT(遠位型)における心内心電図
(Nogami A, Naito S, Tada H, et al: Verapamil-sensitive left anterior fascicular ventricular tachycardia: results of radiofrequency ablation in six patients. J Cardiovasc Electrophysiol **9**: 1269-1278, 1998 より転載)
  a. VT 中に VT exit では Purkinje 電位は 30 msec 先行し,局所心筋電位と融合していた.
  b. 洞調律中には局所心筋電位と融合した Purkinje 電位が記録された.

は,全例に前側壁に最早期興奮心室電位を認めた[23].同部位で高周波通電を施行したところ,6 例中 3 例(症例 1-3)で VT が抑制された(遠位型).図 1-22 に症例 2 における心内心電図を示す.VT exit では Purkinje 電位は VT 中に 30 msec 先行し,局所心筋電位と融合していた(図 1-22a).洞調律中にはやはり局所心筋電位と融合した Purkinje 電位が記録され(図 1-22b),同所からのペースマッピングでは VT と同じ特徴的な QRS 波形が得られた(図 1-23).同部位への通電で VT は停止し,VT は誘発不能になった.他の 2 例でもアブレーション成功部位では VT 中に心筋電位と融合した Purkinje 電位を認め,QRS からは 20〜35 msec 先行していた.同部位からのペーシング波形は VT 波形と一致した.残りの 3 例では最早期心室電位部での通電は VT が停止することはあっても完全に抑制させることは不能であった.

その 3 例ではアブレーション・カテーテルを中前中隔に移動させると,VT 中に QRS に 56〜66 msec 先行する拡張期 Purkinje 電位が記録できた.同部位での通電で VT は抑制された(近位型).図 1-24 に症例 4(近位型)における VT 中の最早期興奮部位(VT exit)での心内心電図を示す.ここでは Purkinje 電位は VT 中に心筋電位と融合し,QRS 波に 25 msec 先行していた.またペースマッピングでは 25 msec のペーシング・ディレイを伴って VT

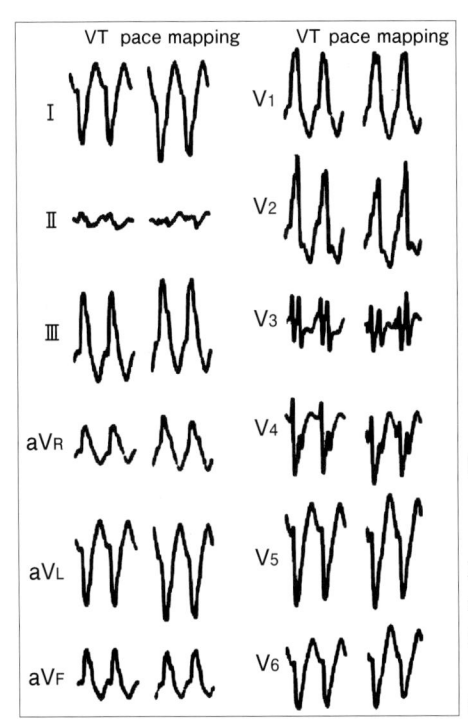

図 1-23　左脚前枝領域 VT（遠位型）における成功部位からのペースマッピング

(Nogami A, Naito S, Tada H, et al: Verapamil-sensitive left anterior fascicular ventricular tachycardia: results of radiofrequency ablation in six patients. J Cardiovasc Electrophysiol **9**: 1269-1278, 1998 より転載)

図 1-22 の部位からのペースマッピングでは VT と同じ特徴的な QRS 波形が得られた．

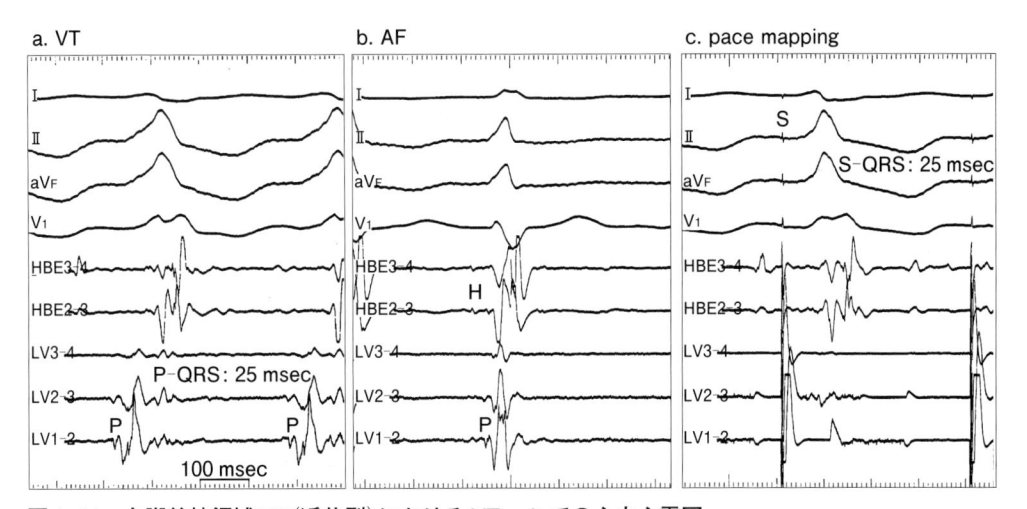

図 1-24　左脚前枝領域 VT（近位型）における VT exit での心内心電図

(Nogami A, Naito S, Tada H, et al: Verapamil-sensitive left anterior fascicular ventricular tachycardia: results of radiofrequency ablation in six patients. J Cardiovasc Electrophysiol **9**: 1269-1278, 1998 より転載)

a. VT 中に VT exit では Purkinje 電位は 25 msec 先行し，局所心筋電位と融合していた．
b. 基礎調律（心房細動）中には，局所心筋電位と融合した Purkinje 電位が記録された．
c. 同部位からペースマッピングを施行すると，25 msec のペーシング・ディレイとともに VT と同じ QRS 波形が得られた．同部位からの通電で VT は停止したが，再誘発を抑制することは不能であった．

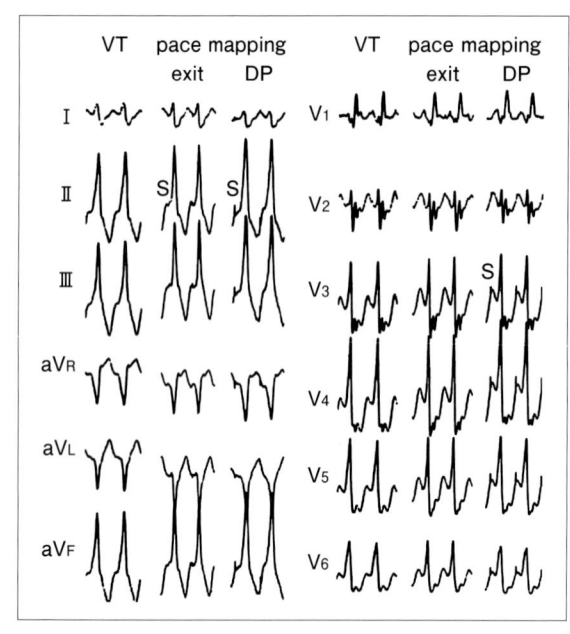

図1-25 左脚前枝領域VT(近位型)におけるVT exitおよび中前中隔(アブレーション成功部位)からのペースマッピング

(Nogami A, Naito S, Tada H, et al: Verapamil-sensitive left anterior fascicular ventricular tachycardia: results of radiofrequency ablation in six patients. J Cardiovasc Electrophysiol 9: 1269-1278, 1998 より転載)

VT中の最早期心筋興奮部位(VT exit)からも, 中前中隔(アブレーション成功部位)からも, 良好なペースマッピング波形が得られている. ただし, VT中に拡張期電位(DP)が記録されたアブレーション成功部位からのペーシング波形ではペーシング刺激からより長いペーシング・ディレイが存在している.

と同じ QRS 波形が得られている(図1-25). 同部位からの高周波通電で VT は停止したが, VT を完全に抑制することはできず, VT の再誘発は可能であった. そこでアブレーション・カテーテルを中前中隔に移動させると, VT中 QRS に 66 msec 先行する Purkinje 電位が記録された(図1-26). 同部位からのペースマッピングでは 66 msec のペーシング・ディレイを伴い, ふたたび VT と同じ QRS 波形が得られた(図1-25). 同部位での高周波通電後に VT は完全に抑制され, VT 誘発も不能となった. 遠位型(症例1-3)と近位型(症例4-6)のアブレーション成功部位の透視像を図1-27に示す. また VT 時の 12 誘導心電図(図1-2)(4頁)をよく観察すると, 遠位型と近位型で VT 波形に違いが認められた. 遠位型左脚前枝領域 VT では I, V₅, V₆ 誘導が QS 型であるのに対し, 近位型では RS あるいは Rs 型を呈していた. これは VT 回路の大きさの違い, あるいは VT 回路内に含まれる脚枝あるいは正常 Purkinje 線維の割合の違いを表しているのかもしれない.

3) 左脚前枝領域VT(近位型)の回路シェーマ

図1-28に verapamil 感受性左脚前枝領域 VT(近位型)の回路シェーマを示した. ここで DP は減衰伝導特性と verapamil 感受性を有した特殊 Purkinje 組織の電位を表し, P は左脚前枝あるいはその近傍の Purkinje 組織の電位を表している. DP と P の間にはその遠位部に Purkinje ネットワークによる結合が存在し, その近位部においては心室筋を介した電気的結合が想定された. 近位型の成功部位は DP 記録部位である中隔側である. この回路のシェーマはちょうど左脚後枝領域 VT の推定回路を前枝領域に鏡像化したような形となって

D．左脚前枝領域 VT | 25

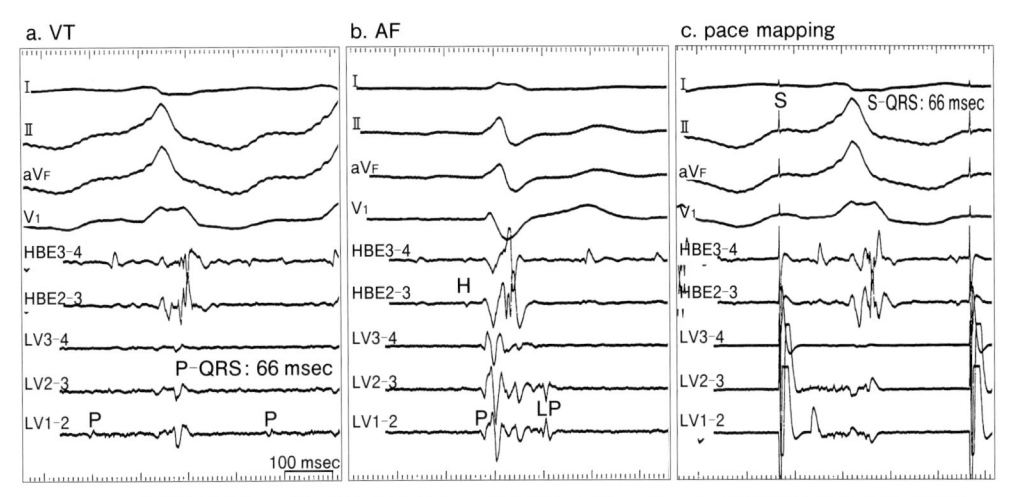

図1-26　左脚前枝領域 VT（近位型）における中前中隔（アブレーション成功部位）での心内心電図
（Nogami A, Naito S, Tada H, et al: Verapamil-sensitive left anterior fascicular ventricular tachycardia: results of radiofrequency ablation in six patients. J Cardiovasc Electrophysiol **9**: 1269-1278, 1998 より転載）
 a．VT 中に中前中隔では VT 中 QRS に 66 msec 先行する Purkinje 電位が記録された．
 b．基礎調律（心房細動）中には，局所心筋電位と融合した Purkinje 電位と遅延電位（LP）が記録された．
 c．同部位からペースマッピングを施行すると，66 msec の長いペーシング・ディレイとともに VT と同じ QRS 波形が得られた．同部位からの通電で VT は停止し，再誘発も不能となった．

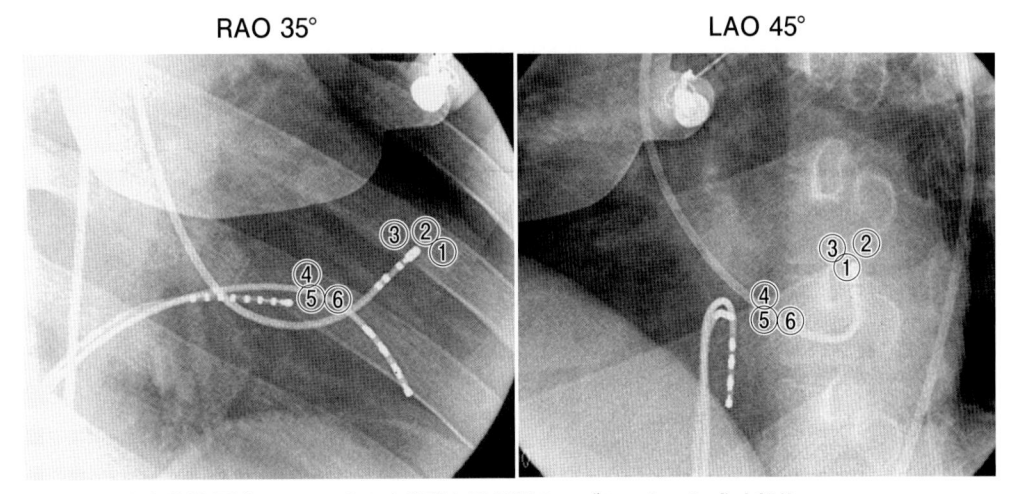

図1-27　左脚前枝領域 VT における遠位型と近位型のアブレーション成功部位
（Nogami A, Naito S, Tada H, et al: Verapamil-sensitive left anterior fascicular ventricular tachycardia: results of radiofrequency ablation in six patients. J Cardiovasc Electrophysiol **9**: 1269-1278, 1998 より転載）
　遠位型（症例#1-3）では左室前側壁でアブレーションに成功し，近位型（症例#4-6）では中前中隔でアブレーションに成功している．**図1-2**の12誘導心電図波形と比較すると，遠位型ではI, V₅, V₆誘導がQS型を呈していたが，近位型ではRSあるいはRs型を呈していた．

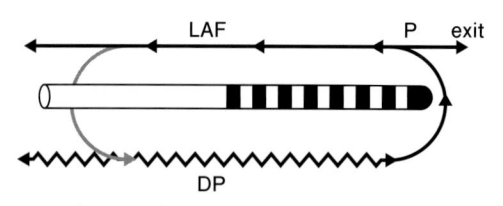

図1-28　左脚前枝領域VT（近位型）の回路シェーマ

　DPは減衰伝導特性とverapamil感受性を有した特殊Purkinje組織の電位を表し，Pは左脚前枝（LAF）あるいはその近傍のPurkinje組織の電位を表している．DPとPの間にはその遠位部にPurkinjeネットワークによる結合が存在し，その近位部においては心室筋を介した電気的結合が想定された．近位型の成功部位はDP記録部位である中隔側である（本文参照）．

　グレーの線はPとDP近位部間の心室筋による電気的結合で詳細はいまだ不明である．

いる．

　左脚後枝領域VTも左脚前枝領域VTでも，減衰伝導特性を有する異常Purkinje組織の推定存在部位は左室中中隔付近となる．左脚後枝領域VTと前枝領域VTを合併した症例で，中中隔への単回通電で両VTとも抑制できたとの報告もあるので[24]，両者の遅延伝導部位は共有されている可能性も考えられる．遠位型のアブレーション成功部位はPの記録部位であるVT exit付近である．遠位型の症例で拡張期電位（DP）が記録できない理由としては，近位型に比して回路の大きさが小さい，あるいは正常の伝導組織を含む割合が少ないためかと思われる．12誘導心電図でI誘導とV5-6誘導が近位型ではRSあるいはRs型を呈しているのに対し，遠位型ではQS型を呈することからも，遠位型では回路のupper turn-aroundがより遠位に存在しているものと推察される．

　左脚後枝領域VTと左脚前枝領域VT近位型のアブレーション成功部位の電位で異なる点は，左脚前枝領域VT近位型においてはアブレーション前から洞調律中にQRS後方に遅延電位が記録されることが多いことである．左脚前枝領域VTでは，すでに遅延伝導部位に一方向性ブロックが存在していることが多いのかもしれない．左脚後枝領域VTとは異なり，左脚前枝領域VTではペースマッピング波形が図1-23や図1-25のようにアブレーション前からきわめて良好であるのもそのためであると推察できる．図1-29に洞調律時に記録されたQRS後方の遅延電位（LP）に関して，詳細に検討しえた症例を示す[25]．左室前中中隔で洞調律時に左脚電位が記録される部位にて遅延電位が記録され（図1-29a），同部位からのペースマッピングはVT波形に完全に一致した．同部位に高周波通電を行うと，遅延電位はさらに遅延したが（図1-29b），その後にVTが洞調律からも反復性に出現するようになった（図1-29c）．VT中には，近位部から遠位部に下降する拡張期DP電位と，遠位部から近位部に上行する前収縮期P電位が記録された．DP電位波形は洞調律時のLP波形と似ていた．同部位に追加通電したところVTは停止し，それ以後は誘発不能となった．アブレーション後の心内電位ではLPは消失していた（図1-29d）．この症例ではDPの遠位部にすでにPからDP方向への一方向性ブロックが存在しており，第1回目の通電でDP近位部に伝

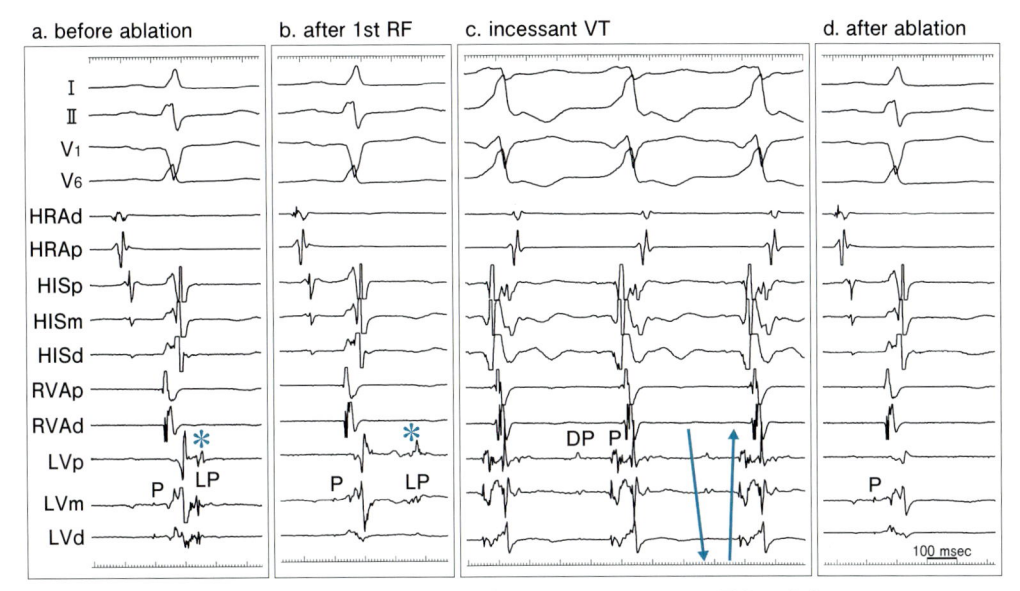

図 1-29 左脚前枝領域 VT 近位型におけるアブレーションによる遅延電位の変化

(Morishima I, Nogami A, Tsuboi H, et al: Verapamil-sensitive left anterior fascicular ventricular tachycardia associated with a healed myocardial infarction-changes in the delayed Purkinje potential during sinus rhythm. J Interv Card Electrophysiol **22**: 233-237, 2008 より転載)

a. 左室前中隔で洞調律時に左脚電位(P)が記録される部位で遅延電位(LP)が記録された.
b. 同部位に高周波通電を行うと, LP はさらに遅延したが,
c. その後, VT が洞調律からも反復性に出現するようになった. VT 中には近位部から遠位部に下降する拡張期 DP 電位と遠位部から近位部に上行する前収縮期 P 電位が記録された. DP 電位波形は洞調律時の LP 波形と似ていた. 同部位への追加通電で VT は停止し, 以後は誘発不能となった.
d. アブレーション後の心内電位では LP は消失していた.

導遅延を生じさせてしまったため, VT が反復性に出現したものと考えた. そして DP の近位部を完全にアブレーションすることにより, DP 遠位部の完全な離断に成功したため LP 自体も消失したと思われる.

E 上部中隔型 VT

1) 上部中隔型 VT の特徴と頻度

2000 年, Shimoike らは非常に狭い QRS 幅を有する上部中隔型の verapamil 感受性左室 VT を報告した[8]. このタイプの VT も Purkinje 組織が関与した VT と考えられるが, その頻度は非常に稀で, その後も同 VT の可能性のある症例がわずかに報告されているのみであ

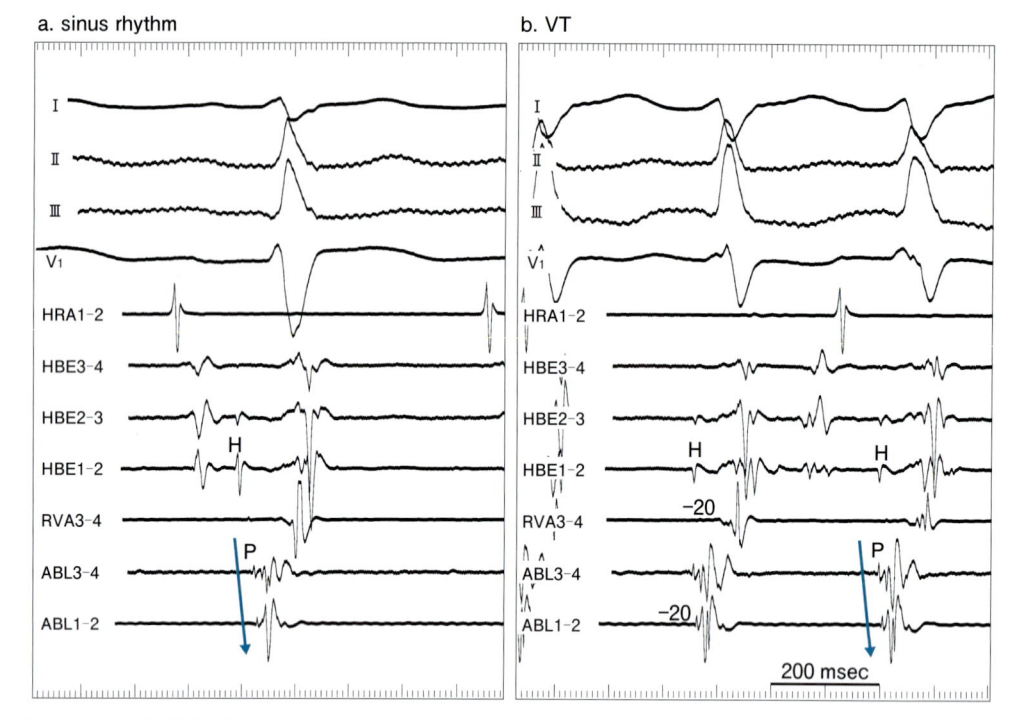

図1-30　上部中隔型VTにおける左脚後枝領域の心内心電図

症例は通常型左脚後枝領域VTも合併していた症例で，アブレーション・カテーテルを洞調律中に左脚後枝末梢Purkinje電位が記録される部位に留置した．
a. VT中にはQRSに20 msec先行した前拡張期P電位が記録された．
b. P電位の興奮順序はVT中も洞調律中と同じように近位部から遠位部に伝導していた．His束電位もQRSの前に記録されたが，H-V間隔は20 msecと短く，上室性頻拍は除外された．

る[26,27]．またその推定回路なども症例数が少ないことと，アブレーション部位が房室ブロックのリスクのある箇所であることも相まっていまだに解明されてはいない．私たちは現在までアブレーションを行ったverapamil感受性脚枝VT全84症例のうち，上部中隔型VTを2症例にのみ経験している（2％）．この2症例はいずれも通常型の左脚後枝領域型VTを合併しており，1例は術前から上部中隔型VTが記録されていたが，他の1例では左脚後枝領域型VTに対するアブレーション後にはじめて同VTが誘発された．

2）上部中隔型VTに対するアブレーション

図1-3（5頁）に上部中隔型VTの12誘導心電図を示す[27]．QRS幅は100 msecときわめて狭く，R波の移行帯はV₃である．この患者は通常の左脚後枝領域VTも合併していた．アブレーション・カテーテルを左室後枝部位に留置すると，洞調律時には左脚後枝末梢のPurkinje電位が記録され，VT中にはQRSに20 msec先行した前拡張期P電位が記録された（図1-30）．P電位の興奮順序はVT中も洞調律中と同じように近位部から遠位部に伝導

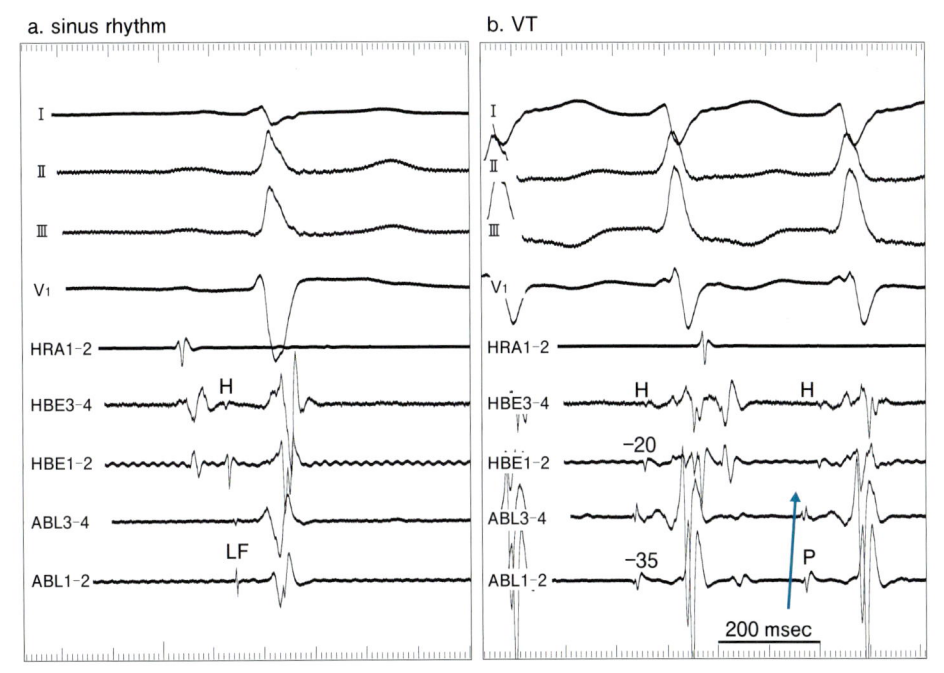

図 1-31 上部中隔型 VT における上部中隔領域の心内心電図

(Nogami A: Idiopathic left ventricular tachycardia: assessment and treatment. Card Electrophysiol Rev **6**: 448-457, 2002 より転載)

アブレーション・カテーテルを左室中隔上部に留置すると，洞調律中には His 束電位にわずかに遅れた左脚(LF)の電位が記録され，VT 中には QRS に 35 msec 先行する P 電位が記録された．この部位での P 電位は洞調律時とは逆に遠位部から近位部に伝導していた．

していた．His 束電位も QRS の前に記録されたが，H-V 間隔は 20 msec と短く，上室性頻拍は除外された．このタイプの narrow QRS VT は verapamil で停止することも相まって，仮に心房への 1：1 逆伝導が存在すると，上室性頻拍と誤診されやすい．したがって，VT 中の H-V 間隔の測定は重要である．次にアブレーション・カテーテルを左室中隔上部に留置すると，洞調律中には His 束電位にわずかに遅れて左脚の電位が記録され，VT 中には QRS に 35 msec 先行する P 電位が記録された(**図 1-31**)．この部位での P 電位は洞調律時とは逆に遠位部から近位部に伝導していた．同部位からエントレインメント・ペーシングを行うと，心室電位のみが直接捕捉され VT とは違う形となった．エントレイン中の QRS 波形は下方軸で QRS 幅は狭かった．エントレインメント・ペーシング中の P 電位は QRS 後方に認められ，ペーシングによって 1：1 に捕捉されていた(**図 1-32**)．この際の P 電位波形は VT 中の波形と同じであったため orthodromic に捕捉されているものと考えられた．刺激部位の心筋電位の復元周期は VT 周期よりも長かったが，最終捕捉 P 電位からの次の P 電位までの間隔は VT 周期に一致した．わずかにアブレーション・カテーテルを遠位部に移動させると，P 電位は QRS に 44 msec 先行するようになり(**図 1-33a**)，同部位から再びエ

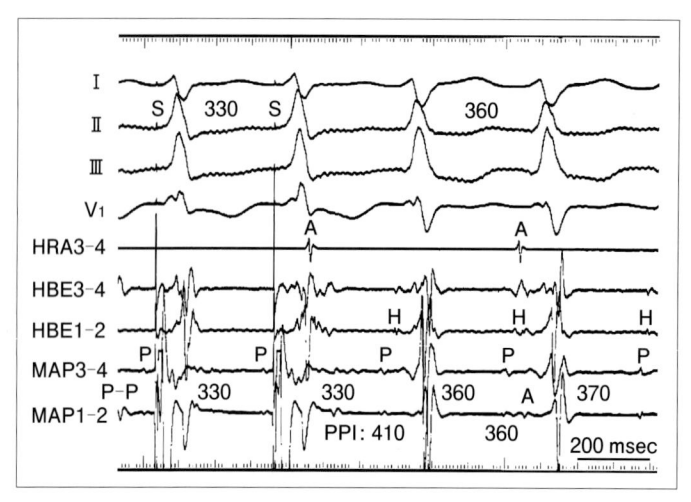

図 1-32　上部中隔型 VT の上部中隔領域からのエントレインメント・ペーシング
　図 1-31 の部位からエントレインメント・ペーシングを行うと，心室電位のみが直接捕捉され VT とは違う形となった．エントレイン中の QRS 波形は下方軸で QRS 幅は狭かった．エントレインメント・ペーシング中の P 電位は QRS 後方に認められ，ペーシングによって 1：1 に捕捉されていた．この際の P 電位波形は VT 中の波形と同じであったため orthodromic に捕捉されているものと考えられた．刺激部位の心筋電位の復元周期(PPI)は VT 周期よりも長かったが，最終捕捉 P 電位からの次の P 電位までの間隔は VT 周期に一致していた．

ントレインメント・ペーシングを行うと，途中で P 電位のみの選択的捕捉波形となった(**図 1-33b**)．次の刺激 QRS 波形は幅広となり，VT は停止した．再び VT を誘発し同部位に低出力(10 W)の通電を施行したところ，VT はただちに停止した．洞調律中に出力を 30 W まで増加させ追加通電を施行したが，房室ブロック・左脚ブロック・接合部調律の出現はなく，アブレーション後には VT の誘発は不能になった．

3) 上部中隔型 VT の回路シェーマ

　限られたデータからの推察であるが，上部中隔型 VT の回路を**図 1-34** のように推察した．VT 中の QRS 波形が洞調律中とほぼ同じようであったことと，左脚後枝における P 電位が洞調律時と同様の興奮順序であったことから，回路の下降脚は左脚後枝あるいは左脚前枝と左脚後枝の双方と考えた．また，His 束も QRS 波の前に逆行性に興奮し，それに引き続き右脚も受動的ではあるが早期に興奮するため，QRS 幅は非常に狭くなるものと考えた．アブレーション成功部位の上部中隔における DP 電位は遠位から近位へ興奮しており，回路内の上行脚であり緩徐伝導部位となっている．Shimoike ら[8]の報告した上部中隔型 VT の QRS 波形は私たちの症例とは違って，左脚ブロック型・正常軸であり，その機序も異常自動能と推定されている．しかし，VT 中の QRS 幅はきわめて狭く，アブレーション成功部位も左脚電位の記録される部位であった．

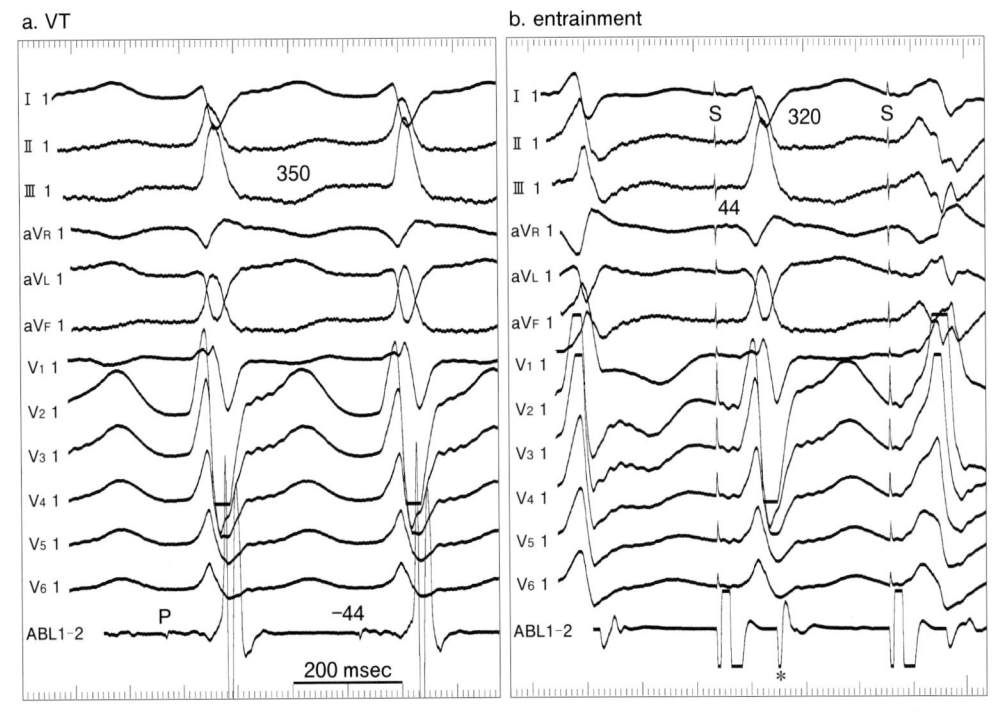

図1-33 上部中隔型VTのアブレーション成功部位からのエントレインメント・ペーシング

a. 図1-31の位置からわずかにアブレーション・カテーテルを遠位部に移動させると，P電位はQRSに44 msec先行するようになった．

b. 同部位で再びエントレインメント・ペーシングを行うと途中でP電位のみの選択的捕捉が認められ，QRS波形は44 msecのペーシング・ディレイとともにVTと同波形となった．次の刺激によるQRS波形は幅広となり，VTは停止した．同部位への通電でVTは抑制された．

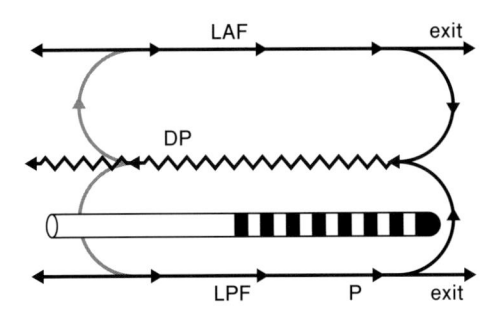

図1-34 上部中隔型VTの回路シェーマ

VT中のQRS波形が洞調律中とほぼ同じようであったことと，左脚後枝におけるP電位が洞調律時と同様の興奮順序であったことから，回路の下降脚は左脚後枝あるいは左脚前枝および左脚後枝の双方と考えた．アブレーション成功部位の上部中隔におけるDP電位は遠位から近位へ興奮しており，回路内の上行脚であり緩徐伝導部位となっている．

F　アブレーションの合併症および成績

　通常の左心系カテーテルアブレーションに伴う合併症（左室穿孔，大動脈損傷，血栓，静脈炎など）以外に，verapamil 感受性特発性左室 VT に特徴的なアブレーション合併症は左脚ブロックおよび房室ブロックの出現である．Tsuchiya ら[19]は 16 例中 2 例で一過性の左脚ブロックが出現したと報告している．彼らのアブレーション部位は比較的基部側であったのがその原因と考えられるが，10 分以内で左脚ブロックは消失し，VT は抑制されたままであったという．自験例では 84 例中 1 例（1.2%）で一過性の完全房室ブロックが生じた．症例は左脚後枝領域 VT の若年女性で，拡張期電位 P1 を指標にした中中隔へのアブレーションであった．アブレーション直前からカテーテル刺激による完全右脚ブロックが出現しており，通電 15 秒後に VT が停止し，洞調律で 2 度房室ブロックが認められた．ただちに通電を停止したところ，房室ブロックは消失した．アブレーション部位が高め（基部側より）の症例や房室伝導障害のある高リスク患者では，洞調律時にアブレーションを施行することが望ましいと考える．

　私たちは現在まで左脚後枝領域 VT に対するアブレーションを 72 症例，左脚前枝領域 VT を 10 症例，上部中隔型 VT を 2 症例経験している．その急性期成功率および再発率は，左脚後枝領域 VT：97.2% および 5.7%，左脚前枝領域 VT：90% および 11.1%，上部中隔型 VT：100% および 0% である．

G　3 種の verapamil 感受性特発性 VT の推定回路の関係

　図 1-35 に 3 種の verapamil 感受性特発性 VT の推定回路の位置関係を比較した．CARTOMERGE™ 像は洞調律時の左脚，左脚前枝，左脚後枝，正常 Purkinje 電位をタグで示している．上述したように，左脚前枝および左脚後枝自体が VT 回路に含まれているかどうかは証明されていない．また回路のシェーマ中にグレーの線で示した upper turn-around point に関しても，依然として不明である．しかしながら，VT 中に拡張期電位（P1 あるいは DP），前収縮期電位（P2 あるいは P）および心筋電位が融合する部位が回路の lower turn-around point であることと，中中隔あるいは上部中隔に存在する verapamil 感受性と減衰伝導特性を有する異常 Purkinje 組織が VT 回路内の緩徐伝導であり，同部位へのアブレーションが有効であることは証明されている．また，それぞれの VT 回路における異常 Purkinje 組織が，同じ場所のものかどうか関しても興味が深い．3 種の VT がしばしば合併することがあることや，1 か所への通電で複数の VT が同時抑制できる報告もあることから[24]，verapamil 感受性と減衰伝導特性を有する異常 Purkinje 組織は 3 種類の VT 回路に共通で

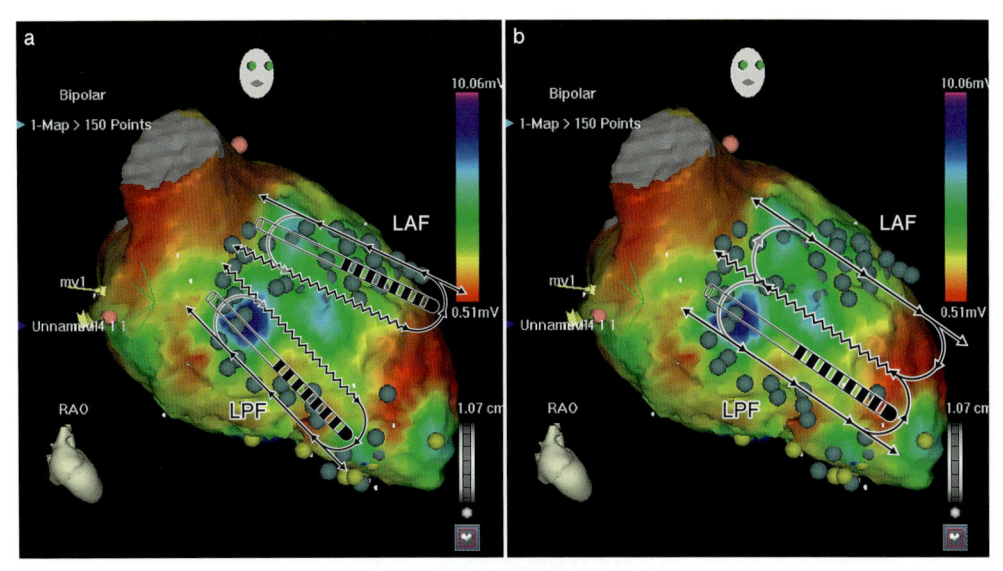

図1-35 3種のverapamil感受性特発性心室頻拍の推定回路の関係
洞調律時に描いたCARTOMERGE™像に，a. 左脚後枝領域VT，左脚前枝領域VT，b. 上部中隔型VTの回路シェーマを重ね合わせた．タグは洞調律時に記録された左脚，左脚前枝(LAF)，左脚後枝(LPF)正常Purkinje電位の記録部位である．

ある可能性がある．

H 洞調律時に左室中隔から記録される減衰伝導特性を有する拡張期電位

 Verapamil感受性特発性左室VTにおいて，アブレーション後[15,20]あるいはアブレーション前[17]から記録される減衰伝導特性を有する拡張期電位に関しても不明なことが多い．近年，VTを有さない症例においても，同様の電位が記録できることが報告されている．Kanekoら[21]はWPW症候群患者28例において副伝導路アブレーション後に左室中隔の電位記録を行い，全例で減衰伝導特性を有する基部から心尖部方向へ伝導する収縮期電位がQRS後方に記録され，また21例(75%)では心尖部から基部方向に伝導する拡張期電位も記録できたと報告している．そしてさまざまな部位からペーシングを行うことによって，両電位の伝導形式が変化することから，これらの電位がさまざまな箇所で伝導系と接続している可能性を示唆している．また，これらの電位の成因に関しては，仮性腱索，Purkinje組織，後乳頭筋の可能性が高いと推察している．このような電位はしばしば左室中隔で記録されることが多いが，VT中に記録される拡張期電位(P1)との違いは，そのsequenceである．P1電位はアブレーション後の洞調律中もVT時と同様に基部から心尖部方向に伝導しているが(図1-12, 14)，このようなbystander電位は拡張期に心尖部から基部方向あるいはほぼ同

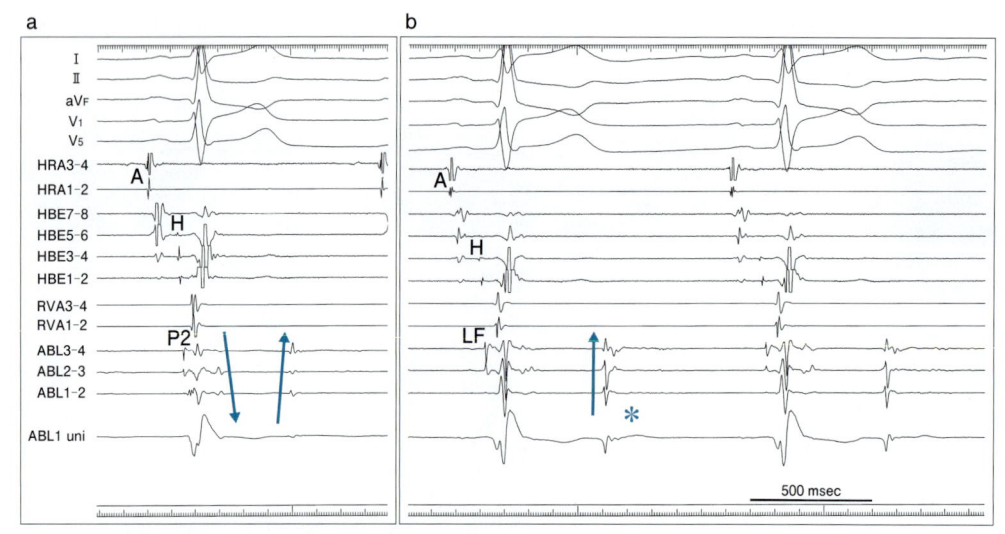

図 1-36 洞調律時に左室中隔から記録される拡張期電位

a. 洞調律中に左室中中隔の電位記録を行うと，QRS 後方に基部から心尖部方向へ伝導する収縮期電位と，心尖部から基部方向に伝導する拡張期電位がしばしば記録される．

b. さらにカテーテルを基部方向に引き抜くと，拡張期電位は大きくなり，単極非フィルター心電図で観察すると T 波に相当する再分極波(＊)も存在していることがわかる．このような電位と verapamil 感受性特発性左室 VT 中に記録される拡張期電位(P1)との違いは，その sequence である．P1 電位はアブレーション後の洞調律中も VT 時と同様に基部から心尖部方向に伝導しているが(図 1-12, 14)，このような拡張期電位は洞調律時に心尖部から基部方向あるいはほぼ同時に興奮している．

時に興奮している(図 1-36a)．このような電位が記録できる部位からさらにカテーテルを基部方向に引き抜くと，拡張期電位はさらに大きくなる(図 1-36b)．その電位を単極非フィルター心電図で観察すると，T 波に相当する再分極波も存在していることがわかる．したがってこの電位はある程度の mass をもつ左室中隔付近の心筋構造物と推察され，最も可能性が高いものは後乳頭筋の一部であろうとわれわれは考えている．動物実験においてもこのような電位と乳頭筋の関係が報告されており[28-30]，さらに近年，主に器質的心疾患を有する症例のVTや心室細動との関連も指摘されている[31-33]．今後さらに電気生理学的，組織学的検討や，CTや心腔内超音波像と 3 次元マッピングの合成などを用いて研究を進める必要がある．

I まとめ

Verapamil 感受性左室起源特発性 VT は，高周波カテーテルアブレーションで根治可能な VT の代表である．その機序は，verapamil 感受性と減衰伝導特性を有する異常 Purkinje 組織を含んだマクロ・リエントリーと考えられる．左脚後枝領域 VT(通常型)の多くで，カテーテルアブレーションは容易である．しかし，一部にはアブレーションに難渋する症例も

あり，さらに左脚前枝領域 VT（非通常型）や上部中隔型 VT（稀有型）ではきわめて困難なことも多い．そのような症例では，その解剖学的特徴や電気生理学的特徴を正しく理解することが重要である．

■ 文献 ■

1) Lerman BB, Stein KM, Markowitz SM: Mechanism of idiopathic ventricular tachycardia. J Cardiovasc Electrophysiol **8**: 571-583, 1997.
2) Okumura K, Tsuchiya T: Idiopathic left ventricular tachycardia: clinical features, mechanism and management. Card Electrophysiol Rev **6**: 61-67, 2002.
3) Nogami A: Idiopathic left ventricular tachycardia: assessment and treatment. Card Electrophysiol Rev **6**: 448-457, 2002.
4) Nogami A, Tada H: Idiopathic left ventricular tachycardias. In Wilber DJ, Packer DL, Stevenson WG (eds): Catheter ablation of cardiac arrhythmias: basic concepts and clinical applications. Blackwell/Futura, pp298-313, 2008.
5) Zipes DP, Foster PR, Troup PJ, et al: Atrial induction of ventricular tachycardia: reentry versus triggered automaticity. Am J Cardiol **44**: 1-8, 1979.
6) Belhassen B, Rotmensch HH, Laniado S: Response of recurrent sustained ventricular tachycardia to verapamil. Br Heart J **46**: 679-682, 1981.
7) Ohe T, Shimomura K, Aihara N, et al: Idiopathic sustained left ventricular tachycardia: clinical and electrophysiological characteristics. Circulation **77**: 560-568, 1988.
8) Shimoike E, Ueda N, Maruyama T, et al: Radiofrequency catheter ablation of upper septal idiopathic left ventricular tachycardia exhibiting left bundle branch block morphology. J Cardiovasc Electrophysiol **11**: 203-207, 2000.
9) Nogami A: Ablation of idiopathic left ventricular tachycardia. In Wood MA, Huang SKS (eds): Catheter ablation of cardiac arrhythmia: principles and practical approach. Elsevier. pp491-509, 2006.
10) Gallagher JJ, Selle JG, Svenson RH, et al: Surgical treatment of arrhythmias. Am J Cardiol **61**: 27A-44A, 1988.
11) Suwa M, Yoneda Y, Nagao H, et al: Surgical correction of idiopathic paroxysmal ventricular tachycardia possibly related to left ventricular false tendon. Am J Cardiol **64**: 1217-1220, 1989.
12) Thakur RK, Klein GJ, Sivaram CA, et al: Anatomic substrate for idiopathic left ventricular tachycardia. Circulation **93**: 497-501, 1996.
13) Maruyama M, Terada T, Miyamoto S, et al: Demonstration of the reentrant circuit of verapamil-sensitive idiopathic left ventricular tachycardia: direct evidence for macroreentry as the underlying mechanism. J Cardiovasc Electrophysiol **12**: 968-972, 2001.
14) Lin FC, Wen MS, Wang CC, et al: Left ventricular fibromuscular band is not a specific substrate for idiopathic left ventricular tachycardia. Circulation **93**: 525-527, 1996.
15) Nogami A, Naito S, Tada H, et al: Demonstration of diastolic and presystolic Purkinje potential as critical potentials on a macroreentry circuit of verapamil-sensitive idiopathic left ventricular tachycardia. J Am Coll Cardiol **36**: 811-823, 2000.
16) Kuo JY, Tai CT, Chiang CE, et al: Is the fascicle of left bundle branch involved in the reentrant circuit of verapamil-sensitive idiopathic left ventricular tachycardia? PACE **26**: 1986-1992, 2003.
17) Ouyang F, Cappato R, Ernst S, et al: Electroanatomic substrate of idiopathic left ventricular tachycardia-unidirectional block and macroreentry within the Purkinje network. Circulation **105**: 462-469, 2002.

18) Nakagawa H, Beckman KJ, McClelland JH, et al: Radiofrequency catheter ablation of idiopathic left ventricular tachycardia guided by a Purkinje potential. Circulation **88**: 2607-2617, 1993.
19) Tsuchiya T, Okumura K, Honda T, et al: Significance of late diastolic potential preceding Purkinje potential in verapamil-sensitive idiopathic left ventricular tachycardia. Circulation **99**: 2408-2413, 1999.
20) Tada H, Nogami A, Naito S, et al: Retrograde Purkinje potential activation during sinus rhythm following catheter ablation of idiopathic left ventricular tachycardia. J Cardiovasc Electrophysiol **9**: 1218-1224, 1998.
21) Kaneko Y, Taniguchi Y, Nakajima T, et al: Myocardial bundles with slow conduction properties are present on the left interventricular septal surface of normal human hearts. J Cardiovasc Electrophysiol **15**: 1010-1018, 2004.
22) Lin D, Hsia HH, Gerstenfeld EP, et al: Idiopathic fascicular left ventricular tachycardia: linear ablation lesion strategy for noninducible or nonsustained tachycardia. Heart Rhythm **2**: 934-939, 2005.
23) Nogami A, Naito S, Tada H, et al: Verapamil-sensitive left anterior fascicular ventricular tachycardia: results of radiofrequency ablation in six patients. J Cardiovasc Electrophysiol **9**: 1269-1278, 1998.
24) Kottkamp H, Hindricks G, Willems S, et al: Idiopathic left ventricular tachycardia-new insights into electrophysiological and radiofrequency catheter ablation. PACE **19**: 1285-1297, 1995.
25) Morishima I, Nogami A, Tsuboi H, et al: Verapamil-sensitive left anterior fascicular ventricular tachycardia associated with a healed myocardial infarction-changes in the delayed Purkinje potential during sinus rhythm. J Interv Card Electrophysiol **22**: 233-237, 2008.
26) Abdelwahb A, Sapp JL, Gardner M, et al: A case of narrow complex tachycardia. J Cardiovasc Electrophysiol **19**: 330-331, 2008
27) Nogami: Idiopathic left ventricular tachycardia: assessment and treatment. Card Electrophysiol Rev **6**: 448-457 , 2002.
28) Joyner RW, Ramza BM, Tan RC: Effects of stimulation frequency on Purkinje-ventricular conduction. Ann N Y Acad Sci **591**: 38-50, 1990.
29) Kim Y-H, Xie F, Yashima M, et al: Role of papillary muscle in the generation and maintenance of reentry during ventricular tachycardia and fibrillation in isolated swine right ventricle. Circulation **100**: 1450-1459, 1999.
30) Chen PS, Karagueuzian HS, Kim YH: Papillary muscle hypothesis of idiopathic left ventricular tachycardia. J Am Coll Cardiol **37**: 1475-1476, 2001.
31) Doppalapudi H, Yamada T, McElderry HT, et al: Ventricular tachycardia originating from the posterior papillary muscle in the left ventricle-a distinct clinical syndrome. Circ Arrhythmia Electrophysiol **1**: 23-29, 2008.
32) Bogun F, Desjardins B, Crawford T, et al: Post-infarction ventricular arrhythmias originating in papillary muscles. J Am Coll Cardiol **51**: 1794-1802, 2008.
33) Nogami A, Kubota S, Adachi M, et al: Electrophysiologic and histopathologic findings of the ablation sites for ventricular fibrillation in a patient with ischemic cardiomyopathy. J Interv Card Electrophysiol **24**: 133-137, 2009.

2 Focal Purkinje Ventricular Tachycardia
Focal Purkinje 心室頻拍

　Purkinje 末梢を起源とした focal Purkinje 心室頻拍(VT)は通常，虚血性心疾患などの器質的心疾患にともなって認められることが多いが[1,2]，器質的心疾患を有さない特発性のものも存在する[3,4]．さらに近年，Purkinje 末梢を起源とした心室期外収縮(ventricular premature contraction; VPC)が特発性心室細動や多形性(polymorphic)VT を引き起こすトリガーとなりうることも報告され，注目されている[5,6]．

A 分類と機序

　このタイプの VT は propranolol 感受性 VT に分類されるもので(表1-1：2頁)，その機序は Purkinje 末梢からの異常自動能がほとんどである(表1-2：2頁)[7-8]．50歳未満の若年者に認められることが多く，adrenergic monomorphic VT とも呼ばれるが，その臨床的および電気生理学的特徴は完全には明らかになっていない．運動負荷やカテコラミンによって引き起こされるが，通常プログラム心室期外刺激によっては誘発されない．有効な薬剤は β 遮断薬で，verapamil には有効性がないのが特徴である．アデノシン三リン酸(ATP)やオーバードライブペーシングによって VT は一過性に抑制される．その機序は Purkinje 組織から生じる異常自動能と考えられ，ペースメーカ電流(I_f)が関与している．

B 心電図所見とその予後

　その起源の部位によって，右脚ブロック型となることも左脚ブロック型になることもある．同一患者で複数単形性(pleomorphic)VT を呈することもある．また小児においては incessant 型を呈することもある[9]．小児における本 VT の予後は比較的良好で，通常は加齢とともに自然に出現しなくなるが，一部には incessant VT から tachycardia-mediated cardiomyopathy に陥る症例も存在する[3]．

　右脚ブロックのものの多くは上方軸を呈しているため，体表面心電図からのみでは1章(2頁)の verapamil 感受性特発性左室脚枝 VT と鑑別することは困難である．Verapamil 感受性特発性左室脚枝 VT も運動誘発性のことが多く，β 遮断薬が有効なこともあるので，両者

の鑑別は verapamil 静注で行う．verapamil 感受性特発性左室脚枝 VT ならば比較的少量の verapamil 静注で VT は徐拍化あるいは停止するが，focal Purkinje 起源ではそのような反応は示さないことが鑑別点である．

C 電気生理学検査とカテーテルアブレーション

　器質的心疾患を有さない患者における focal Purkinje VT のまとまった報告は少ない．Gonzalez らは 8 例の脚枝起源 VT 患者において電気生理学検査を行い，その中の 5 例の機序が異常自動能亢進あるいは撃発活動であったとしている[3]．それらの VT 症例には VT の家族歴を有するものもあった．QRS に先行して VT 中に His 束電位が記録されることもあるが，その H-V 間隔は洞調律時の H-V 間隔よりも短いことが特徴であるとしている．また，Gonzalez らはこの VT は心電図波形が変化することやカテーテルアブレーションが困難なこと（5 例中 2 例のみが成功）から，その起源は心室筋の最早期興奮部位から離れた脚枝が起源であると推察している．

　Focal Purkinje VT は verapamil 感受性特発性脚枝 VT と同様に，上方軸形の QRS を呈していることが多いが，Rodriguez ら[4]は右脚ブロック・下方軸型の VT を報告している．VT は adenosine，verapamil 投与には変化がなく，β遮断薬で徐拍化し，lidocaine あるいは procainamide で停止した．洞調律時に左脚前枝電位が記録される部位で，VT 中に 20 msec QRS に先行する Purkinje 電位が記録され，同部位でのペースマッピング波形は VT 波形と一致していた．同部位への高周波通電で VT は抑制されたが，左脚前枝ブロックが生じたという．Lopera らは虚血性心疾患に伴った focal Purkinje VT の 2 例を報告しているが[1]，いずれの症例もアブレーション前から脚ブロックが存在しており，アブレーション後には完全房室ブロックになったとしている．リエントリーが機序である verapamil 感受性特発性脚枝 VT の場合には，アブレーションによって必ずしも脚枝ブロックを生じなくても VT が抑制でき，房室ブロックの合併症もきわめて稀であるのに対し，focal Purkinje VT においてはアブレーションにおける房室ブロックのリスクが高いと報告されていることには注意が必要である．

　Focal Purkinje VT はその起源によりいくつかのサブタイプに分類できる．以下にそれらの実例を提示する．

1) 左脚後枝遠位型 focal Purkinje VT

　図 2-1 は 32 歳男性の非持続型 VT 症例の Holter 心電図記録である．運動時に非持続型 VT が頻発していた．VT は verapamil にても抑制されず，propranolol 投与で減少したが，完全な抑制は得られなかった．プログラム心室期外刺激で VT は誘発されず，VT と同じ波

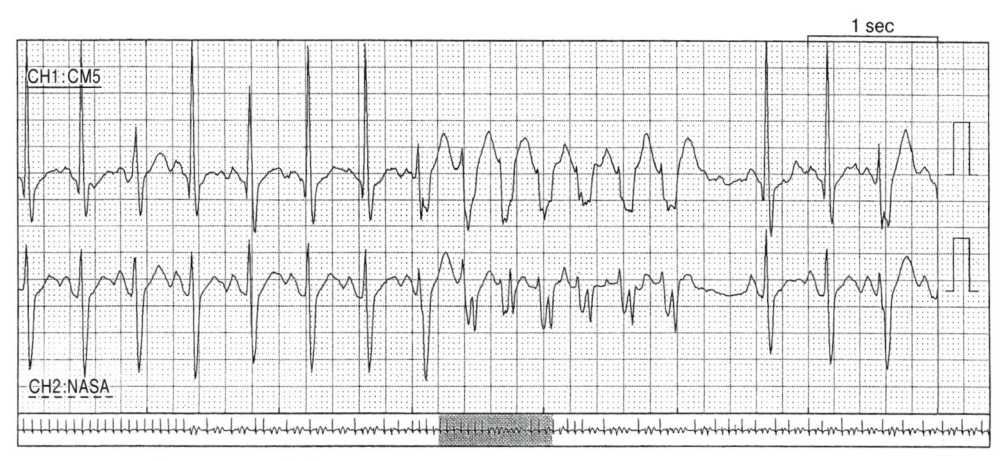

図 2-1　運動誘発性左脚後枝遠位型 focal Purkinje VT
　Holter 心電図において運動時あるいは洞調律心拍数上昇時に非持続型 VT が頻発している．

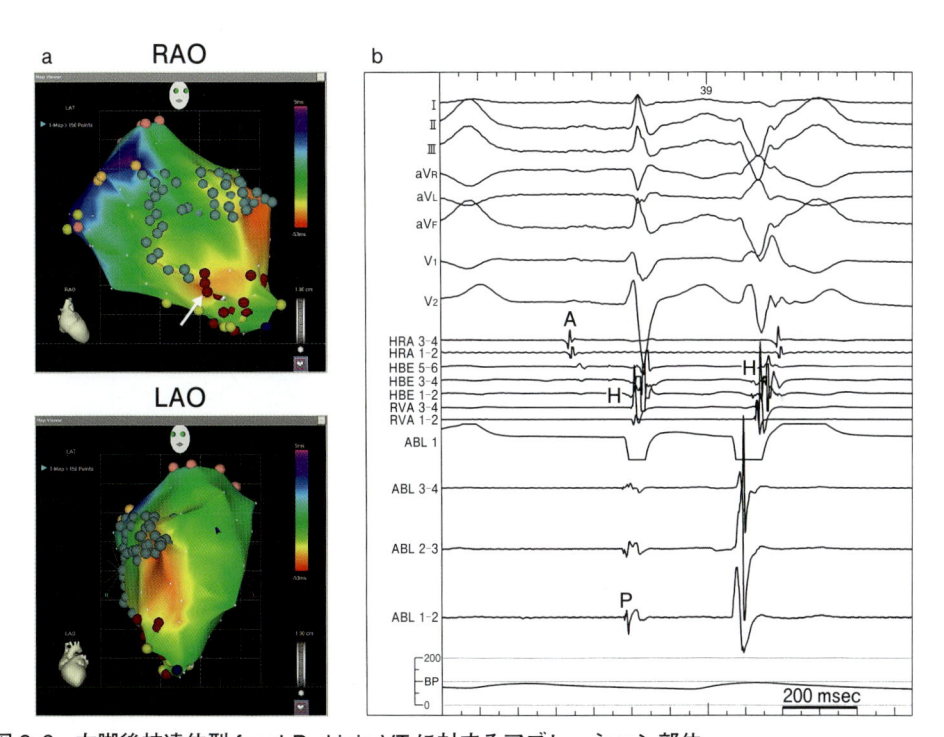

図 2-2　左脚後枝遠位型 focal Purkinje VT に対するアブレーション部位
　a．洞調律時の electroanatomic mapping．Purkinje 電位記録部位をタグで示した．左脚後枝の末梢部位（矢印）にアブレーションを施行した．
　b．アブレーション部位では VPC 時の最早期興奮を認め，単極記録は QS パターンを呈していた．心室期外収縮時には逆行性 His 束電位を認める．
　A：心房電位，H：His 束電位，P：Purkinje 電位，RAO：右前斜位，LAO：左前斜位

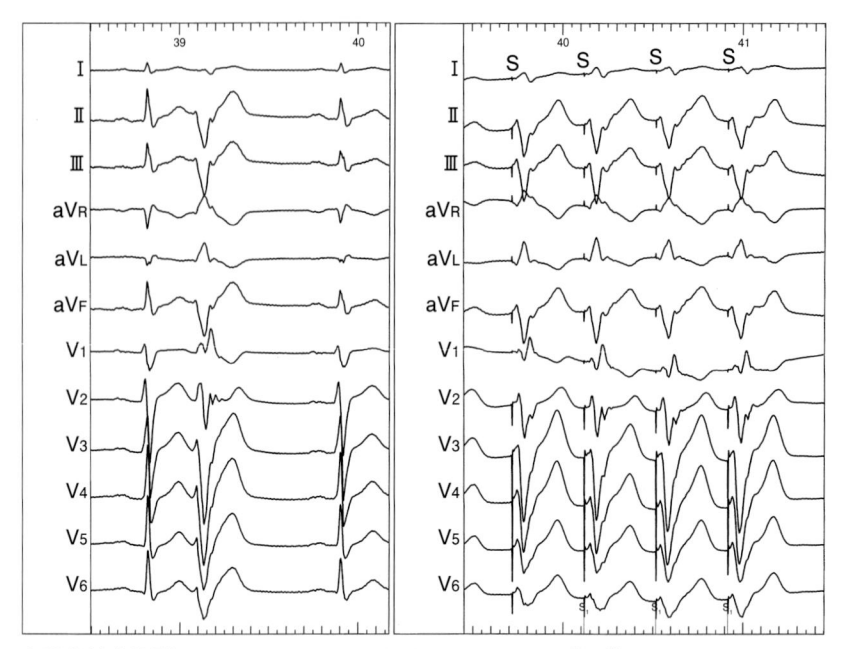

図2-3 左脚後枝遠位型 focal Purkinje VT におけるペースマッピング
図2-2a の矢印の部位からのペースマッピングは VPC 波形に一致していた．
S：ペーシング刺激

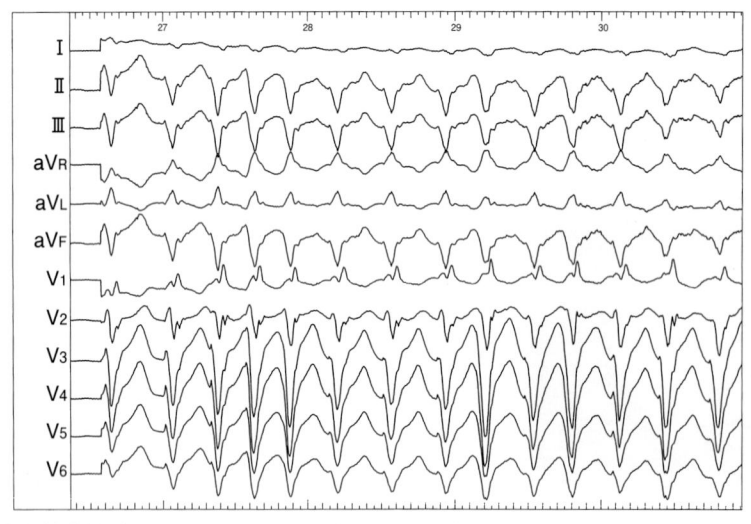

図2-4 左脚後枝遠位型 focal Purkinje VT に対する高周波通電
左脚後枝遠位型 focal Purkinje VT に対する高周波通電中には，VT と同波形の VPC の頻発を認めた．

形の VPC を指標にアブレーションを行った．**図2-2a** は洞調律時の electroanatomic mapping で，Purkinje 電位記録部位をタグで示してある．左脚後枝の末梢部位で VPC 時の最早期興奮を認め，単極記録では QS パターンを呈していた（**図2-2b**）．VPC に先行する

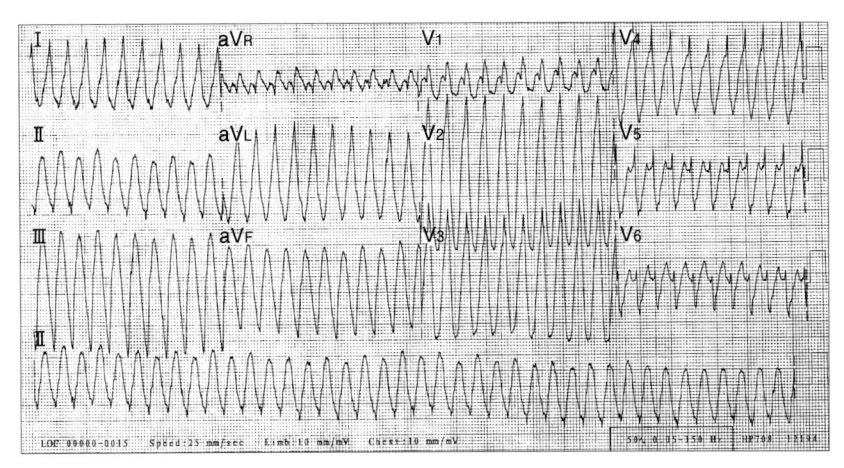

図 2-5 左脚後枝遠位型 focal Purkinje VT の 12 誘導心電図
　右脚ブロック・左軸偏位型の QRS 波形を呈する．左脚後枝遠位型 focal Purkinje VT の場合 verapamil 感受性左室脚枝 VT と比較すると QRS は幅が広いことが多い．左脚後枝近位型 focal Purkinje VT の場合には体表心電図波形では鑑別できない．

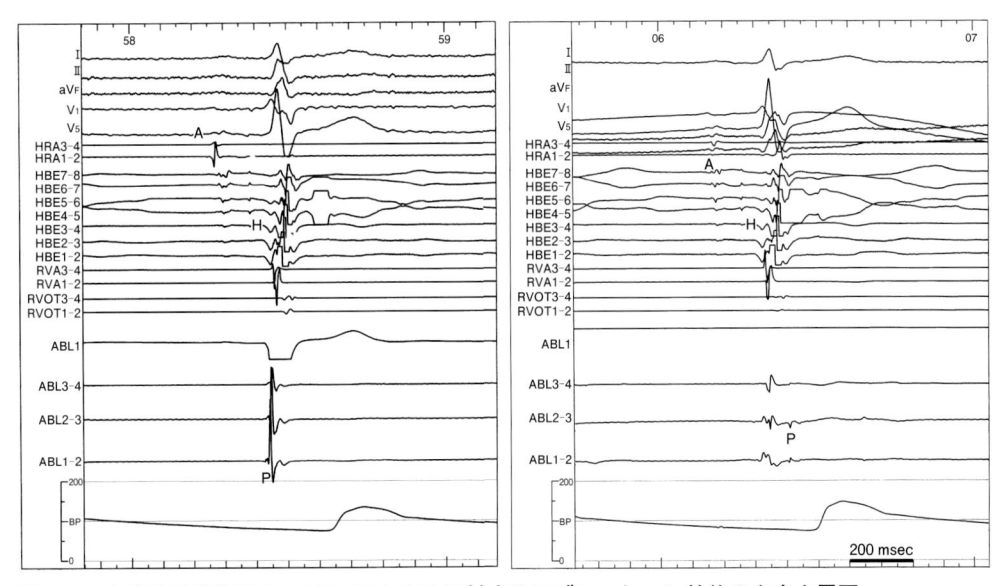

図 2-6 左脚後枝遠位型 focal Purkinje VT に対するアブレーション前後の心内心電図
　左脚後枝末梢へのアブレーション後には Purkinje-心室筋間のブロックが生じ，Purkinje 電位が QRS 後方に出現する現象を認めたが，体表 QRS 波形には変化はなかった．
　A：心房電位，H：His 束電位，P：Purkinje 電位

Purkinje 電位は記録されなかった．**図 2-2a** の矢印の部位からのペースマッピングは心室期外収縮波形に一致し（**図 2-3**），通電中には VPC の頻発を認めた（**図 2-4**）．カテーテルアブレーション後の Holter 心電図および運動負荷心電図では VPC を認めなかった．
　図 2-5 は持続型 VT を有する 36 歳男性である．QRS 波形は比較的幅広い．VT は誘発不能で，isoproterenol 投与を行っても VPC も認められなかったため，洞調律中の Purkinje

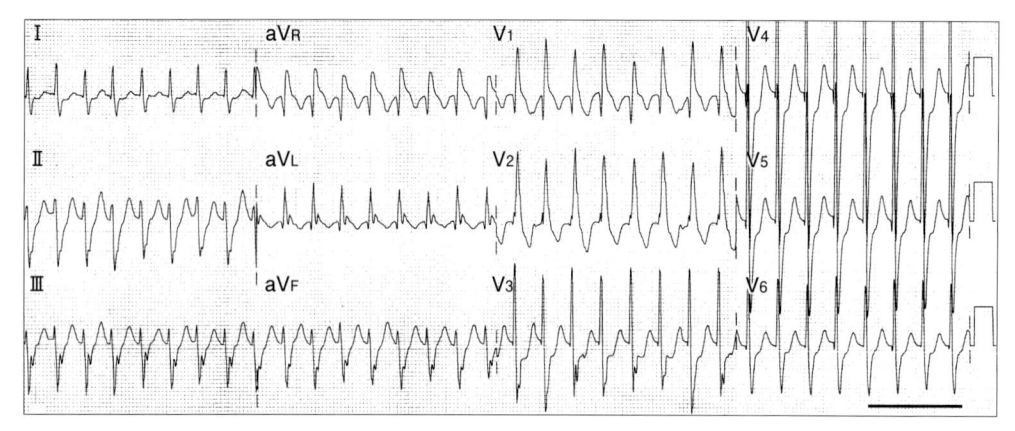

図 2-7　左脚後枝近位型 focal Purkinje VT の 12 誘導心電図
　右脚ブロック・左軸偏位型の QRS 波形を呈する．QRS 幅は比較的狭く，波形のみから verapamil 感受性左室脚枝 VT と鑑別することは困難である．

　電位とペースマッピングを指標に左脚後枝末梢を解剖学的にアブレーションした．左脚後枝末梢へのアブレーション後には Purkinje-心室筋間のブロックが生じ，Purkinje 電位が QRS 後方に出現する現象を認めたが，体表 QRS 波形には変化はなかった（図 2-6）．術後に VT は出現しなくなった．

2) 左脚後枝近位型 focal Purkinje VT

　図 2-7 は 18 歳男性に認められた運動時の持続型 VT である．VT は pilsicainide 静注にて停止した．運動負荷試験で臨床的持続性 VT が誘発されたが，プログラム心室期外刺激では VT は誘発されなかった．そこで VT と同じ波形の VPC を標的にアブレーションを行った．VT および頻発する VPC は QRS 幅の狭い右脚ブロック・左軸偏位型であり，左脚後枝近位部の Purkinje 組織が起源であることが疑われた．洞調律にて QRS の前方に Purkinje 電位が記録される左脚後枝末梢にアブレーション・カテーテルを留置すると，VPC の直前にも Purkinje 電位が記録されたが，アブレーション・カテーテルの先端よりも近位電極で Purkinje 電位が早期に記録された．そこで徐々にアブレーション・カテーテルを引き抜いてゆくと，先端電極での Purkinje 電位が近位電極よりも早く記録できる部位が見つかった（図 2-8）．同部位から低出力でのペースマッピングを行うと，VPC と QRS 波形の完全な一致を認めた（図 2-9）．同部位への 1 回の通電で VPC の抑制が得られ，その後の運動負荷試験でも VT は誘発されなくなった．

3) 左脚前枝 focal Purkinje VT

　図 2-10 は非持続性 VT を有する陳旧性前壁中隔心筋梗塞の 48 歳男性である．VT はプロ

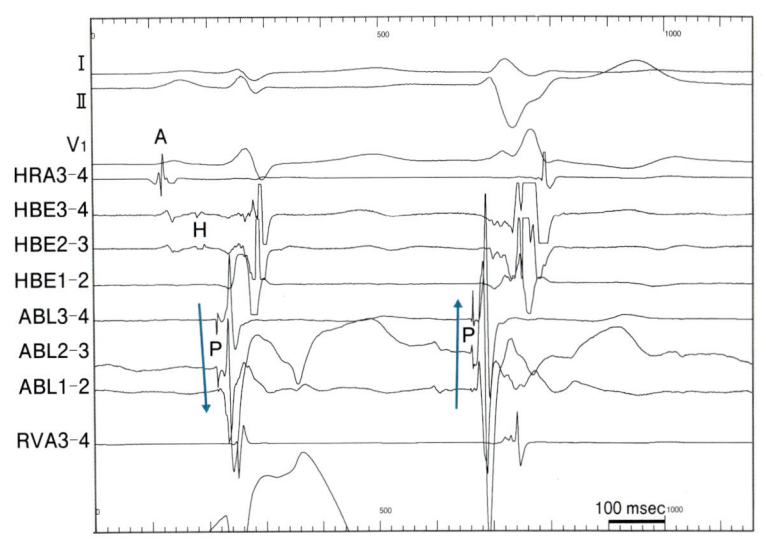

C. 電気生理学検査とカテーテルアブレーション　43

図 2-8　左脚後枝近位型 focal Purkinje VT
　左脚後枝に沿うようにアブレーション電極を引き抜くと，VPC に最早期 Purkinje 電位が記録された．
　A：心房電位，H：His 束電位，P：Purkinje 電位

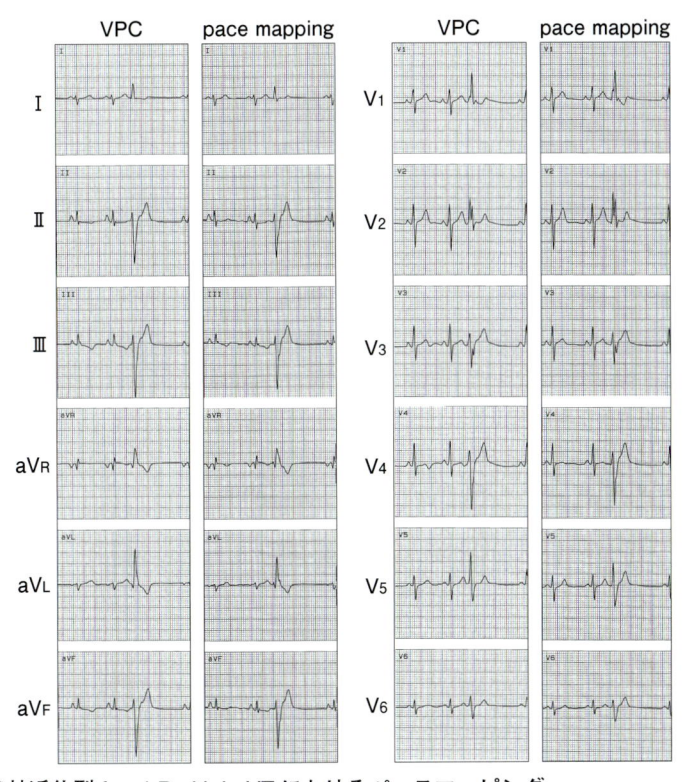

図 2-9　左脚後枝近位型 focal Purkinje VT におけるペースマッピング
　図 2-8 の部位から低出力でのペースマッピングを行うと，VPC と QRS 波形の完全な一致を認めた．

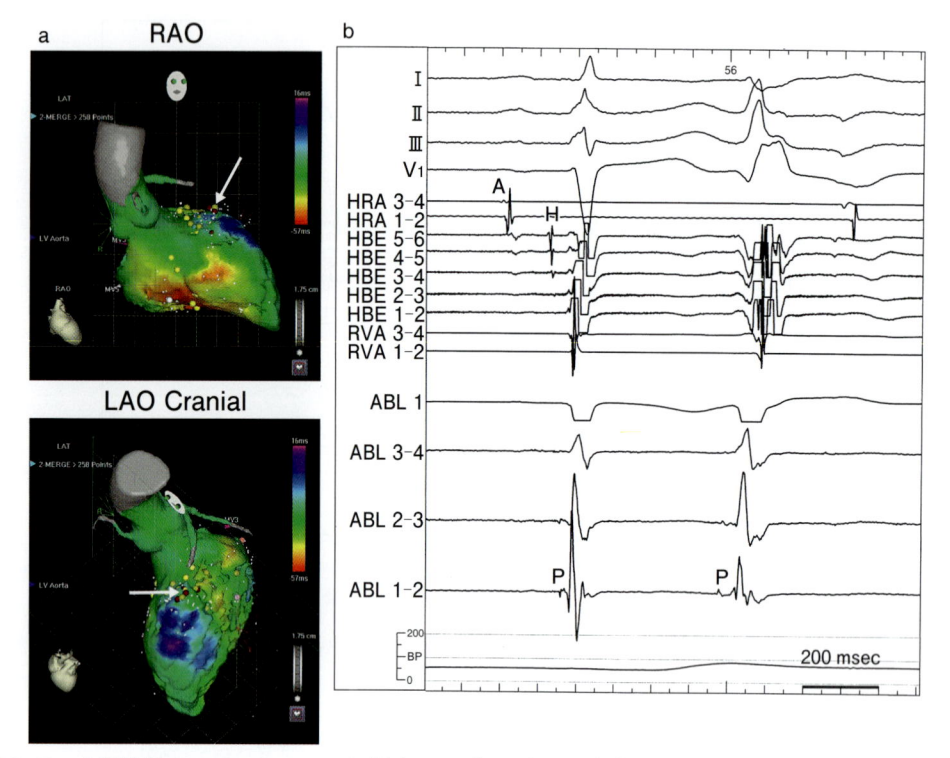

図 2-10 左脚前枝 focal Purkinje VT に対するアブレーション部位
　a. 洞調律時の electroanatomic mapping. Purkinje 電位記録部位をタグで示した. 左脚前枝の末梢部位にアブレーションを施行した.
　b. アブレーション部位では VPC に先行する Purkinje 電位を認めた.
　A：心房電位, H：His 束電位, P：Purkinje 電位, RAO：右前斜位, LAO：左前斜位

グラム心室期外刺激で誘発されず, VT と同じ波形の VPC を指標にアブレーションを行った. VT および頻発する VPC は右脚ブロック・右軸偏位型であり, 左脚前枝起源であることが疑われた. 洞調律にて QRS の前方に Purkinje 電位が記録される左脚前枝末梢にアブレーション・カテーテルを留置すると (図 2-10a), VPC の直前にも Purkinje 電位が記録された (図 2-10b).

4) ペースマッピングによるアブレーションの注意点

　以上述べたように focal Purkinje VT はその機序がリエントリーではないため, 心室プログラム刺激では誘発できないことが多い. むしろ一定周期の心室頻回刺激や isoproterenol あるいは atropine の投与後の心房頻回刺激で非持続性 VT や同形の VPC が誘発されることのほうが多い. isoproterenol の投与では洞頻拍となってしまい, 逆に VPC が抑制されてしまう症例では, phenylephrine の投与が VPC の誘発に有効なこともある. アブレーション施行時に VPC も認められない場合には, ペースマッピングを用いたカテーテルアブレー

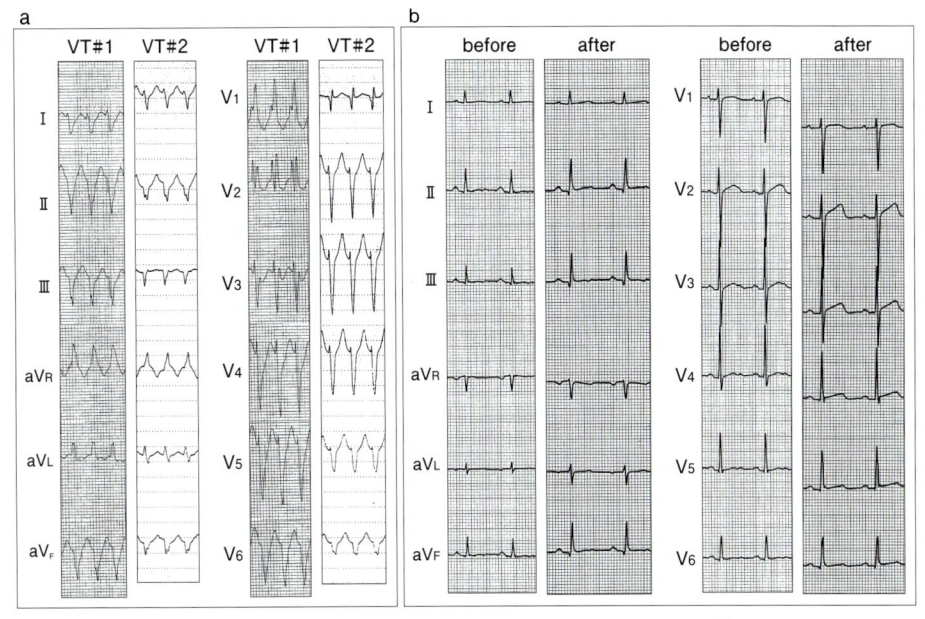

図 2-11 ペースマッピングによるアブレーションで波形の変化した左脚後枝 focal Purkinje VT

a. 臨床的持続性 VT(VT#1)と第 1 セッション後 1 年で再発した持続性 VT(VT#2). VT#1 の QRS 波形は右脚ブロック・北西軸型を呈し，頻拍周期は 280 msec である．VT#2 の肢誘導波形と頻拍周期は VT#1 とほぼ同じであるが，胸部誘導波形は大きく異なっている．

b. 第 1 セッション後の洞調律心電図の変化．

第 1 セッションのアブレーション後には下方誘導に q 波が出現し，左脚後枝末梢に伝導障害が生じたと考えられた．

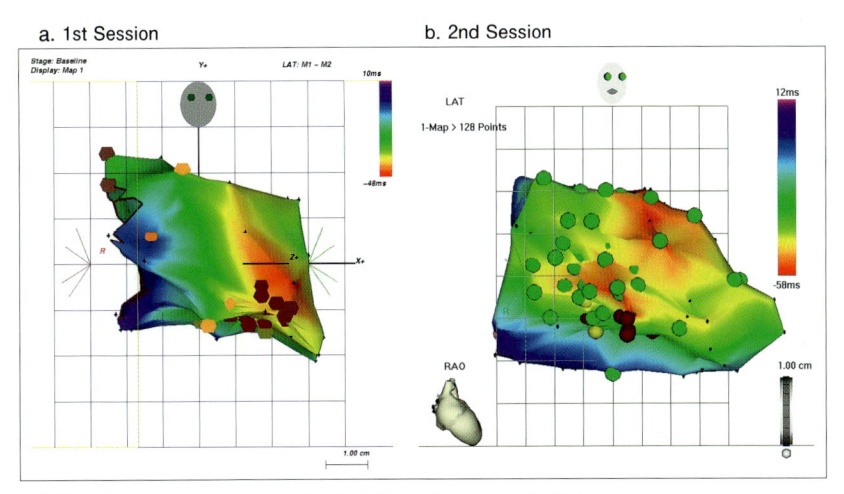

図 2-12 左脚後枝 focal Purkinje VT に対するアブレーション部位

a. 洞調律時の electroanatomic map(右前斜位). ペースマップによるアブレーション施行部位を赤タグで示した．

b. 第 2 セッションにおける洞調律 electroanatomic map(右前斜位). Purkinje 電位記録部位を緑色のタグで示し，VT と似た VPC を標的としたアブレーション施行部位を赤いタグで示した．第 1 セッションでの通電部位よりわずかに左脚後枝の近位部である．

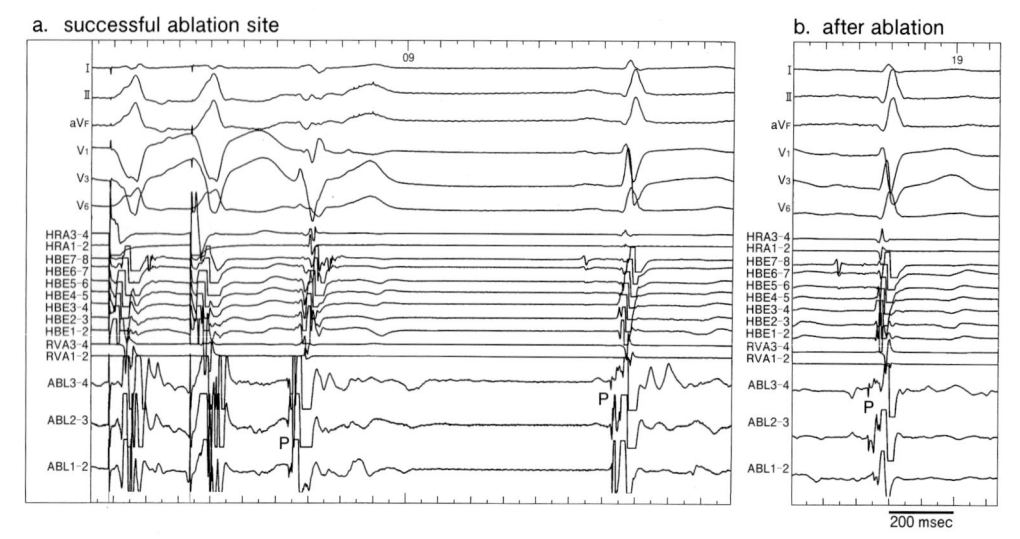

a. successful ablation site
b. after ablation

図 2-13 左脚後枝 focal Purkinje VT に対するアブレーション成功部位

a. VT#2 と QRS 波形の似た VPC が再現性をもって誘発可能であったため，それを標的にアブレーションを施行した．左脚後枝末梢をマッピングすると，前回のアブレーション部位よりわずかに近位部で心筋電位と融合する最早期 Purkinje 電位が記録された．同部位は洞調律においても Purkinje 電位は心筋電位と融合していた．

b. 同部位への通電後には VT#2 と同型の VPC は誘発不能になった．通電部位の局所電位では Purkinje 組織の伝導障害が認められた．

P：Purkinje 電位

ションが有効である．しかし，一部の focal Purkinje VT においては興奮起源と心筋への exit が離れているため，ペースマッピングの一致する VT exit のみへのアブレーションでは VT 波形が変化するのみで，VT が再発することもあるので注意が必要である．

以下に実例を提示する．症例は 74 歳の男性で，意識消失を伴う持続性 VT が認められた．VT 中の QRS 波形は右脚ブロック・北西軸型であった（図 2-11a）．アブレーション施行時には VT も心室期外収縮も誘発不能であったため，洞調律時に Purkinje 電位が記録される部位でペースマッピングを行い，波形のほぼ一致する部位を中心に高周波通電を行った．通電後の洞調律心電図では下方誘導に q 波が出現し，左脚後枝末梢に伝導障害が生じたと考えられた（図 2-11b）．術後は無投薬で経過を観察したが，1 年後に形の異なる持続性 VT が再発した（図 2-11a）．再発した VT（VT#2）の QRS 波形は前回の VT（VT#1）と胸部誘導で大きく異なっていたが，VT 周期や肢誘導波形はほぼ同じであった．VT は verapamil 静注にても変化なく，直流通電で停止した．第 2 セッションでも VT は誘発不能であったが，VT#2 と QRS 波形の似た心室期外収縮が再現性をもって誘発可能であったため，それを標的にアブレーションを施行した．左脚後枝末梢をマッピングすると，前回のアブレーション部位よりわずかに近位部で心筋電位と融合する最早期 Purkinje 電位が記録された（図 2-12, 13）．同部位は洞調律においても Purkinje 電位は心筋電位と融合しており，ペースマッピン

グは VT#2 と似ていた．同部位への高周波通電中には VT#2 と同型の VPC の多発を認め，通電後には VT#2 と同型の VPC は誘発不能になった．通電部位の局所電位では Purkinje 組織の伝導障害が認められ（図 2-13b），体表心電図では I 誘導に s 波が出現し，III 誘導の q 波が深くなり，T 波が陰転化した．本症例において focal Purkinje VT の起源が移動した可能性も完全には否定できないが，VT#1 と VT#2 では大きく QRS 波形が異なっていたにもかかわらず，わずかに近位部への通電で VT#2 が抑制できたことから，Purkinje 組織内の VT 起源より遠位部 exit への伝導障害で VT 波形が変化したものと考えた．

D まとめ

Purkinje 末梢を起源とした focal Purkinje VT は通常，虚血性心疾患などの器質的心疾患にともなって認められることが多いが，器質的心疾患を有さない特発性のものも存在する．Verapamil 感受性特発性脚枝 VT との鑑別は体表心電図からは困難で，心室プログラム期外刺激で誘発できないことや，verapamil が無効であることなどが参考になる．VT や同波形の VPC に先行する Purkinje 電位やペースマッピングがカテーテルアブレーションの指標になる．

Verapamil 感受性特発性脚枝 VT とは異なり，脚ブロックや房室ブロックの合併があることも報告されているため，注意を要する．

文献

1) Lopera G, Stevenson WG, Soejima K, et al: Identification and ablation of three types of ventricular tachycardia involving the His-Purkinje system in patients with heart disease. J Cardiovasc Electrophysiol **15**: 52-58, 2004.
2) Zeppenfeld K, Blom NA, Bootsma M, et al: Incessant ventricular tachycardia in fulminant lymphocytic myocarditis-evidence for origin in the Purkinje system and successful treatment with ablation. Heart Rhythm **4**: 88-91, 2007.
3) Gonzalez RP, Scheinman MM, Lesh MD, et al: Clinical and electrophysiologic spectrum of fascicular tachycardias. Am Heart J **128**: 147-156, 1994.
4) Rodriguez LM, Smeets JL, Timmermans C, et al: Radiofrequency catheter ablation of idiopathic ventricular tachycardia originating in the anterior fascicle of the left bundle branch. J Cardiovasc Electrophysiol **7**: 1211-1216, 1996.
5) Haissaguerre M, Shoda M, Jais P, et al: Mapping and ablation of idiopathic ventricular fibrillation. Circulation **106**: 962-967, 2002.
6) Nogami A, Sugiyasu A, Kubota S, et al: Mapping and ablation of idiopathic ventricular fibrillation from the Purkinje system. Heart Rhythm **2**: 646-649, 2005.
7) Lerman BB, Stein K, Markowiitz SM, et al: Ventricular tachycardia in patients with structurally normal hearts. *In*: Zipes PZ, Jalife J(eds): Cardiac Electrophysiology-from cell to bedside. W.B. Saunders Company, pp. 640-656, 2000.
8) Anderson K, Lindsay BD, Saksena S: Ventricular tachycardia and fibrillation without structural heart

disease. *In*: Saksena S, Camm AJ (eds): Electrophysiological Disorders of the Heart. Elsevier Churchill Livingstone Publications, pp413-423, 2005.
9) Pfammatter JP, Paul T: Idiopathic ventricular tachycardia in infancy and childhood-a multicenter study on clinical profile and outcome. Working Group on Dysrhythmias and Electrophysiology of the Association for European Pediatric Cardiology. J Am Coll Cardiol **33**: 2067-2072, 1999.

3 特発性心室細動
Idiopathic Ventricular Fibrillation

　心室細動(ventricular fibrillation; VF)の機序に関しては，動物実験やコンピューター・モデルを用いて研究がなされてきたが[1-6]，臨床例においてはVF中に電極カテーテルを用いて行う検査にも限界があり，その解明は遅れていた．むしろ臨床においては，植込み型除細動器(ICD)による治療法が発展し予後を著明に改善させたが，ICDはあくまでVFが生じた際の治療であり，予防治療にはなりえない．VFはいったん生じるとelectrical stormの状態に陥ることもあり，患者のQOLの観点からもVFの抑制療法は必要である．

　動物実験モデルにおいてはVFの持続はリエントリーやスパイラル・ウェーブで維持されているとされている[4]．一方，臨床例では近年，VFのトリガーとなる心室期外収縮(ventricular premature contraction; VPC)が注目されてきている[7-12]．HaïssaguerreらはVFの起こりはじめに認められる多形性心室頻拍(polymorphic ventricular tachycardia; PVT)の起源が左室あるいは右室のPurkinje組織であり，その部位に対するカテーテルアブレーションでVFが抑制可能なことを報告した[10,11] (➡Q3)*．

A　カテーテルアブレーション可能な特発性VFの分類

　カテーテルアブレーションが可能である器質的心疾患を有さない「特発性」VFとして，
(1) 短い連結期のPVTから引き起こされるVF(short-coupled variant of torsade de pointes)[10-12]と，
(2) 右室流出路起源のVPC連発から引き起こされるVF[7-9]が報告されている．

　Haïssaguerreらは(1)におけるPVTの起源が左室あるいは右室のPurkinje組織であり，その部位に対するアブレーションでVFが抑制可能なことを報告した[10,11]．また，(2)に対しても右室流出路VPCに対するアブレーションでVFの治療が可能なことを報告している[11]．右室流出路VPCから引き起こされるVFに対するアブレーションは，通常の右室流出路VTに対するアブレーション手技と同じであるが，その起源とPurkinje組織とには直接の関連はない[7-9,11]．

　また最近，特発性VF患者の中に早期再分極を呈する患者が多いことが報告された[14,15]．

---

*　➡Q3(172頁)：Purkinjeネットワークは多形性心室頻拍や心室細動のリエントリー回路になりえるか？

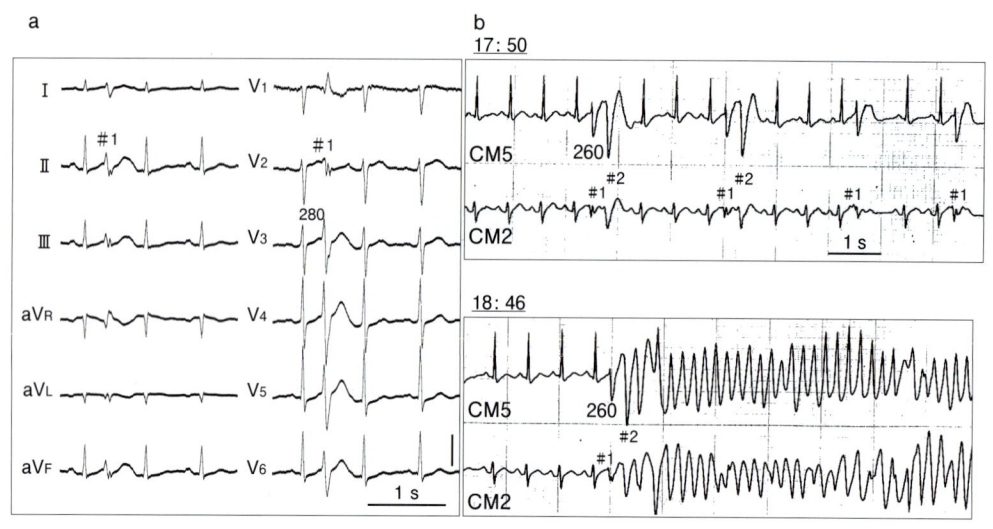

図 3-1 左室 Purkinje 組織起源 short-coupled variant of torsade de pointes

(Nogami A, Sugiyasu A, Kubota S, et al: Mapping and ablation of idiopathic ventricular fibrillation from Purkinje system. Heart Rhythm **2**: 646-649, 2005 より転載)

a. 連結期 280 msec の右脚ブロック・右軸偏位型の VPC が記録された．
b. Holter 心電図(CM5 および CM2 記録)にて連発性 VPC と失神を伴う非持続性 PVT が頻回に記録された．VPC#1 の連結期は 260 msec で，1 拍目(VPC#1)どうしと 2 拍目(VPC#2)どうしは常に同じ波形であった．

それらのトリガー VPC は左室起源で，心室筋起源のものと Purkinje 組織起源のものがある[14]．カテーテルアブレーションは少数例にしか施行されておらず，その詳細は不明であるが，本疾患の機序の一部にプルキンエ組織が関与している可能性はある．

B Short-coupled variant of torsade de pointes

短い連結期の PVT から引き起こされる VF(short-coupled variant of torsade de pointes)[13]の起源は，左室あるいは右室の Purkinje 組織である．以下にそれぞれのトリガー VPC に対するカテーテルアブレーションの実例を提示する．

▶▶ 症例 1

図 3-1 は左室 Purkinje 組織起源の short-coupled variant of torsade de pointes 症例(43 歳，男性)である[12]．反復する失神発作のため救急外来を受診した際の心電図では，連結期 280 msec の右脚ブロック(RBBB)・右軸偏位型の単形性単発性 VPC が記録された(図 3-1a)．入院後の Holter 心電図では失神を伴う非持続性 PVT が記録されたが，その連結期は 260 msec で，はじまりの 2 拍の QRS 波形は常に同じであった(図 3-1b)．

a. AP-CL: 500 msec after cibenzoline 70 mg iv

b. AP-CL: 600 msec after lidocaine 60 mg iv

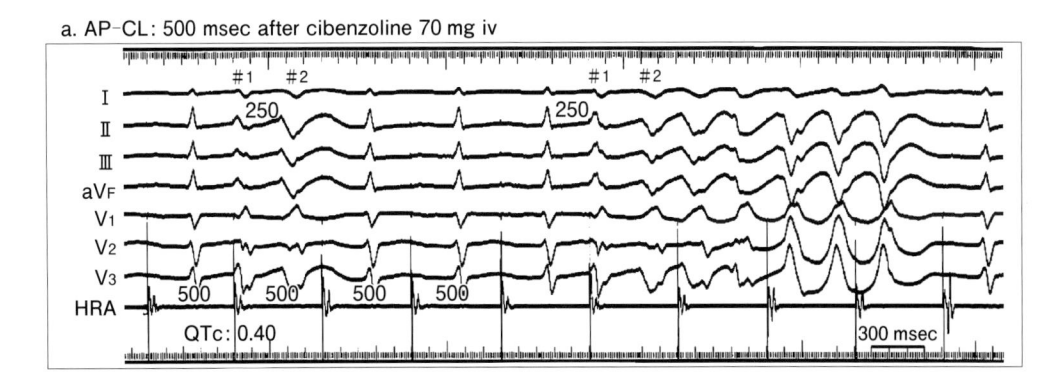

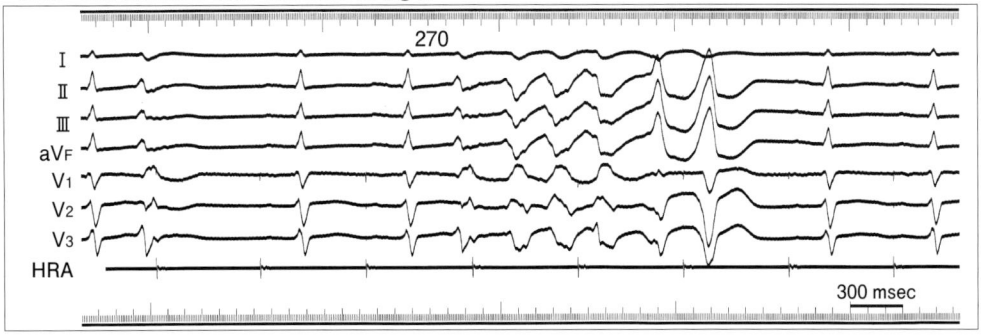

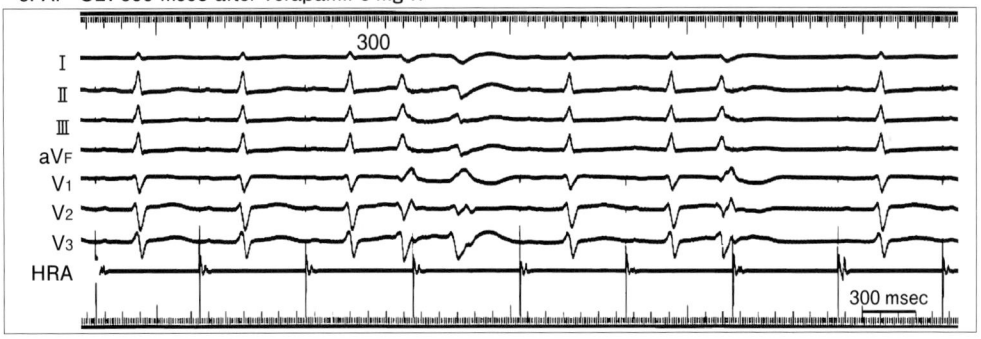

c. AP-CL: 600 msec after verapamil 5 mg iv

図 3-2 心房頻回刺激による PVT の誘発
 a. Cibenzoline 70 mg を静注したところ，QTc は 0.40 と不変であったが，連結期 250 msec の連発性 VPC が頻発した．さらに心房頻回刺激を施行すると，最長 7 連発の PVT が再現性をもって発生した．
 b. Lidocaine 60 mg 静注後も同様の PVT が誘発可能であった．
 c. Verapamil 5 mg を静注した後には誘発される VPC は 2 連発までとなり，その連結期も 300 msec に延長した．

　冠動脈造影，左心室造影，心筋生検，心エコー図，加算平均心電図は正常であった．ICD 植込み時に cibenzoline 70 mg を静注したところ，QTc は 0.40 と不変であったが，連結期 250 msec の連発性 VPC が頻回に出現した．さらに心房頻回刺激を施行すると，最長 7 連発 の PVT が再現性をもって誘発された（図 3-2a）．1 拍目の VPC（VPC#1）は常に RBBB・右

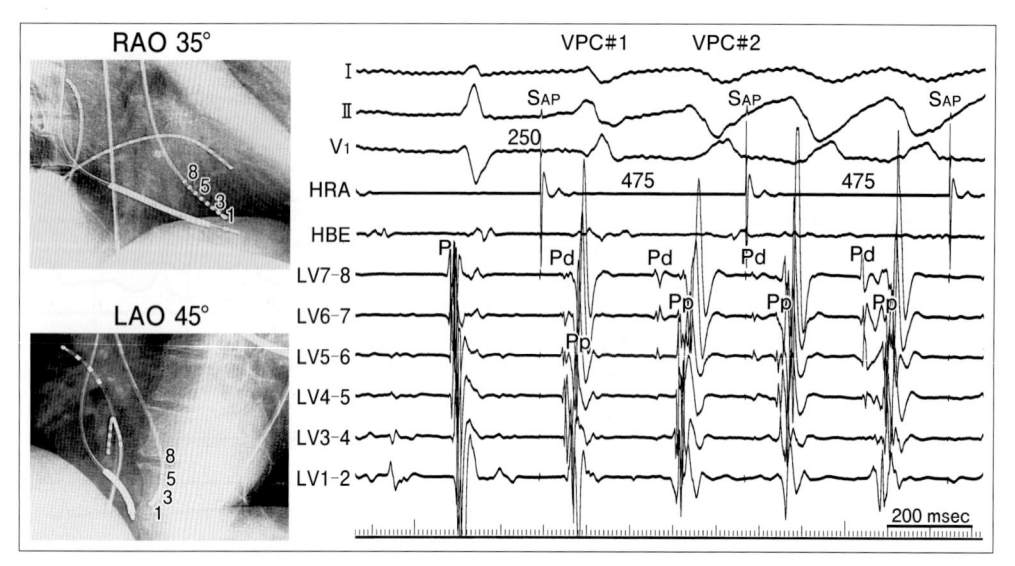

図 3-3 左室 Purkinje 組織起源 short-coupled variant of torsade de pointes のマッピング
(Nogami A, Sugiyasu A, Kubota S, et al: Mapping and ablation of idiopathic ventricular fibrillation from Purkinje system. Heart Rhythm **2**: 646-649, 2005 より転載)

Cibenzoline 静注後に心房頻回刺激を施行すると PVT が誘発された．VPC#1 は常に右脚ブロック・右軸偏位型で連結期は 250 msec，VPC#2 は右脚ブロック・北西軸型であった．左心室中隔に留置した 8 極電極カテーテルからは拡張期 Purkinje 電位 (Pd) および前収縮期 Purkinje 電位 (Pp) が記録された．洞調律時にも QRS の直前に心筋電位と融合した Purkinje 電位 (P) が記録された．

S_AP：心房ペーシング刺激

軸偏位型で連結期は 250 msec，2 拍目の VPC (VPC#2) は RBBB・北西軸型であった．lidocaine 60 mg 静注後も同様の PVT が誘発可能であったが (図 3-2b)，verapamil 5 mg を静注した後は誘発される VPC は 2 連発までとなり，その連結期も 300 msec に延長した (図 3-2c)．

左室に 8 極電極カテーテルを挿入し，洞調律中に中隔で Purkinje 電位が記録される部位に留置した．Cibenzoline 静注後に再び心房頻回刺激を行うと PVT が誘発され，拡張期および前収縮期 Purkinje 電位が記録された (図 3-3)．拡張期 Purkinje 電位は電極近位部から遠位部に伝導し，前収縮期 Purkinje 電位は心室電位と融合した形で遠位部から近位部へ伝導していた．

PVT がはじめの 2 拍で停止する場合の心内心電図には 2 つのパターンが認められた (図 3-4)．図 3-4a の場合には VPC#2 後方の拡張期 Purkinje 電位が LV 電極 3 の付近で伝導ブロックされていた．一方，図 3-4b の場合は VPC#2 の後方には拡張期 Purkinje 電位はなく，VPC#2 の前の拡張期 Purkinje 電位と前収縮期 Purkinje 電位の間に別の先鋭な電位が記録された．限られたデータからの推測にすぎないが，常にはじめの 2 拍の QRS 波形が同じ PVT が生じる機序として，常に同じ順序で Purkinje ネットワーク内の回路を乗り換えるリエントリー (constantly changing reentrant loop) の存在を考えた．図 3-4a は 3 番目の loop

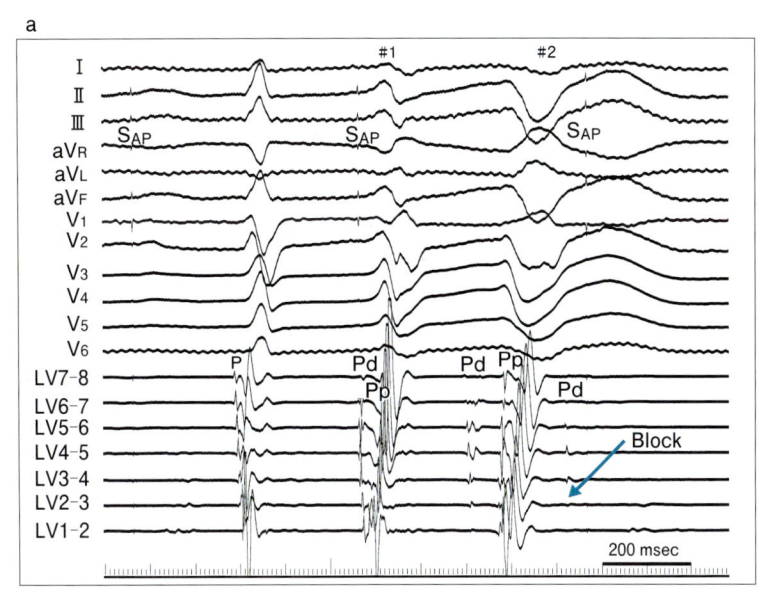

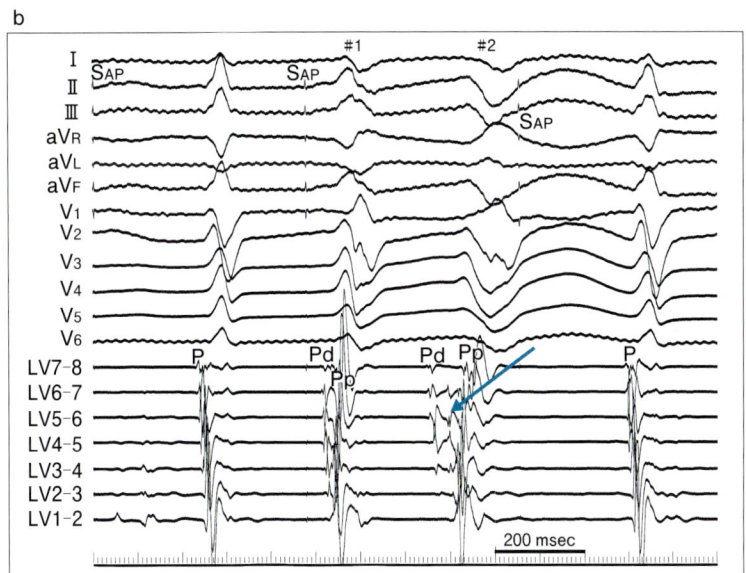

図 3-4 PVC が 2 連発で停止する際の心内心電図

(Nogami A, Sugiyasu A, Kubota S, et al: Mapping and ablation of idiopathic ventricular fibrillation from Purkinje system. Heart Rhythm **2**: 646-649, 2005 より転載)

PVT がはじめの 2 連発で停止する場合の心内心電図には 2 つのパターンが認められた.

a. VPC#2 後方の拡張期 Purkinje 電位が LV 電極 3 の付近で伝導ブロックされている.

b. VPC#2 の後方には Purkinje 電位は認められず,VPC#2 の前の拡張期 Purkinje 電位と前収縮期 Purkinje 電位の間に別の先鋭な電位が記録された.

S_AP:心房ペーシング刺激

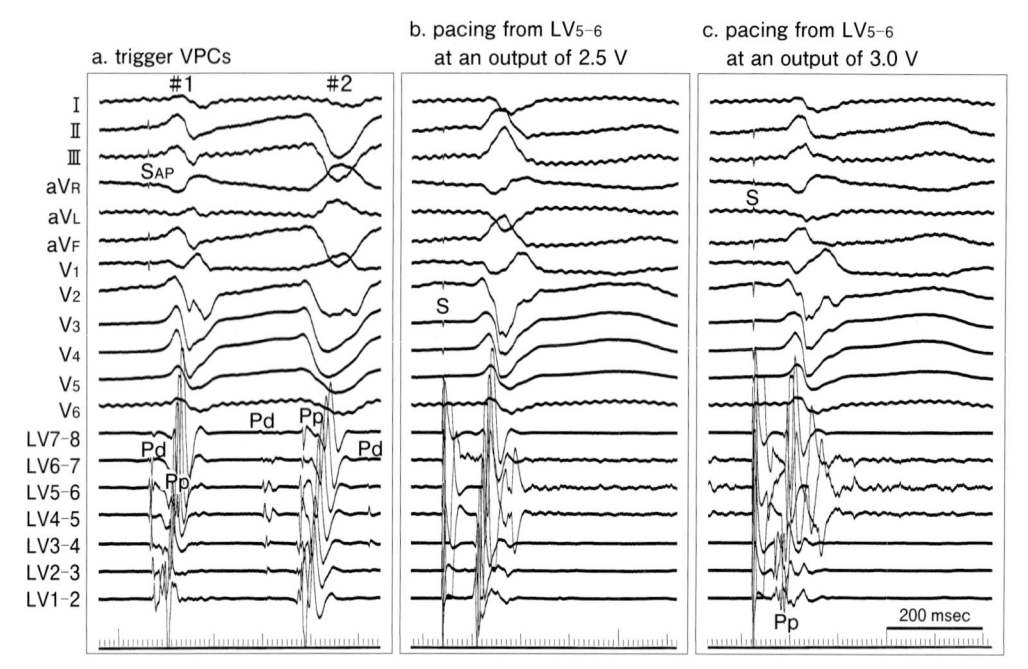

図3-5　左室 Purkinje 組織起源 short-coupled variant of torsade de pointes におけるペースマッピング

(Nogami A, Sugiyasu A, Kubota S, et al: Mapping and ablation of idiopathic ventricular fibrillation from Purkinje system. Heart Rhythm **2**: 646-649, 2005 より転載)

　a. VPC#1 に先行する拡張期 Purkinje 電位 (Pd) は LV5-6 で最早期であった.
　b. LV5-6 から 2.5 V の出力でペースマッピングを行うとペーシング刺激と QRS の間には間隔があり，LV5-6 部分の心筋は早期に興奮はしていなかった．したがって，この刺激は心筋を直接捕捉したのではなく，Purkinje 組織を捕捉したものと考えられた．この時の QRS 波形は臨床的に認められた PVT とは異なっていた．
　c. ペーシング出力を 3.0 V にすると突然 QRS 波形が変わり，その波形は VPC#1 とよく似ていた．この時ペーシング刺激と QRS 波形との間には前収縮期 Purkinje 電位 (Pp) が記録されていた．
　S_AP：心房ペーシング刺激

の下降脚で伝導ブロックが生じたもので，**図3-4b** は2番目の loop の上行脚で他の loop への短絡が生じ collision が起こったものと推察した．

　次に LV5-6 電極からペースマッピングを行った (**図3-5**). 2.5 V の出力でペーシングした際には Purkinje 組織を選択的に捕捉したが (**図3-5b**), この時の QRS 波形は臨床的に認められた PVT のはじめの2拍 (**図3-5a**) とは異なっていた．ペーシング出力を 3.0 V にすると QRS 波形が変わり，それは VPC#1 とよく似ていた (**図3-5c**). この際，ペーシング刺激と QRS 波形との間には Purkinje 電位が記録されていた．すなわち VPC#1 の前収縮期 Purkinje 電位と同じ Purkinje 組織が興奮すると，VPC#1 と同じ波形が再現されるものと思われた．

　Purkinje ネットワークを障害させる目的で LV 電極 4-5 の位置にカテーテルアブレーショ

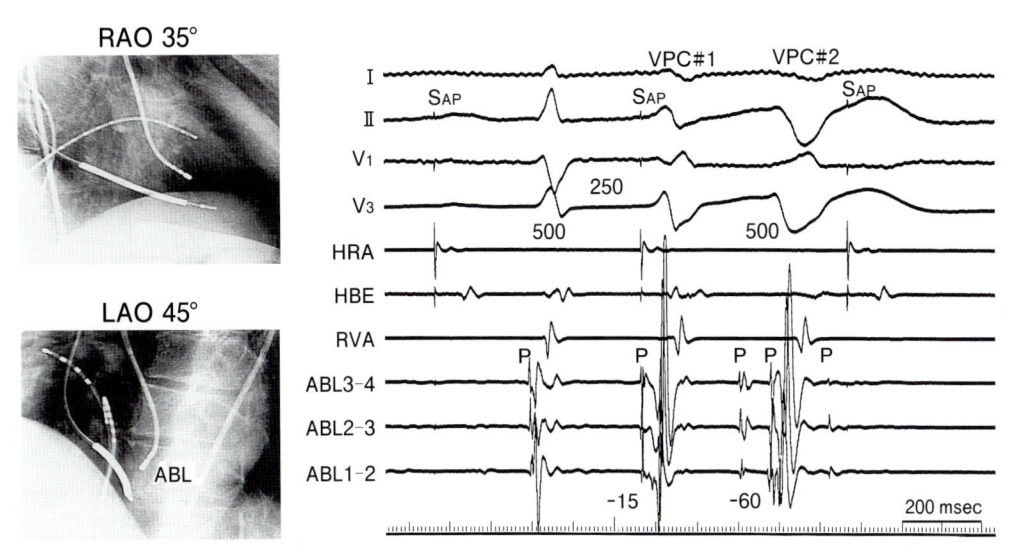

図 3-6 左室 Purkinje 組織起源 short-coupled variant of torsade de pointes におけるアブレーション施行部位

（Nogami A, Sugiyasu A, Kubota S, et al: Mapping and ablation of idiopathic ventricular fibrillation from Purkinje system. Heart Rhythm **2**: 646-649, 2005 より転載）

図 3-5 における LV 電極 4-5 の位置にカテーテルアブレーションを施行した．
S_AP：心房ペーシング刺激

ンを施行した（**図 3-6**）．アブレーション後に再び 8 極電極カテーテルを留置すると，洞調律において LV 電極 2 から 4 の部分の Purkinje 電位は消失しており，同部の心室筋興奮は遅れていた（**図 3-7**）．アブレーション後には心房頻回刺激を行っても PVT は誘発されず，アブレーション前とは異なる形の単発の VPC が誘発されるのみであった（**図 3-8**）．この VPC の前にも拡張期 Purkinje 電位が記録されたが，LV 電極 4 より遠位には Purkinje 電位は記録されず，また前収縮期 Purkinje 電位も認められなかった．この QRS 波形は**図 3-5b** における前収縮期 Purkinje 電位が存在しない際のペースマッピング波形とよく似ていた．7 年の経過観察中，無投薬で VF の再発はなく，ICD テレメトリーで非持続性 PVT も認められない．

▶▶ 症例 2

図 3-9 は右室 Purkinje 組織起源の short-coupled variant of torsade de pointes 症例（62 歳，男性）である．失神にて近医に受診後，反復性 VF（electrical storm）となり，一晩に 40 回の直流通電除細動を受けた．トリガー VPC の連結期は 260 msec で，はじめの数発は左脚ブロック・上方軸型を呈していた．深い鎮静・人工呼吸管理と propranolol 持続投与で electrical storm を脱した．

冠動脈造影，左心室造影，心エコー図，加算平均心電図は正常であった．ICD 植込み時に心房頻回刺激を施行したところ，臨床的 PVT が再現性をもって誘発された（**図 3-10b**）．

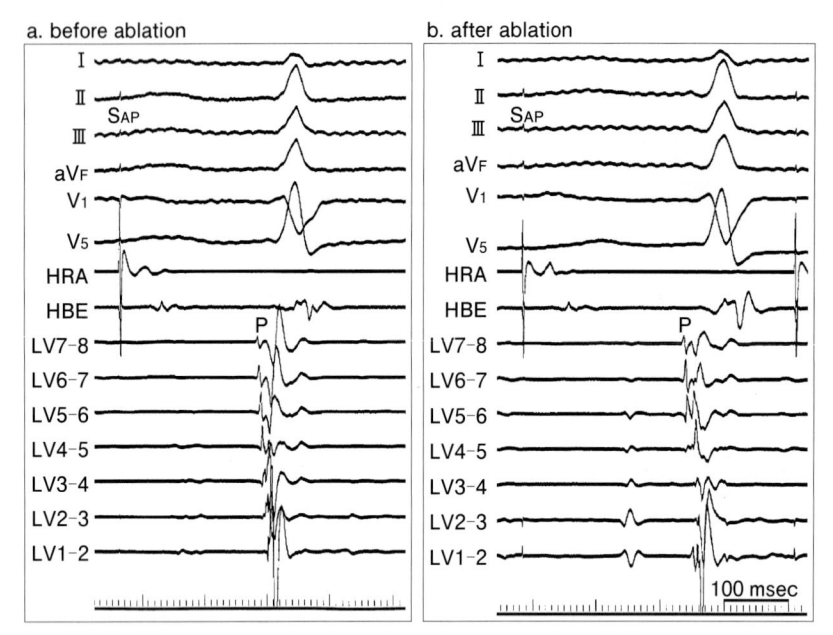

図 3-7 アブレーション前後の洞調律時心内心電図

(Nogami A, Sugiyasu A, Kubota S, et al: Mapping and ablation of idiopathic ventricular fibrillation from Purkinje system. Heart Rhythm **2**: 646-649, 2005 より転載)

アブレーション後に再び8極電極カテーテルを留置すると，洞調律においてLV電極2から4の部分のPurkinje電位は消失しており，同部の心室筋興奮は遅れていた．

S_{AP}：心房ペーシング刺激

cibenzoline 70 mg 静注後に再び心房頻回刺激を施行すると，PVTの連発数増加を認め(図3-10c)，verapamil 5 mg を静脈投与後は単発のVPCしか誘発されなくなった(図 3-10d)．退院後は verapamil 240 mg/日の内服で経過観察していたが，ICD植込み3年後に非持続性PVTの出現頻度が増加しはじめ，VFに対するICD作動を1週に3回認めたため，アブレーションを施行した．

右室心尖部自由壁にアブレーション・カテーテルを留置すると，PVTの1拍目(VPC#1)に20 msec 先行する Purkinje 電位が記録された(図 3-11)．この部位に高周波通電を施行した後は心房頻回刺激による PVT の誘発は不能となり，単発の VPC#2 が誘発されるのみとなった．アブレーション・カテーテルをわずかに基部側に移動させたところ，VPC#2 に10 msec 先行する Purkinje 電位が記録された(図 3-12)．同部位への高周波通電によって VPC#2 も認められなくなった．また，それぞれの通電部位からのペースマッピング波形は VPC#1 および VPC#2 と一致していた(図 3-13)．5年の経過観察中，無投薬でVFの再発はなく，ICD テレメトリーで非持続性 VT も認められない(図 3-14)．

Short-coupled variant of torsade de pointes の機序に関してはいまだ不明であるが，Purkinje ネットワークでの不安定なリエントリーあるいは Purkinje 組織からの撃発活動の

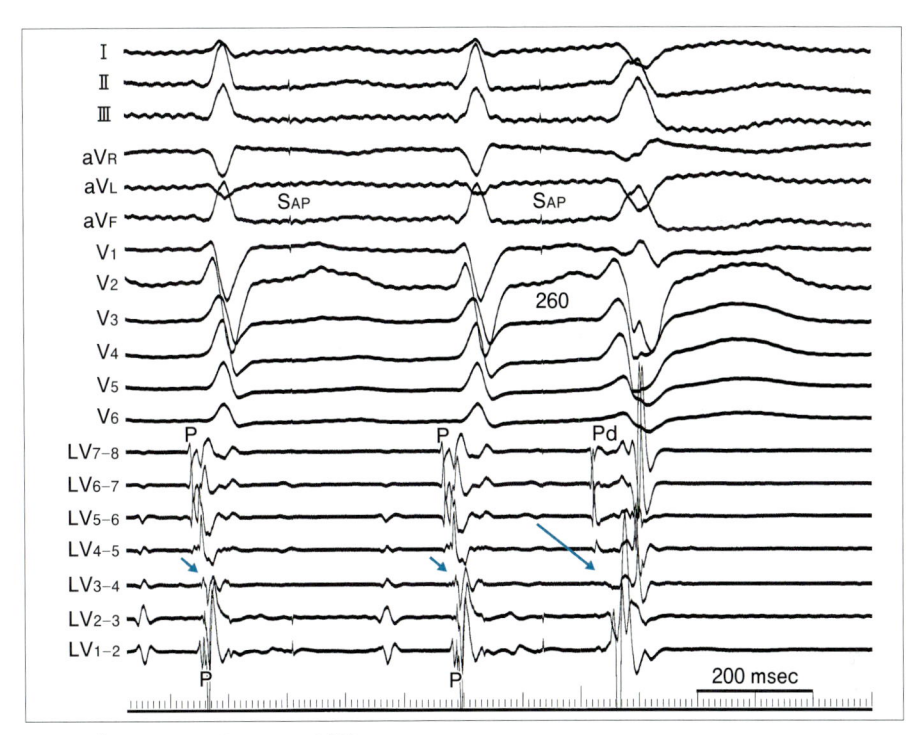

図 3-8　アブレーション後の PVT 誘発

(Nogami A, Sugiyasu A, Kubota S, et al: Mapping and ablation of idiopathic ventricular fibrillation from Purkinje system. Heart Rhythm **2**: 646-649, 2005 より転載)

アブレーション後に心房頻回刺激で PVT は誘発されず，アブレーション前とは異なる形の単発の VPC が誘発されるのみであった．この VPC の前にも拡張期 Purkinje 電位が記録されたが，LV 電極 4 より遠位には Purkinje 電位は記録されず，また前収縮期 Purkinje 電位も認めなかった．

S_{AP}：心房ペーシング刺激

可能性が考えられている．Kim らは，ブタ右心室の摘出切片において乳頭筋近傍の Purkinje ネットワークでのリエントリーが VF の維持のみならず発生にも重要なことを報告している[2]．前述の左室 Purkinje 組織に対してアブレーションを施行した症例において，完全な VPC 抑制が得られなくても Purkinje ネットワーク内のブロックで VF が抑制されたことはこの仮説を支持する（➡ Q8）*．一方 Gilmour らは，遺伝的に PVT から VF になり突然死をきたすイヌにおいて，VF の発生が Purkinje 組織からの撃発活動による早期後脱分極で生じていることを報告している[1]．さらに Mérot らは，さまざまな K チャネルブロッカーに対する反応から，I_{Ks} の異常がこの突然死イヌの病態であることを報告している[3]．今回提示した臨床例での抗不整脈薬に対する反応，すなわち cibenzoline で PVT 誘発が促進され，verapamil で抑制されたことは，リエントリー（cibenzoline の伝導遅延作用，verapamil の異常 Purkinje 組織伝導抑制作用）あるいは撃発活動（cibenzoline の I_K 抑制作用，

---

*　➡ Q8（211 頁）：動物種による Purkinje 分布の違いは？

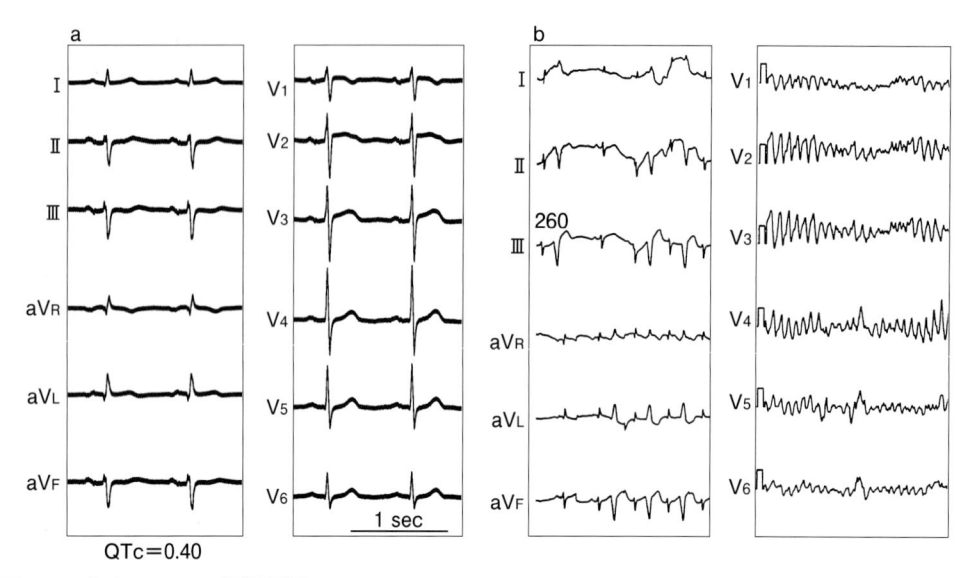

図 3-9 右室 Purkinje 組織起源 short-coupled variant of torsade de pointes
 a. 洞調律時 12 誘導心電図.
 b. 左脚ブロック・上方軸型 VPC（連結期 260 msec）から VF が発生した．胸部誘導記録時にはすでに VF となっており，トリガー VPC は記録されていない．

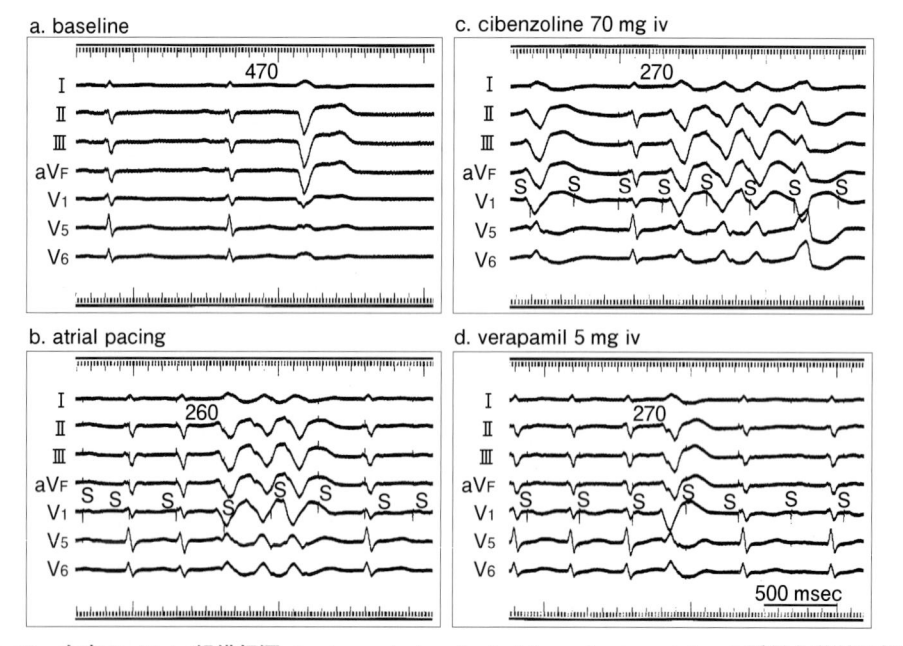

図 3-10 右室 Purkinje 組織起源 short-coupled variant of torsade de pointes の誘発と薬効評価
 a. 連結期 470 msec の単発性 VPC が認められた．
 b. 心房頻回刺激を施行したところ，臨床的 PVT が再現性をもって誘発された．はじめの数発は左脚ブロック・上方軸型を呈していた．
 c. Cibenzoline 70 mg 静注後に心房刺激を施行すると，PVT の連発数増加を認めた．
 d. Verapamil 5 mg を静脈投与後は単発の VPC しか誘発されなくなった．

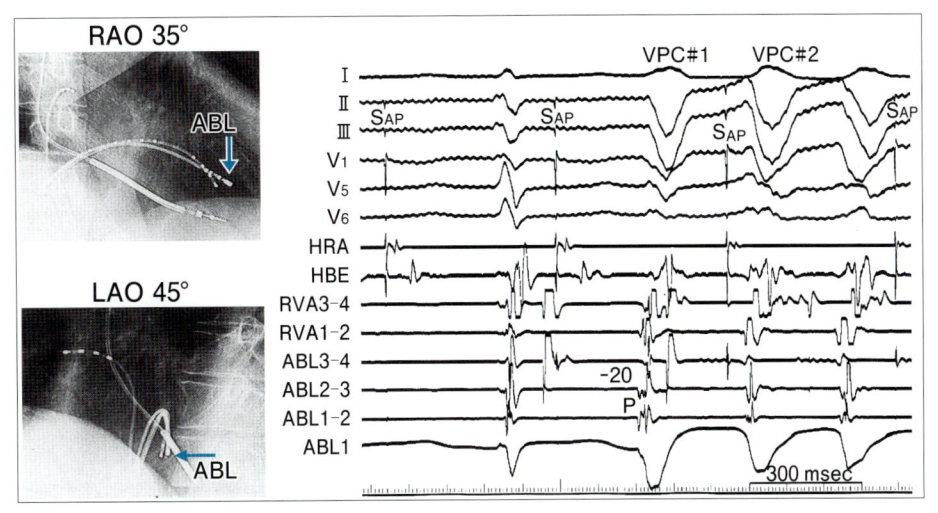

図 3-11　右室 Purkinje 組織起源 short-coupled variant of torsade de pointes におけるアブレーション施行部位（VPC#1）

　右室心尖部自由壁にアブレーション・カテーテルを留置した．心房頻回刺激で誘発された PVT の 1 拍目の VPC（VPC#1）に 20 msec 先行する Purkinje 電位（P）が記録された．この部位に高周波通電を施行した後は心房刺激による PVT の誘発は不能となり，単発の VPC#2 が誘発されるのみとなった．

S_{AP}：心房ペーシング刺激

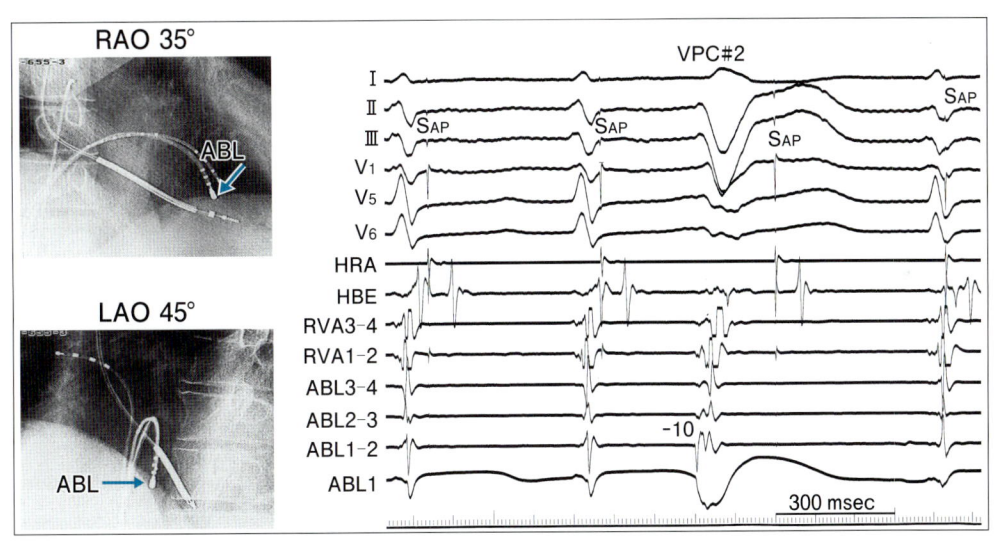

図 3-12　右室 Purkinje 組織起源 short-coupled variant of torsade de pointes におけるアブレーション施行部位（VPC#2）

　図 3-11 の部位からアブレーション・カテーテルをわずかに基部側に移動させたところ，心房頻回刺激で誘発された VPC#2 に 10 msec 先行する Purkinje 電位が記録された．同部位への高周波通電後は VPC#2 も誘発不能となった．

S_{AP}：心房ペーシング刺激

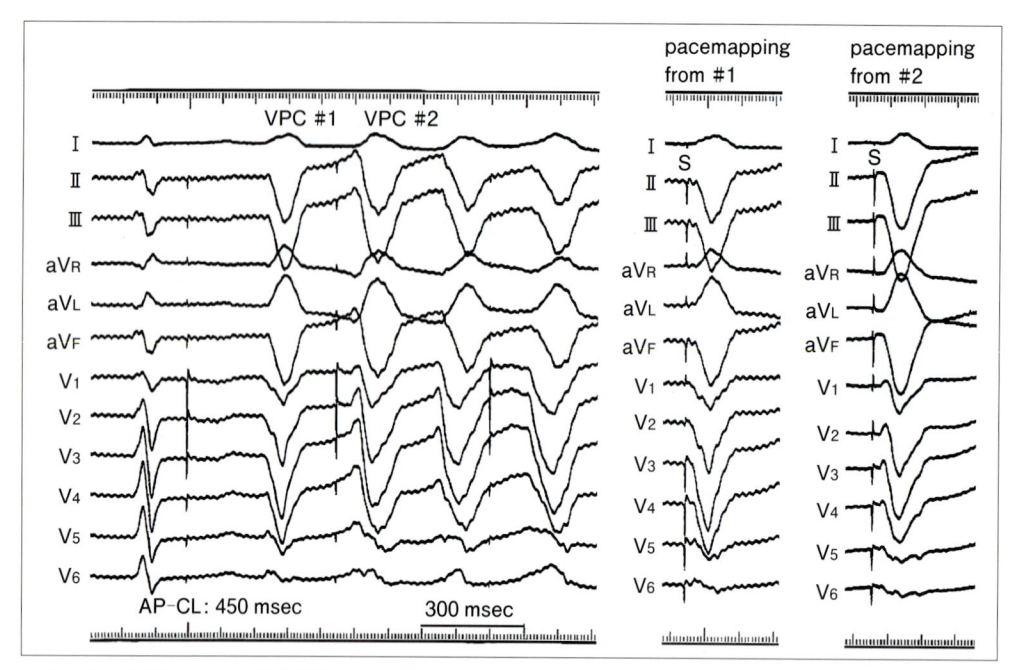

図3-13 右室 Purkinje 組織起源 short-coupled variant of torsade de pointes におけるペースマッピング

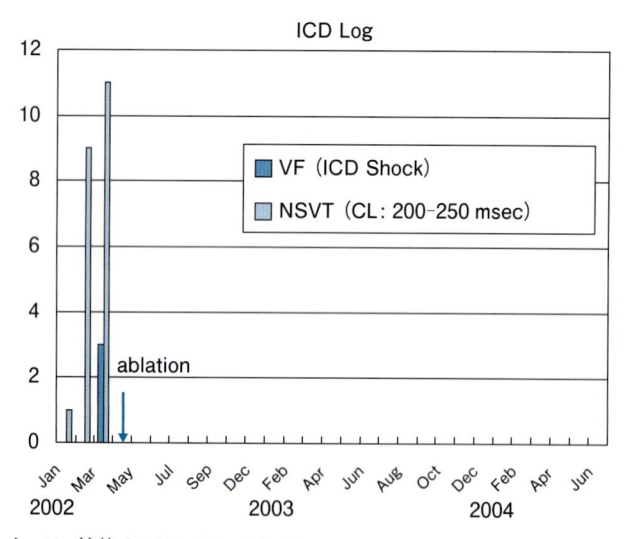

図3-11と12の通電部位からのペースマッピング波形はVPC#1およびVPC#2と一致していた．

図3-14 アブレーション前後のICDテレメトリー

アブレーション施行後はVFに対するICD作動は消失し，頻発していた非持続性のVTもまったく認められなくなった．

verapamilの撃発活動抑制作用）いずれの機序でも説明可能であるため，このことから機序を鑑別することはできない．

C 下方・側方誘導に早期再分極を呈する特発性VF

　Haïssaguerre らは，Brugada 症候群，QT 延長症候群，QT 短縮症候群を除外した特発性 VF 蘇生例 206 例を再検討したところ，64 例（31%）に下方誘導（Ⅱ，Ⅲ，aVF）または側方誘導（Ⅰ，aVL，V4～V6）に 0.1 mV 以上の QRS-ST 接合部上昇が認められたとしている[14]．通常，早期再分極は健常人でもしばしば認められる良性の心電図変化とされているが，特発性 VF 蘇生例と年齢・性別などをマッチさせた健常対照群において早期再分極は 5% にしか認められなかった．また Nam らも健常人において早期再分極の出現率は 3.3% であったのに対し，15 例の特発性 VF 患者では 60% にも早期再分極が認められたと報告している[15]．従来から実験的検討ではこのような早期再分極の催不整脈性が指摘されていたが[16]，これらの報告は臨床例においてもそのような病態が存在することを示している．すでに報告されているような Brugada 症候群のサブタイプ[17]とは異なり，本疾患では前胸部誘導は正常で，Na チャネルブロッカーを投与しても心電図変化は強調されず，SCN5A 遺伝子に変異が認められた症例もなかった．

　下方・側方誘導に早期再分極を呈する特発性 VF の特徴としては，
1) 男性が多い，
2) 睡眠中のイベント発生が多い，
3) トリガー VPC の起源と再分極異常の部位が一致している，
4) 再分極異常のないその他の特発性 VF よりも VF 再発率が高い（ハザード比 2.1），

である[14]．また，トリガー VPC の起源は左室下壁あるいは左室側壁で，マッピングが施行できた 26 種の VPC のうち 16 種は心室筋起源，10 種は Purkinje 組織起源であった．カテーテルアブレーションは 8 例に施行され，5 例で有効であったとのことであるが，詳細は論文中には記載されていない[14]．次にわれわれの経験した症例を述べる．

▶▶ 症例 3

　症例は失神を主訴に入院した 59 歳女性である．父親および父方の叔父 3 名，従兄弟（男性）1 名が青壮年期に突然死している．入院時の心電図では，連結期 260 msec の 2 段脈 VPC（VPC#1）を認め，Ⅱ，Ⅲ，aVF，V4～V6 誘導に早期再分極を認めた（**図 3-15**）．VPC 波形は RBBB・左軸偏位型を呈していた．

　入院後に同じトリガー VPC から始まる非持続性 PVT および VF が認められた（**図 3-16**）．Pilsicainide 静注にても心電図波形に変化はなく，SCN5A 遺伝子にも変異はなかった．ICD 植込み後，夜間・早朝に VF に対する ICD の頻回作動を認めたため，カテーテルアブレーションを施行した．

　アブレーション施行時には入院時の VPC（VPC#1）とわずかに波形の異なる VPC（VPC#2）

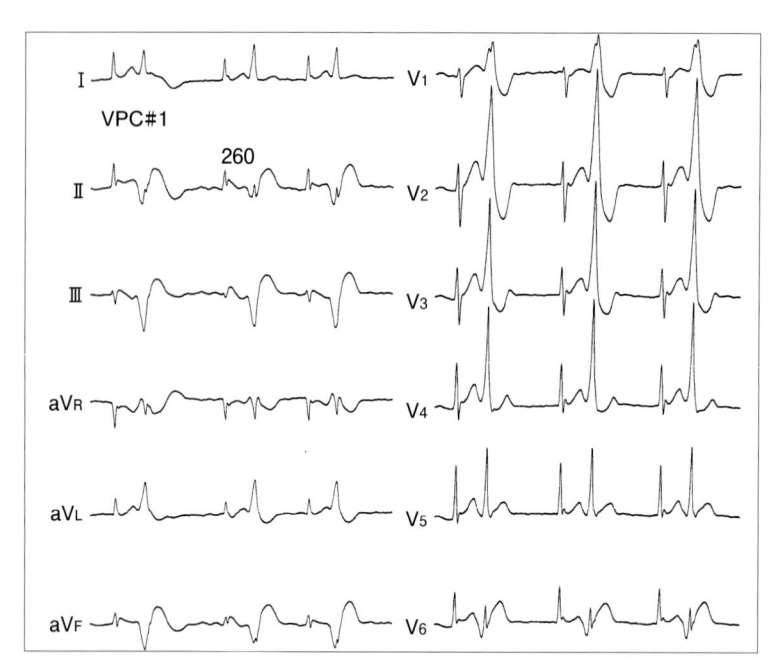

図 3-15 早期再分極を伴う特発性 VF
連結期 260 msec の 2 段脈 VPC(VPC#1)を認め，II，III，aV_F，V_4〜V_6 誘導に早期再分極を認めた．VPC 波形は右脚ブロック・左軸偏位型を呈していた．

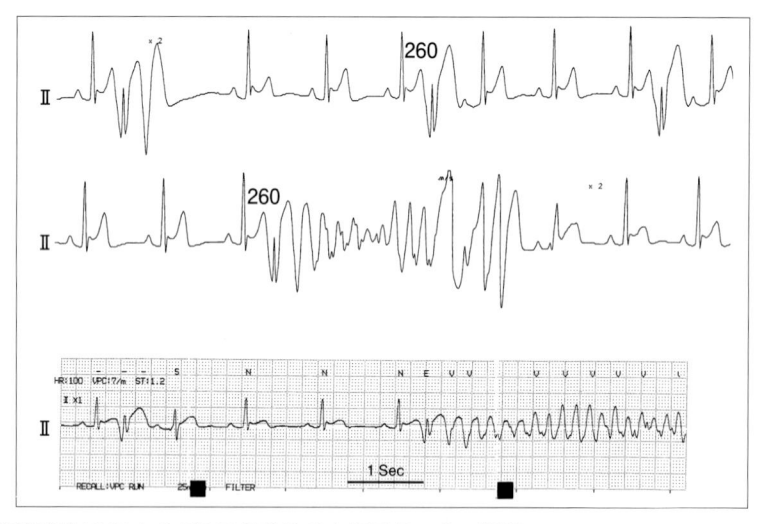

図 3-16 非持続性 PVT および VF 発生時の心電図モニター記録
常に同じトリガー VPC から始まる非持続性 PVT(上段中段：午前 9 時朝食後睡眠中)および VF(下段：午前 1 時睡眠中)が生じた．

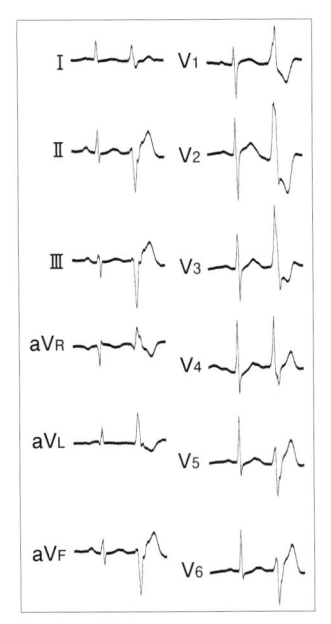

図 3-17 カテーテルアブレーション時に認められた VPC#2
アブレーション施行時には入院時の VPC(VPC#1)とわずかに波形の異なる VPC(VPC#2)が頻発していた.

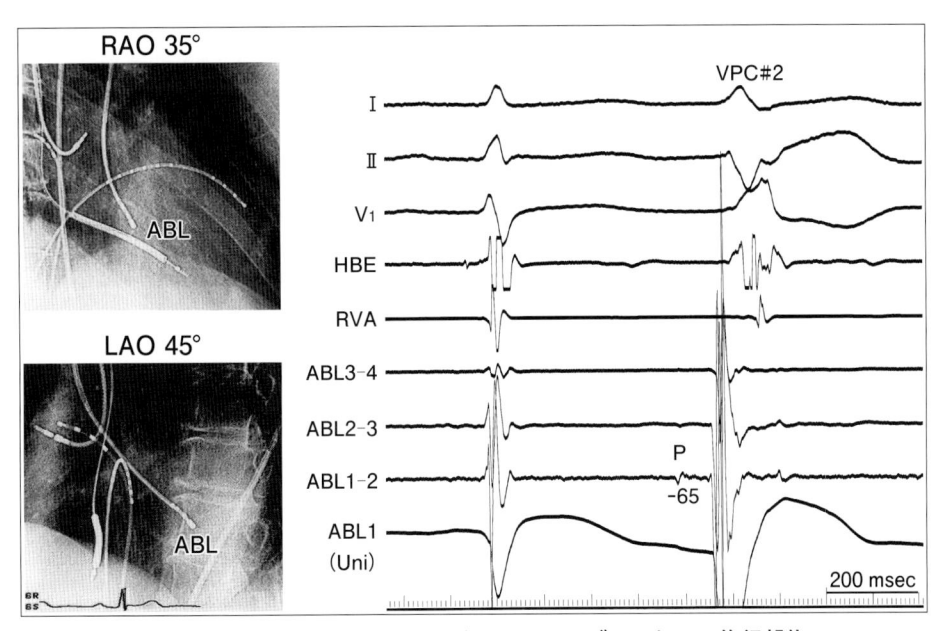

図 3-18 早期再分極を伴う特発性 VF におけるカテーテルアブレーション施行部位
アブレーション・カテーテルを左室基部後側壁に留置すると, VPC#2 に 65 msec 先行する Purkinje 電位が記録された.

が頻発していた(**図 3-17**). アブレーション・カテーテルを左室基部後側壁に留置すると, VPC#2 に先行する Purkinje 電位が記録された(**図 3-18**). 同部位への高周波通電で VPC#2 は消失したが(**図 3-19**), 後日 Holter 心電図記録中に VF の再発を認めた(**図 3-20**). 12 誘

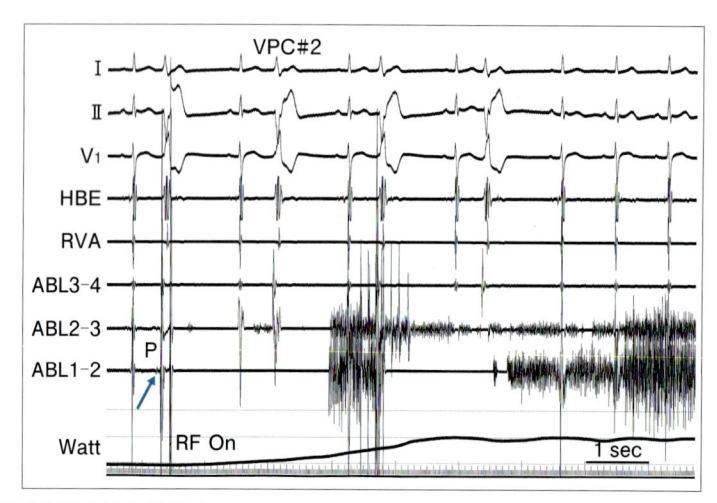

図 3-19 早期再分極を伴う特発性 VF におけるカテーテルアブレーションによる VPC#2 の抑制
図 3-18 の部位への高周波通電で VPC#2 は消失した．

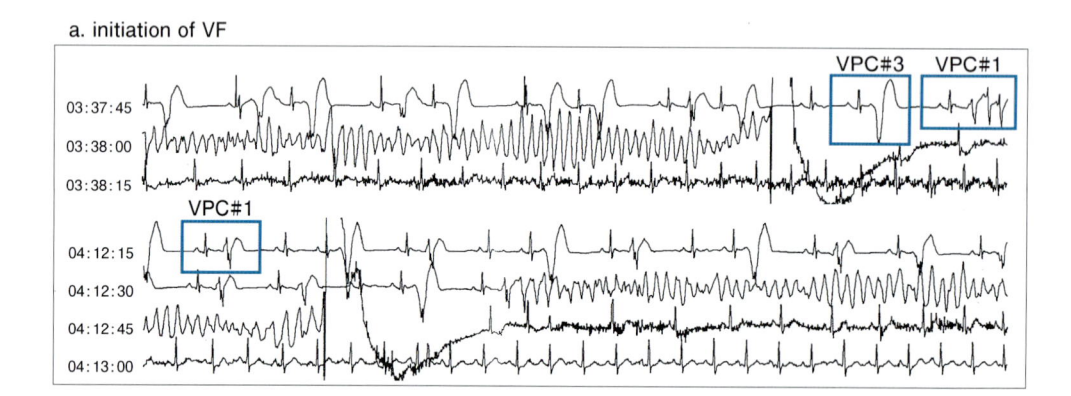

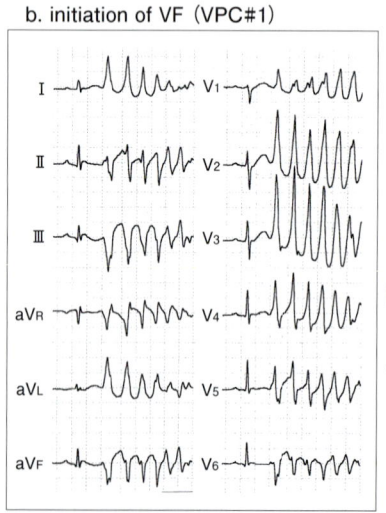

図 3-20 カテーテルアブレーション後の VF 再発
　a．Holter 心電図記録中（深夜・早朝睡眠中）に VF の再発を認めた．複数波形の VPC が記録され，そのひとつが反復性に VF を誘発していた．
　b．12 誘導 Holter 心電図で VF のトリガーとなっていた VPC を記録すると，それは入院時に認められた VPC#1 であり，アブレーションを施行した VPC#2 とは異なっていた．

導Holter心電図でトリガーVPCを記録すると，それはVPC#1であり，アブレーションを施行したVPC#2とは異なっていた．Holter心電図ではさらに違う形のVPC(VPC#3)も存在するため，アブレーションは困難と考えられた．Disopyramideを投与したところ，VFの再発は認められなくなった．

D まとめ

カテーテルアブレーションによる特発性VF根治の可能性は，VF治療にとって大きな進歩であった．また，アブレーションの効果から，初期VFの発生および維持にPurkinje組織が大きく関わっていることも推察された．しかし，それが単にトリガーを抑制させているだけなのか，あるいはVF発生の機序(リエントリー？)・基質を変化させているのかに関してはいまだ不明である．特発性VFに対するカテーテルアブレーションに関しては確かに有効ではあるが，その長期効果は不明であり，ICDによるバックアップはいまだ必要である．VFに対するアブレーションは，electrical storm時の電気的bail-out目的か，ICD作動回数を減らすための治療と位置づけられる．

文献

1) Gilmour RFJ, Moise NS: Triggered activity as a mechanism for inherited ventricular arrhythmias in German shepherd dogs. J Am Coll Cardiol **27**: 1529-1533, 1997.
2) Kim YH, Xie F, Yashima M, et al: Role of papillary muscle in the generation and maintenance of reentry during ventricular tachycardia and fibrillation in isolated swine right ventricle. Circulation **100**: 450-459, 1999.
3) Mérot J, Probst V, Debailleul M, et al: Electropharmacological characterization of cardiac repolarization in German shepherd dogs with an inherited syndrome of sudden death: abnormal response to potassium channel blockers. J Am Coll Cardiol **36**: 939-947, 2000.
4) Gray RA, Jalife J, Panfilov AV, et al: Mechanisms of cardiac fibrillation. Science **270**: 1222-1223, 1995.
5) Berenfeld O, Jalife J: Purkinje-muscle reentry as a mechanism of polymorphic ventricular arrhythmias in a 3-dimensional model of the ventricles. Circ Res **82**: 1063-1077, 1998.
6) Jalife J: Ventricular fibrillation: mechanisms of initiation and maintenance. Annu Rev Physiol **62**: 25-50, 2000.
7) Kusano KF, Yamamoto M, Emori T, et al: Successful catheter ablation in a patient with polymorphic ventricular tachycardia. J Cardiovasc Electrophysiol **11**: 682-685, 2000.
8) Takatsuki S, Mitamura H, Ogawa S: Catheter ablation of a monofocal premature ventricular complex triggering idiopathic ventricular fibrillation. Heart **86**: E3, 2001.
9) Noda T, Shimizu W, Taguchi A, et al: Malignant entity of idiopathic ventricular fibrillation and polymorphic ventricular tachycardia initiated by premature extrasystoles originating from the right ventricular outflow tract. J Am Coll Cardiol **46**: 1288-1294, 2005.
10) Haïssaguerre M, Shah DC, Jaïs P, et al: Role of Purkinje conducting system in triggering of idiopathic ventricular fibrillation. Lancet **359**: 677-678, 2002.
11) Haïssaguerre M, Shoda M, Jaïs P, et al: Mapping and ablation of idiopathic ventricular fibrillation.

Circulation **106**: 962-967, 2002.
12) Nogami A, Sugiyasu A, Kubota S, et al: Mapping and ablation of idiopathic ventricular fibrillation from Purkinje system. Heart Rhythm **2**: 646-649, 2005.
13) Leenhardt A, Glaser E, Burguera M, et al: Short-coupled variant of torsade de pointes: a new electrocardiographic entity in the spectrum of idiopathic ventricular tachyarrhythmias. Circulation 89: 206-215, 1994.
14) Haïssaguerre M, Derval N, Sacher F, et al: Sudden cardiac arrest associated with early repolarization. N Engl J Med **358**: 2016-2023, 2008.
15) Nam GB, Kim YH, Antzelevitch C: Augmentation of J waves and electrical storms in patients with early repolarization. N Engl J Med **358**: 2078-2079, 2008.
16) Gussak I, Antzelevitch C: Early repolarization syndrome: clinical characteristics and possible cellular and ionic mechanisms. J Electrocardiol **33**: 299-309, 2000.
17) Takagi M, Aihara N, Takaki H, et al: Clinical characteristics of patients with spontaneous or inducible ventricular fibrillation without apparent heart disease presenting with J wave and ST segment elevation in inferior leads. J Cardiovasc Electrophysiol. **11**: 844-848, 2000.

4 Brugada 症候群・QT 延長症候群

Purkinje-related Arrhythmias in Brugada and Long QT Syndromes

2003年, Haïssaguerre らは, Brugada 症候群および QT 延長症候群に対するカテーテルアブレーションを報告した[1]. しかし, 特発性心室細動(VF)[2,3]や虚血性心疾患における VF[4-8]に対するカテーテルアブレーションの有用性は数多く報告されてきているのに対して, Brugada 症候群や QT 延長症候群に対するカテーテルアブレーションに関してはその後も少数の症例報告があるに過ぎない[1,8-12]. それらの疾患における VF 発生に Purkinje 組織が関与しているかどうかや, それがカテーテルアブレーションによって修飾可能であるかどうかに関しては, いまだ明らかにはなっていない.

A Brugada 症候群

2003年, Haïssaguerre らは Brugada 症候群に対するカテーテルアブレーションをはじめて報告した[1]. 報告した Brugada 症候群は3症例で, アブレーションの標的となったトリガー心室期外収縮(VPC)は, 右室流出路起源のものが2例, 右室末梢 Purkinje 起源のものが1例であった(図4-1). 右室流出路起源の VPC は左脚ブロック・下方軸型(連結期340 msec, 408 msec)で, カテーテルアブレーションにより抑制され, その後は VF の誘発性は変化し, 1例では VF は誘発不能, 1例では2連早期刺激で誘発可能であったものが3連早期刺激でしか誘発されなくなったという. 一方, 右室末梢 Purkinje 起源のものは左脚ブロック・上方軸型の VPC(連結期278 msec)で, 右室前壁の Purkinje ネットワークへのアブレーションで消失した. 同論文では7±6か月の経過観察で, VF 再発は認められないとしている.

Nakagawa らは electrical storm の Brugada 症候群患者に対するカテーテルアブレーションを報告した[10]. 報告された症例では isoproterenol 点滴によって12誘導心電図は正常化し VF storm も抑制されるものの, isoproterenol 中止によって VF 再発を繰り返すためにカテーテルアブレーションが施行された. VF を引き起こすトリガー VPC は左脚ブロック・下方軸型で, その起源は右室流出路自由壁側であった(図4-2). カテーテルアブレーションによって VPC は抑制され, electrical storm も消失した. その後29か月間の経過観察で VF は認められていないという.

一方, Shan らは Brugada 症候群に対するカテーテルアブレーション後に, 12誘導心電

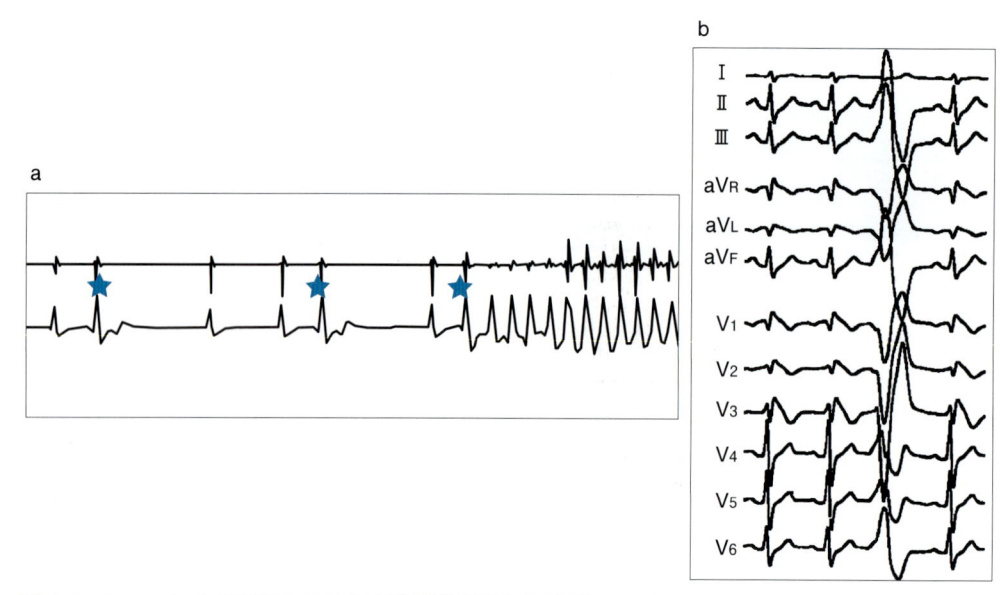

図 4-1　Brugada 症候群における右室流出路起源のトリガー VPC
(Haïssaguerre M, Extramiana F, Hocini M, et al: Mapping and ablation of ventricular fibrillation associated with long-QT and Brugada syndromes. Circulation 108: 925-928, 2003, Figure 1 より改変)
　a．VF 発生時の ICD 記録．同じ波形の VPC が頻発し，最後に VF を誘発するトリガーとなっている．
　b．12 誘導心電図で記録されたトリガー VPC．左脚ブロック・下方軸を呈している．

図波形が一過性に正常化した症例を報告している[11]．症例は VF の既往を有する Brugada 症候群患者で，propafenone 静注によって前胸部誘導の Brugada 波形が強調されるとともに，左脚ブロック・上方軸型の VPC が出現し，VF が引き起こされた．右室流入路自由壁側に対するカテーテルアブレーションによってトリガー VPC は抑制されたが，興味あることに，洞調律 12 誘導心電図波形も正常化したという．また，アブレーション後の 2 回にわたる propafenone 静注負荷テストでも 12 誘導心電図は正常であった．しかしながら，この変化は一過性でアブレーションの 1 か月後には Brugada 心電図波形とトリガー VPC は再発し，植込み型除細動器(inplantable cardioverter defibrillator；ICD)は植込まれていなかったために患者は 10 週後に突然死したという．

　図 4-3 はわれわれの経験した Brugada 症候群患者(27 歳男性，SCN5A 変異あり)である．12 誘導心電図では前胸部誘導で coved 型 ST 上昇を認め，pilsicainide 50 mg 静注試験では単形性 VPC が出現し，VF が引き起こされた．ICD を植込んで経過を観察していたが，2 年後に ICD 連続作動を認めたため，カテーテルアブレーションを施行した．通常の状態では VPC はほとんど認められないため，pilsicainide を少量(25 mg)投与したところ，左脚ブロック・上方軸型の単発性 VPC が頻発した(**図 4-4**)．右室心尖部自由壁に留置したアブレーション・カテーテルからは，洞調律時に心室電位と融合した Purkinje 電位が記録され，VPC 時には 35 msec 先行する前収縮期電位が記録された(**図 4-5**)．同部位からペースマッ

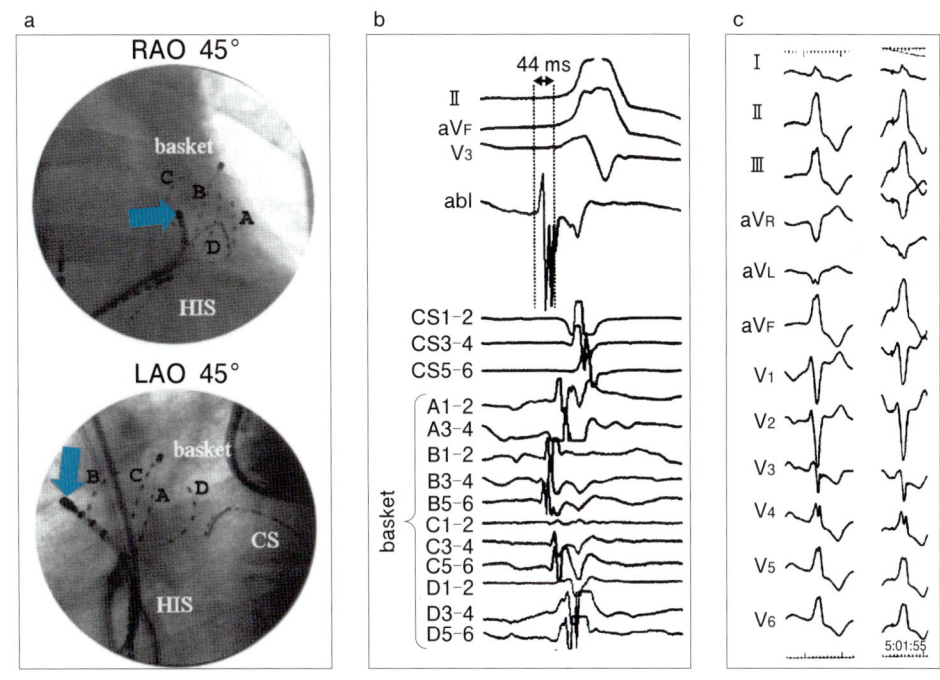

図4-2 Brugada症候群における右室流出路起源のトリガーVPCに対するアブレーション

(Nakagawa E, Takagi M, Tatsumi H, et al: Successful radiofrequency catheter ablation for electrical storm of ventricular fibrillation in a patient with Brugada syndrome. Circ J 72: 1025-1029, 2008, Figure 4 より転載)

a. アブレーション成功部位の透視像．右室流出路にバスケット電極カテーテルを留置し，トリガーVPCの最早期興奮部位を同定している．
b. アブレーション・カテーテルの先端電極からはトリガーVPCに44 msec先行する電位が記録された．
c. VFのトリガーVPCとアブレーション成功部位からのペーシング波形は一致している．

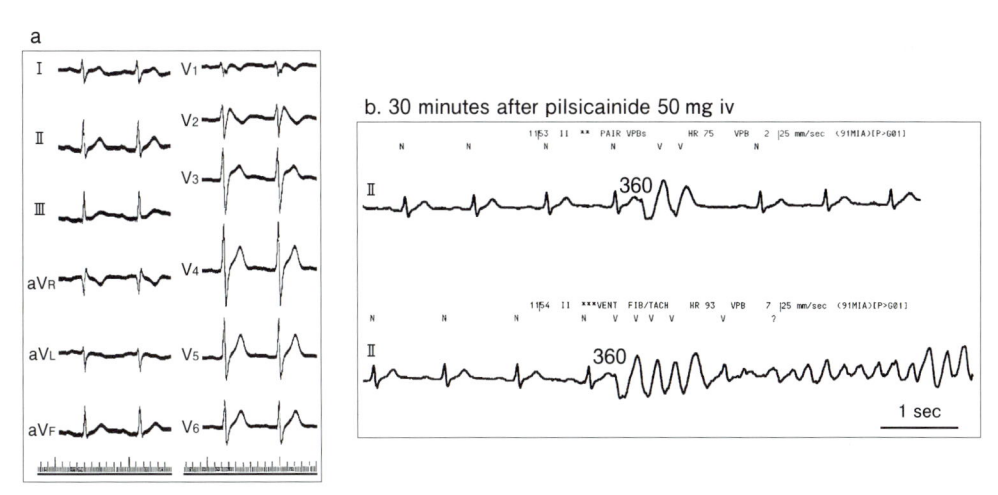

図4-3 Brugada症候群患者に認められたpilsicainide静注時のVF発生

a. 12誘導心電図．前胸部誘導でcoved型ST上昇を認める．
b. Pilsicainide 50 mgを静脈投与したところ，連結期360 msecのVPCが出現しはじめ，VFを引き起こした．

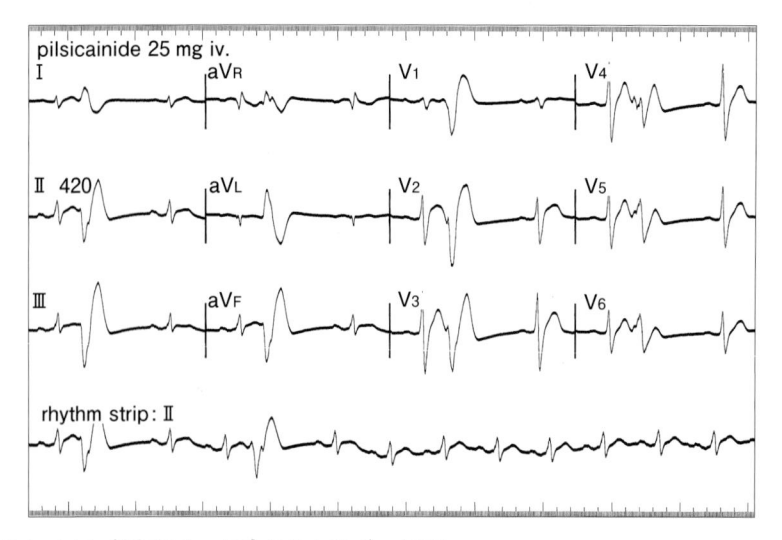

図4-4 pilsicainide投与によって生じたトリガーVPC

通常の状態ではVPCはほとんど認められないため，pilsicainideを少量投与したところ，左脚ブロック・上方軸型の単発性VPCが頻発した．連結期は420 msecであった．

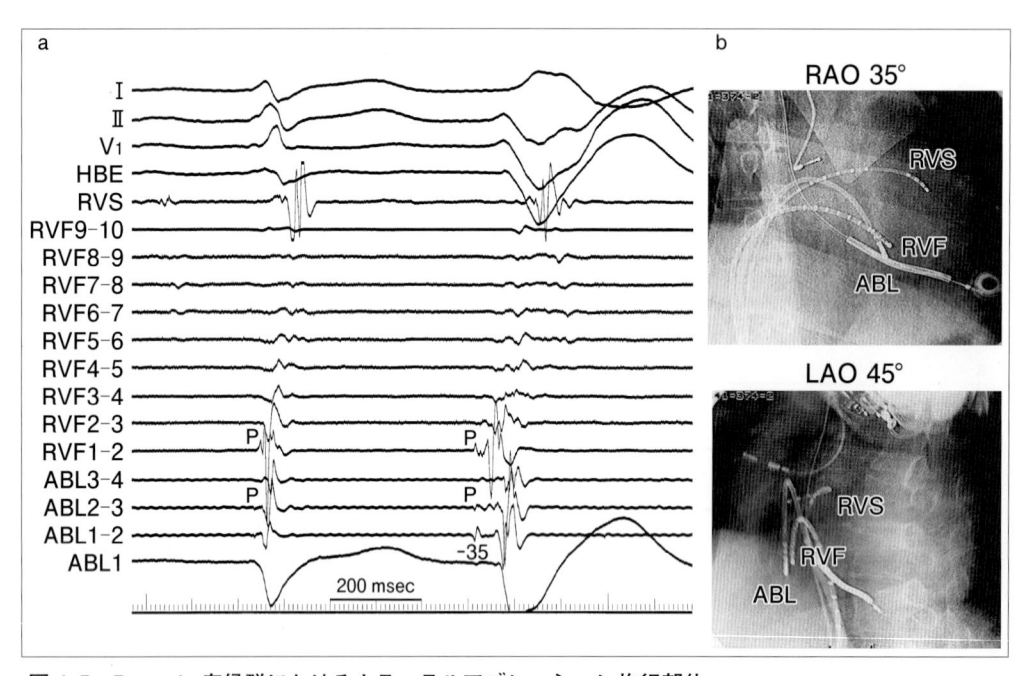

図4-5 Brugada症候群におけるカテーテルアブレーション施行部位

a．右室心尖部自由壁に多極電極カテーテルを留置すると，洞調律時には心室電位と融合したPurkinje電位（P）が記録され，VPC時には前収縮期電位が記録された．アブレーション・カテーテルで多極電極カテーテル先端の近傍をマップすると，さらにVPCに35 msec先行する前収縮期電位が記録された．

b．アブレーション・カテーテルは右室心尖部自由壁に位置している．

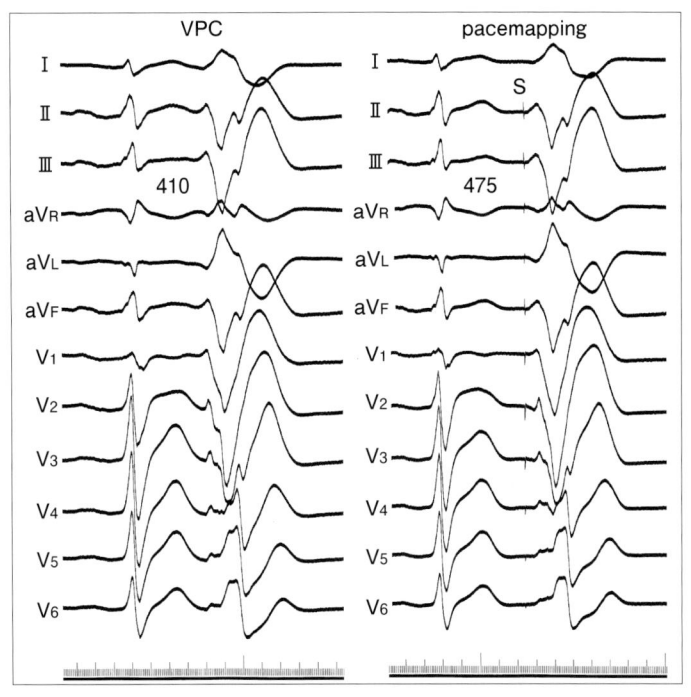

図 4-6　アブレーション施行部位からのペースマッピング波形
　図 4-5 の部位からペースマッピングを施行すると，その QRS 波形は pilsicainide 静注で発生した VPC の波形と完全に一致した．

ピングを施行すると，その QRS 波形は pilsicainide 静注後に認められた VPC の波形と完全に一致した(**図 4-6**)．同部位とその周囲にアブレーションを施行したが，pilsicainide 静注によって生じる VPC の完全抑制は得られなかった．しかし，アブレーション後には pilsicainide 50 mg の投与にても誘発される VPC は単発性のもののみで，連発性 VPC や VF は認められなくなった．その後の経過観察では，アブレーション直前に認められたような ICD の頻回作動はなくなったが，約 1 年後に VF は再発し，ICD が作動した(**図 4-7**)．その後は 2 年以上 VF の再発は認められなかったが，最近になり再び ICD の作動が増加してきている．しかしながら，以前に認められたような ICD の連続作動は認められないため，一時的な VF 抑制や反復性の VF 発生の抑制など部分的な効果はあるのかもしれない．
　現時点では，Brugada 症候群における VF に対するカテーテルアブレーションの有効性に関しては，結論が出ていない．VF のトリガーとなる VPC に関しても，右室流出路起源，右室心尖部起源，さらに左室起源のものとがあると報告されているが(**図 4-8**)[13,14]，それぞれの VPC に対するアブレーション効果にも違いがある可能性がある．Haïssaguerre らや，われわれの経験した症例では，右室の末梢 Purkinje 組織起源のトリガー VPC が認められた．しかし，Yan および Antzelevitch[15] の仮説のように，Brugada 症候群の心電図異常と VF 発生の成因が右室自由壁における再分極過程の貫壁的な不均一性にあるとすると，単純

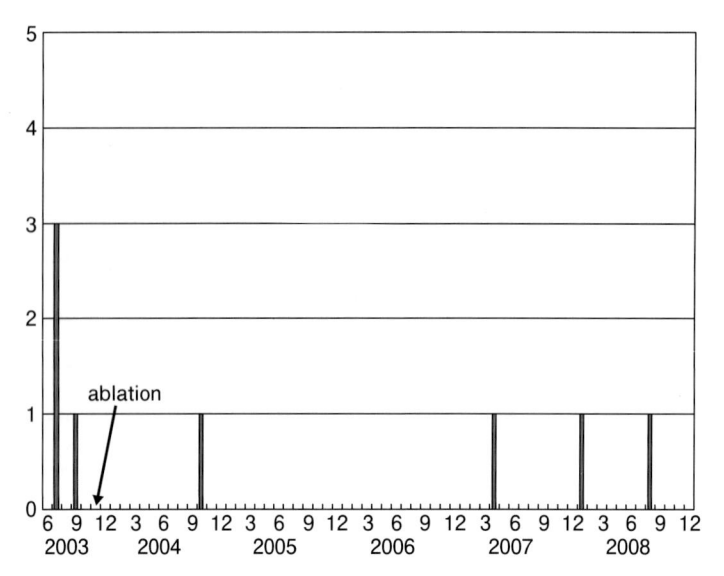

図 4-7 VF に対する ICD 作動回数
　カテーテルアブレーション施行直前には ICD の連続作動が認められた．アブレーション施行後は ICD 頻回作動はなくなったが，約 1 年後に VF が再発した．その後は 2 年 6 か月間 ICD の作動を認めなかったが，最近になり再び ICD 作動が増加してきている．

に心内膜側から Purkinje 組織に対してアブレーションを行っても，その根治は難しいことなのかもしれない．またトリガー VPC の直前に記録された前収縮期 Purkinje 電位に関しても，心外膜あるいは貫壁的な phase 2 リエントリー過程において passive に記録されただけのものであった可能性もある．

　右室末梢 Purkinje 組織へのカテーテルアブレーションによる VF 抑制の有効性が低いとなると，残る可能性は右室流出路心筋組織起源の VPC に対するアブレーションとなる．Kurita らは開胸術時に右室流出路心外膜側と心内膜側をマッピングし，Brugada 症候群患者の心外膜側からは特徴的な spike-and-dome 型の単相活動電位が記録されたのに対して，非 Brugada 症候群患者の心外膜側や Brugada 症候群患者の心内膜側からは異常な活動電位は記録されなかったと報告している[16]．一方，Nagase らは右冠動脈円錐枝から右室流出路心外膜側の電位記録を行い，同部位からは遅延電位が記録され，Ic 群抗不整脈薬投与で増強されることを報告した[17]．

　再分極過程の異常であれ，脱分極過程の異常であれ，右室流出路自由壁心外膜側に Brugada 症候群における電気的異常が存在し，それが VF 発生にかかわっている可能性は大きい．また右室流出路の形態学的な異常と VPC 起源との関与も報告されていることから[18]，右室流出路における心筋異常の範囲が比較的狭く，心外膜側までも有効なエネルギーが到達可能であれば，Brugada 症候群に対するカテーテルアブレーションが可能になるのかもしれない．Morita らはイヌ右室心筋に pinacidil および pilsicainide を投与して作成した Bru-

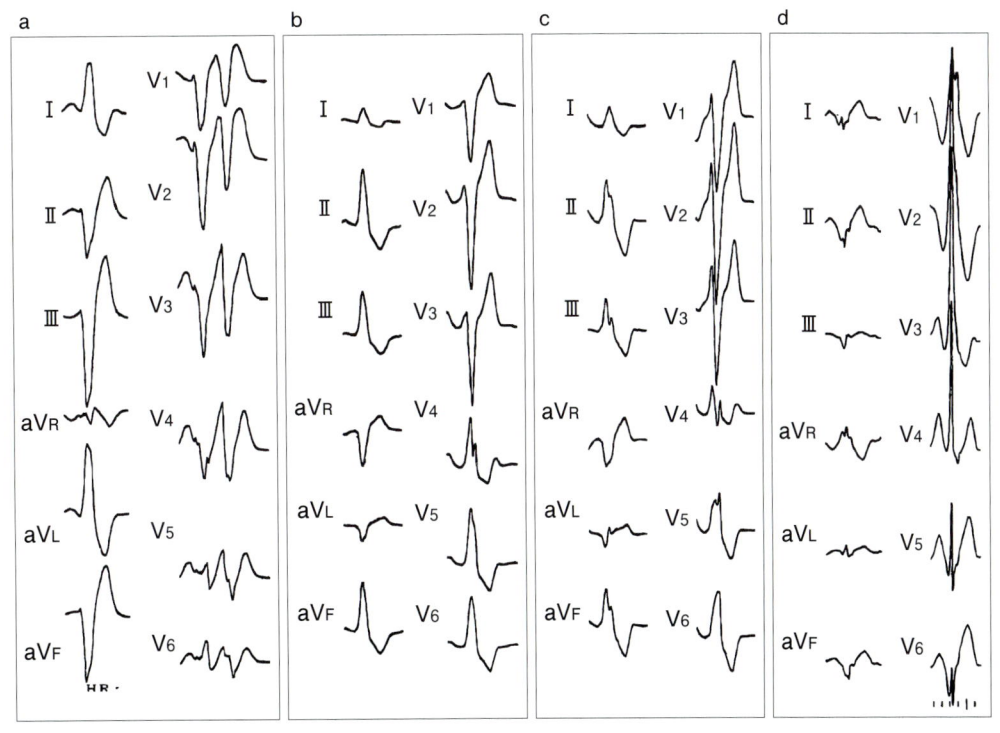

図4-8 Brugada症候群に認められたVPC

(Morita H, Fukushima-Kusano K, Nagase S, et al: Site-specific arrhythmogenesis in patients with Brugada syndrome. J Cardiovasc Electrophysiol **14**: 373-379, 2003, Figure 3 より転載)

a. 左脚ブロック・上方軸型VPC. 起源はペースマッピングで右室心尖部と同定された.
b. 左脚ブロック・下方軸型VPC. 起源はペースマッピングで右室流出路中隔側と同定された.
c. 左脚ブロック・下方軸型VPC. 起源はペースマッピングで右室流出路自由壁側と同定された.
d. 右脚ブロック・上方軸型VPC. 起源はペースマッピングで左室後側壁自由壁と同定された.

gada症候群モデルにおいて, 心外膜側の短い活動電位部位からVPCは生じており, 同部位へのアブレーションによって活動電位の長い部位への伝導がブロックされ, VPCおよび心室頻拍の発生が抑制されることを報告した[19].

今後は, 心膜腔アプローチによる心外膜側アブレーションあるいは心臓外科手術(右室流出路心筋切除術あるいはクライオ・アブレーション)などの可能性が期待される.

B QT延長症候群

HaïssaguerreらがKateテルアブレーションを施行したQT延長症候群は4例で, そのトリガーVPCは右室流出路起源のものが1例(**図4-9**), 左室のPurkinje組織起源のものが3例(**図4-10**)であった[1]. Purkinje組織起源のトリガーVPCは右脚ブロック・下

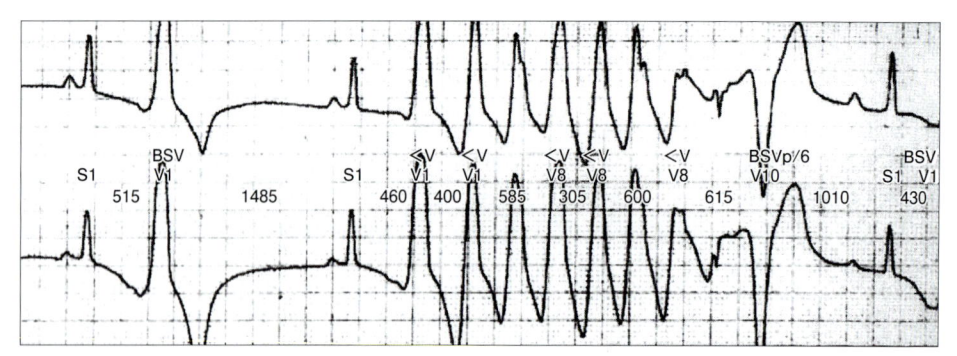

図 4-9 QT 延長症候群における右室流出路起源のトリガー VPC

(Haïssaguerre M, Extramiana F, Hocini M, et al: Mapping and ablation of ventricular fibrillation associated with long-QT and Brugada syndromes. Circulation 108: 925-928, 2003, Figure 1 より改変)

VF 除細動の数分後に右室流出路起源のトリガー VPC と非持続性多形性 VT が Holter 心電図で記録された.

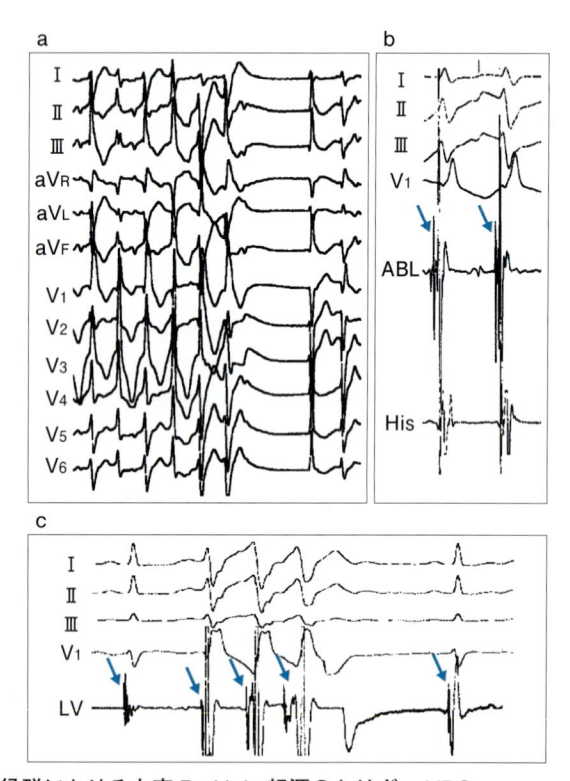

図 4-10 QT 延長症候群における右室 Purkinje 起源のトリガー VPC

(Haïssaguerre M, Extramiana F, Hocini M, et al: Mapping and ablation of ventricular fibrillation associated with long-QT and Brugada syndromes. Circulation 108: 925-928, 2003, Figure 2 より転載)

a. 12 誘導心電図. QT 間隔の延長と多形性 VT が認められる.
b. 心内心電図ではトリガー VPC に先行して Purkinje 電位(矢印)が記録された.
c. 多形性 VT 時には心室電位に Purkinje 電位(矢印)が先行しており,それぞれ異なった伝導時間を呈している.

方軸あるいは上方軸を呈し，それぞれ左脚前枝あるいは後枝に起源を有していた．また同一症例で下方軸および上方軸のトリガー VPC を有し，起源が前枝と後枝の移行部位に存在していた症例もあった．高周波通電開始後には VPC が反応性に増加し，その後通電続行とともに消失したという．

Shan らは QT 延長時に生じた VF に対して，左脚後枝 Purkinje 組織を標的としたカテーテルアブレーションを行った頻拍誘発性心筋症例を報告した[20]．この症例は反復性の特発性左心室頻拍 (VT) で，頻拍から正常心拍へ変化した際の QT 間隔非適合[21]によって QT が延長していたという．アブレーション後には特発性左室 VT および VF は完全に抑制され，頻拍誘発性心筋症も改善している．QT 延長は心筋症改善とともに正常化したが，術後慢性期に施行した epinephrine 負荷で QT 間隔は異常反応を示したため，彼らはその症例を潜在性 QT 延長症候群であると診断している．

QT 間隔はさまざまな状況によって変化するため，真の QT 延長症候群と特発性 VF の鑑別は時に困難である．Srivathsan らも，QT 延長症候群と紛らわしい特発性 VF 症例を報告している[22]．したがって，QT が延長している症例で VF に対するカテーテルアブレーションが成功したとしても，基礎心疾患が虚血性心疾患，心筋症，心筋炎などである可能性もあるため，真の QT 延長症候群であるかどうかは epinephrine 負荷や遺伝子検査に因らなければならない．

QT 延長症候群に対するカテーテルアブレーションの可能性は最近，Caref らが実験的データを報告している[23]．anthopleurin-A (AP-A) による LQT3 モデルにおいて，Lugol 液によって心内膜の Purkinje ネットワークをアブレーションしたイヌにおいては AP-A による VF の誘発が抑制されたという (図 4-11)．今後，他の実験モデルによる検証や臨床例でのデータの蓄積が必要と思われる．

C まとめ

特発性や虚血性 VF に対するカテーテルアブレーションとは異なり，Brugada 症候群や QT 延長症候群に対するカテーテルアブレーションの効果に関しては現時点では未だ不明である．しかし，Brugada 症候群においては，右室流出路心外膜側に不整脈発生の機序が存在することが推定されており，その異常な範囲をすべてアブレーションすることができれば，Brugada 症候群における VF の根治も夢ではなくなるかもしれない．臨床例におけるカテーテルアブレーションに実施においては ICD 植込みによるバックアップが必須であることはいうまでもない．

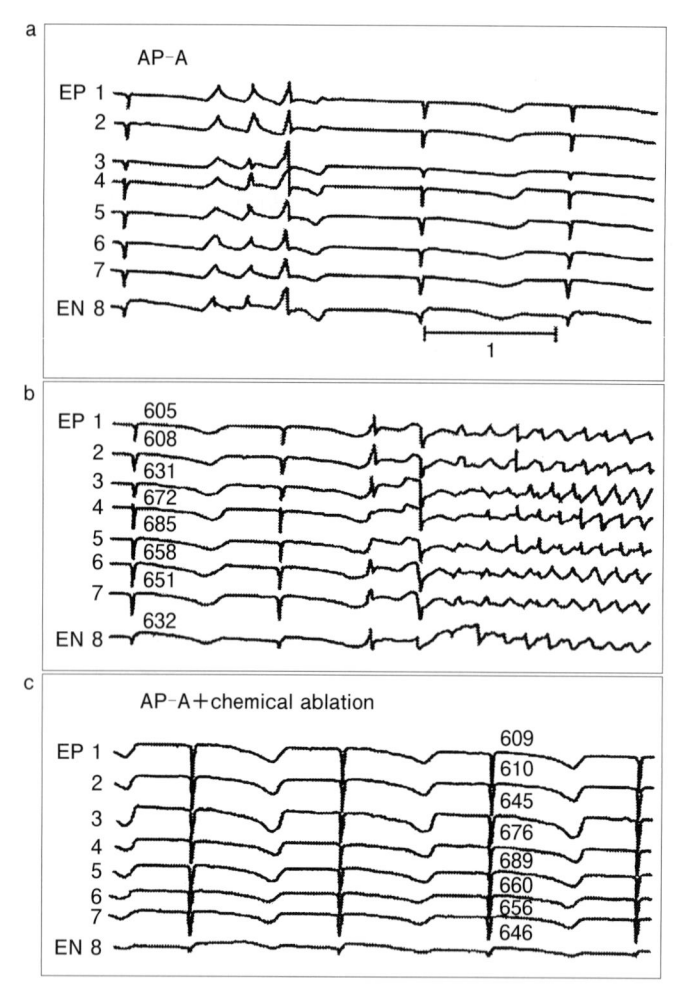

図 4-11 QT延長モデルにおける化学的心内膜アブレーションによる心室細動の抑制

(Caref EB, Boutjdir M, Himel HD, et al: Role of subendocardial Purkinje network in triggering torsade de pointes arrhythmia in experimental long QT syndrome. Europace 10: 1218-1223, 2008, Figure 2 より転載)

記録は心内膜側(EN)から心外膜側(EP)にかけての左心室自由壁貫壁性電位単極記録．心室ペーシング間隔は 1,000 msec.

a. anthopleurin-A(AP-A)投与によって VPC 連発が生じた．

b. AP-A 投与によって心室細動が生じた．心室壁中層の不応期が最も延長している．

c. 心内膜の化学的アブレーション後には心室性不整脈の自然発生は抑制された．貫壁性の不応期には変化はない

文献

1) Haïssaguerre M, Extramiana F, Hocini M, et al: Mapping and ablation of ventricular fibrillation associated with long-QT and Brugada syndromes. Circulation **108**: 925-928, 2003.
2) Haïssaguerre M, Shah DC, Jaïs P, et al: Role of Purkinje conducting system in triggering of idiopathic ventricular fibrillation. Lancet **359**: 677-678, 2002.
3) Nogami A, Sugiyasu A, Kubota S, et al: Mapping and ablation of idiopathic ventricular fibrillation from Purkinje system. Heart Rhythm **2**: 646-649, 2005.
4) Bänsch D, Oyang F, Antz M, et al: Successful catheter ablation of electrical storm after myocardial infarction. Circulation **108**: 3011-3016, 2003.
5) Szumowski L, Sanders P, Walczak F, et al: Mapping and ablation of polymorphic ventricular tachycardia after myocardial infarction. J Am Coll Cardiol **44**: 1700-1706, 2004.
6) Marrouche NF, Verma A, Wazni O, et al: Mode of initiation and ablation of ventricular fibrillation storms in patients with ischemic cardiomyopathy. J Am Coll Cardiol **43**: 1715-1720, 2004.
7) Marchlinski F, Garcia F, Siadatan A, et al: Ventricular tachycardia/ventricular fibrillation ablation in the setting of ischemic heart disease. J Cardiovasc Electrophysiol **16** Suppl 1: S59-70, 2005.
8) Nogami A, Kubota S, Adachi M, et al: Electrophysiologic and histopathologic findings of the ablation sites for ventricular fibrillation in a patient with ischemic cardiomyopathy. J Interv Card Electrophysiol **24**: 133-137, 2009
9) Maury P, Hocini M, Haïsaguerre M: Electrical storms in Brugada syndrome: review of pharmacologic and ablative therapeutic options. Indian Pacing Electrophysiol J **5**: 25-34, 2005.
10) Nakagawa E, Takagi M, Tatsumi H, et al: Successful radiofrequency catheter ablation for electrical storm of ventricular fibrillation in a patient with Brugada syndrome. Circ J **72**: 1025-1029, 2008.
11) Shan Q, Yang B, Chen M, et al: Short-term normalization of ventricular repolarization by transcatheter ablation in a patient with suspected Brugada Syndrome. J Interv Card Electrophysiol **21**: 53-57, 2008.
12) Shan Q, Chen M, Xu D, et al: Termination of polymorphic ventricular tachycardia storm by catheter ablation in a patient with cardiomyopathy induced by incessant idiopathic left ventricular tachycardia. J Cardiovasc Electrophysiol **18**: 777-779, 2007.
13) Morita H, Fukushima-Kusano K, Nagase S, et al: Site-specific arrhythmogenesis in patients with Brugada syndrome. J Cardiovasc Electrophysiol **14**: 373-379, 2003.
14) Chinushi M, Washizuka T, Chinushi Y, et al: Induction of ventricular fibrillation in Brugada syndrome by site-specific right ventricular premature depolarization. Pacing Clin Electrophysiol **25**: 1649-1651, 2002.
15) Yan GX, Antzelevitch C: Cellular basis for the Brugada syndrome and other mechanisms of arrhythmogenesis associated with ST-segment elevation. Circulation **100**: 1660-1666, 1999.
16) Kurita T, Shimizu W, Inagaki M, et al: The electrophysiologic mechanism of ST-segment elevation in Brugada syndrome. J Am Coll Cardiol **40**: 330-334, 2002.
17) Nagase S, Kusano KF, Morita H, et al: Epicardial electrogram of the right ventricular outflow tract in patients with the Brugada syndrome: using the epicardial lead. J Am Coll Cardiol **39**: 1992-1995, 2002.
18) Takagi M, Aihara N, Kuribayashi S, et al: Localized right ventricular morphological abnormalities detected by electron-beam computed tomography represent arrhythmogenic substrates in patients with the Brugada syndrome. Eur Heart J **22**: 1032-1041, 2001.
19) Morita H, Douglas P. Zipes DP, et al: Epicardial ablation eliminates ventricular arrhythmias in an experimental model of Brugada syndrome. Heart Rhythm **5** (Suppl): S121, 2008 (abst).

20) Shan Q, Chen M, Xu D, et al: Termination of polymorphic ventricular tachycardia storm by catheter ablation in a patient with cardiomyopathy induced by incessant idiopathic left ventricular tachycardia. J Cardiovasc Electrophysiol **18**: 777-779, 2007.
21) Viskin S: Post-tachycardia QT prolongation: maladjustment of the QT interval to the normal heart rate. PACE **26**: 659-661, 2003.
22) Srivathsan K, Gami AS, Ackerman MJ, et al: Treatment of ventricular fibrillation in a patient with prior diagnosis of long QT syndrome: importance of precise electrophysiologic diagnosis to successfully ablate the trigger. Heart Rhythm **4**: 1090-1093, 2007.
23) Caref EB, Boutjdir M, Himel HD, et al: Role of subendocardial Purkinje network in triggering torsade de pointes arrhythmia in experimental long QT syndrome. Europace **10**: 1218-1223, 2008.

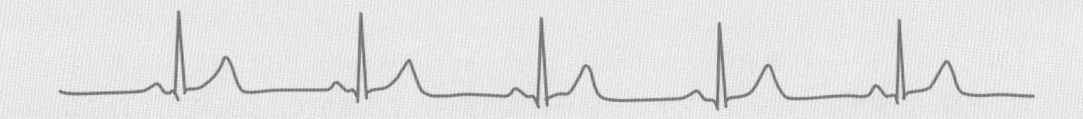

Ventricular Tachyarrhmias in Organic Heart Diseases

II. 器質性心疾患に伴う心室性不整脈

5 脚間リエントリー 脚枝間リエントリー

Bundle Branch Reentry and Inter-fascicular Reentry

A 脚間リエントリー性頻拍，脚枝間リエントリー性頻拍の概念，定義と歴史

　脚間リエントリー性頻拍(bundle branch reentrant tachycardia; BBRT)は，His束，右脚，左脚，心室中隔心筋をリエントリー回路の構成要因とする頻拍で，心室頻拍(VT)に分類される．ヒトのVTの中では周囲組織から隔離された明確なリエントリー回路をもつ数少ない頻拍機序のひとつであるが，頻拍の成立のためには広範囲なHis-Purkinje系の伝導障害が不可欠である[1]．興奮旋回は両方向ともに持続しうるが，右脚を順行性に降りて，左脚を逆行性に伝導する左脚ブロック型の頻拍が多く観察される．

　脚枝間リエントリー性頻拍(inter-fascicular reentrant tachycardia; IFRT)は，左脚前枝および左脚後枝と左室中隔心筋を構成要因とする頻拍で，BBRTよりは出現頻度が格段に低い．臨床的には稀な不整脈であり1例ないしは数例の症例報告が散見されるがこれまでに1施設からの多数例の報告は認めない．

　BBRTの歴史はAkhtarらによるV3現象の発見から始まる[2,3]．V3現象の代表例を図5-1に示す．右室心尖部からの単一早期刺激を行う際に，S_1-S_2間隔，すなわち早期刺激連結期を短縮していくと，次第に右脚の逆行伝導が遅延し，逆行性に興奮した右脚電位(図5-1パネルa，bのRB$_2$電位)やHis束電位(H$_2$)が観察されるようになる．右脚を逆行伝導するので右脚電位が先行しHis束電位が遅れて出現する．さらにS_1-S_2間隔を短縮させると(パネルc)右脚電位は消失し，心室-右脚連結部あるいは右脚の末梢部で逆行伝導ブロックが起きたことがわかる．さらに連結期を短縮させると今度はH$_2$電位が先行しRB$_2$電位がわずかに遅れて出現した後に，右室刺激時のQRS波形とほぼ近似したエコービート(V$_3$)が認められる(パネルd)．これはS_2に対する心室興奮が心室中隔を経由して左脚を逆行し，その興奮が右脚に達した時には右脚が既に不応期を脱しているため，これを順行性に伝導することができ，それに引き続き右室心尖部から心室筋に興奮が伝播することにより説明できる．

　このV$_3$現象は構造的心疾患をもたず，His-Purkinje系の伝導障害を伴わないケースでもその約半数で誘発可能であるという．その後，1980年代の後半に入って，持続性のBBRTの報告されるようになり[4-6]，これに対してカテーテルアブレーションによる治癒例の報告[7,8]も認められる．1990年代以降，数施設からの比較的多数例を用いた検討[9-12]により，

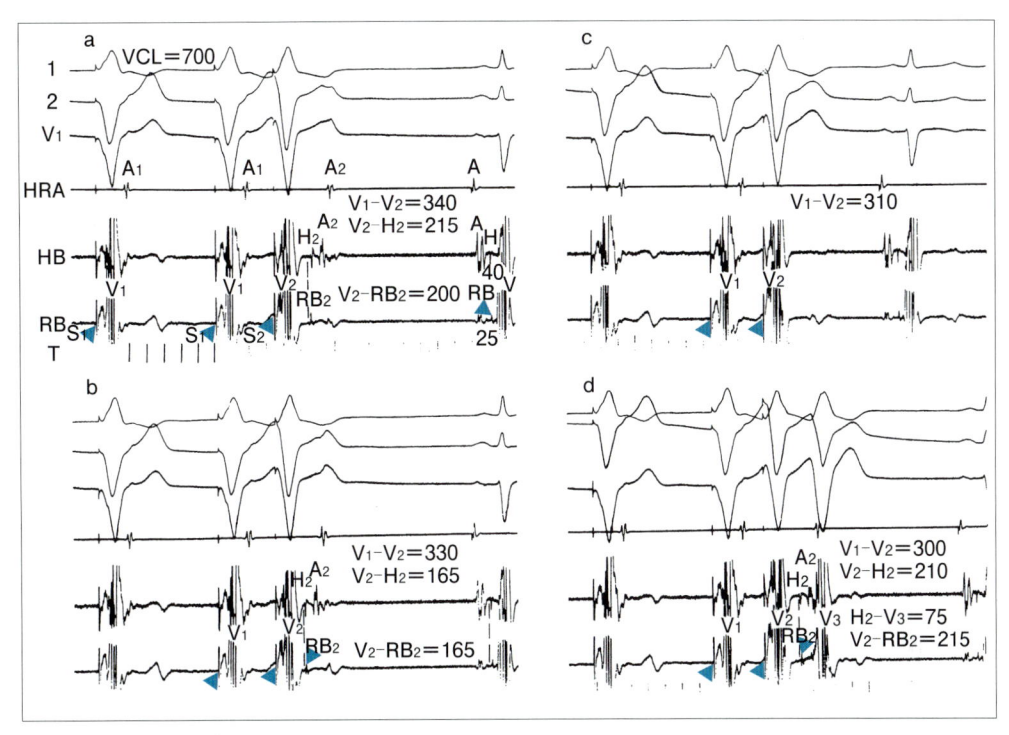

図 5-1　V3 現象の誘発

(Akhtar M, Gilbert C, Wolf FG, et al: Reentry within the His-Purkinje system: elucidation of reentrant circuit using right bundle branch and His bundle recordings. Circulation **58**: 295-304, 1978, Figure 1 より転載)

　a：早期刺激間隔(S_1-S_2) 340 msec の右室刺激では右脚を逆行する室房伝導あり（興奮順序は RB_2→H_2 の順）.

　b：S_1-S_2 330 msec では RB_2 と H_2 がほぼ同時に出現しており，His 束は左脚を逆行する伝導により興奮している.

　c：S_1-S_2 310 msec では両脚とも伝導ブロックとなる．d：S_1-S_2 300 msec では左脚を逆行し，脚分岐部より右脚を順行し，その後 1 個の心室エコー（V_3）が認められる.

　HRA：高位右房，HB：His 束領域，RB：右脚領域，S_1：基本刺激，S_2：早期刺激

本頻拍の概要が明らかとなった.

B　頻度，基礎心疾患，自覚症状，心電図所見（表 5-1）

　持続性の BBRT や IFRT の真の出現頻度は明らかではない．これまでに 10 例を超える報告が 2 件しかないことからも，比較的稀な不整脈であろうことは想像できる．

　Blanck らは[1,11]，拡張型心筋症患者の約 45％ が本頻拍の解剖学的基質を有しており，逆に特発性拡張型心筋症（idiopathic dilated cardiomyopathy; IDCM）患者で誘発しうる持続性

表 5-1　脚間リエントリー性頻拍など His-Purkinje 系心室頻拍―多数例報告のまとめ―

著者	Tchou P, et al：(9)	Cohen TJ, et al：(10)	Blanck Z, et al：(11)	Lopera G, et al：(12)
文献：年	Circulation 1988	JACC 1991	JCE 1993	JCE 2004
症例数	7 例	7 例	48 例	20 例
VT メカニズム	BBRT：7 例	BBRT：7 例	BBRT：46 例, IFRT：2 例	BBRT：16 例 BBRT+IFRT：2 例 focal VT：2 例
頻度	記載なし	誘発可能 120 VT 中 7 VT(5.8%)	記載なし	7 年間にアブレーションを施行した VT237 例中 20 例(8.4%)
年齢	64±11	62±6	62(32-81)	62±14
性	7 M	7 M	44 M, 4 F	NA
基礎心疾患	IDC：6, CAD：1	CAD：4, IDCM：1, HCM：1, alc CM：1	CAD：23, IDCM：16, AR：2	CAD：11, NI-CM：9
疾患別頻度	NA	CAD：4.5%, CM：16.7%	NA	CAD：7.1%, NI-CM：11.1%
左室駆出率	27±11	23±3	23.2(14-65)	29±17
症状	失神：7	失神：4, 突然死生還：3	失神：25(51%), 突然死生還：13(26%)	失神：3, ICD 頻回作動：10
ベースライン心電図	LBBB：6, LAHB：1	LBBB：3, IVCD：4	IVCD：41, LBBB：5, RBBB：1	LBBB：12, RBBB：1, IVCD：2, Paced：4
SR or AF	SR：5, AF：2	NA	AF：16(PAF：10, CAF：6)	NA
QRS 幅(msec)	132±21	141±13	137(90-160)	152±25
EPS データ				
HV 間隔(baseline)	72±11	79±2	80.4(60, 110)	75±13
HV 間隔(post-ablation)	103±24	93±16	NA	89±23
VT 周期	270±24	283±17	274(210-380)	333±87
VT-QRS 形態	LBBB：7, RBBB：1	LBBB：7	LBBB：46, RBBB：5, IFRT：2	LBBB：18, RBBB：3, IFRT：1
HV 間隔(VT 中)	72±10	NA	85(55〜250)	88±21
BBRT 以外の VT 合併頻度	NA	3(43%)	11(23%)	12(60%)
アブレーションデータ				
アブレーション対象症例数	7	7	28	20
アブレーション方法	DC	RF	DC：17, RF：11	RF
アブレーション標的組織	右脚	右脚	右脚：26 例, 左脚：2 例	右脚：16 例, 左脚：6 例
成功率	100%	100%	100%	100%

(つづく)

表 5-1 脚間リエントリー性頻拍など His-Purkinje 系心室頻拍—多数例報告のまとめ—(つづき)

フォローアップデータ				
経過観察期間(月)	13±19	12±3	15.8(0〜70)	11±15
予後	心不全死:2例	心不全死:1例,敗血症死:1例	心不全死:13例,心臓突然死:4例,心臓非突然死:3例,非心臓死:3例	VT 再発:7例,心移植:3例,心不全死:1例,敗血症死:1例
PM 植込み例	有意な HV 間隔延長のため全例に PM 適応	なし	DC アブレーション:4例,RF アブレーション:3例	6例(30%)で高度房室ブロック→PMI

BBRT:脚間リエントリー性心室頻拍,IFRT:脚枝間リエントリー性心室頻拍,focal VT:His-Purkinje 起源の巣状心室頻拍,IDCM:特発性拡張型心筋症,CAD:冠動脈疾患,HCM:肥大型心筋症,AR:大動脈弁逆流,NI-CM:非虚血性心筋症,NA:記載なし,LBBB:左脚ブロック,LAHB:左脚前枝ブロック,IVCD:心室内伝導障害,RBBB:右脚ブロック,Paced:ペーシングリズム,SR:洞調律,AF:心房細動,PAF:発作性心房細動,CAF:慢性心房細動,DC:直流通電,RF:高周波
PM:ペースメーカー,PMI:ペースメーカー植込み

単形性 VT の 41% はこのメカニズムで説明可能としている．しかし同様な報告が他にないことから考えると，この数字は過大評価であるか，あるいは試験の対象がなんらかの特異的な病態をもつ IDCM の集団である可能性がある．一方，Lopera ら[12]によると，構造的心疾患に関連した再発性 VT のカテーテルアブレーションのために紹介入院となった 234 例中 20 例(8.5%)が His-Purkinje 頻拍であったという(BBRT:18例, IFRT:2例, Purkinje 組織の自動能亢進:2例).

従来より BBRT 症例では，その基礎心疾患として IDCM[9]や特定の筋原性疾患(筋緊張性ジストロフィー)[13,14]が多いことが指摘されてきた．これらの疾患群では刺激伝導系組織が広範に傷害されることが多く，そのために BBRT の基質を作りやすいと考えられている．すなわち，リエントリー回路を構成する主要な領域での伝導遅延が発生し，リエントリーが持続する地盤が作られることになる．しかしながら，多数例を用いた報告での基礎心疾患の内訳をみると，実際の患者総数は虚血性心疾患(IHD)の方が多い[11,12]ことを指摘しえる．例えば Lopera らによると[12]，アブレーションの対象となった持続性 VT の中で IDCM が 81 例中 9 例(11%)に His-Purkinje 頻拍を認めたのに対し，虚血性心疾患でも 153 例中 11 例 (7.1%)に観察され，基礎疾患別の発生頻度にも有意差を認めなかった．

次に心臓の構造的指標では左室拡大例に本頻拍の発生が多いことが指摘されている．また報告例の大部分は低心機能例で占められており，平均左室駆出率は 20% 台であった(表 5-1)．VT 発生時の症状は重篤な場合が多く，対象の 50% 以上が反復する失神発作，心肺蘇生の既往を有しており，植込み型除細動器(ICD)を既に植込んでいる患者が多く含まれる．最近の報告では，対象の半数が ICD の頻回作動を経験している[12](表 5-1)．また反対に ICD 植込み例での electrical storm(ICD 頻回作動)の頻拍メカニズムに，His-Purkinje リエントリー性頻拍が多いことも報告されている[15]．これらより BBRT 自体は重篤な発生背景

をもつ突然死のリスクの高い致命的な頻拍であるといえる．

　入院時ベースライン心電図（基本調律は洞調律か心房細動）では，左脚ブロックを呈しているものが多く，右脚ブロックはほとんど認められない．QRS幅は平均132～152 msecとかなり延長しているが，一部には正常例も含まれる．心調律は低心機能例が多く含まれるため，その約30％が心房細動であった（表5-1）．

C 脚間リエントリー性頻拍（BBRT）の電気生理学的特徴

　BBRTが認められた症例では，その多くにHis-Purkinje系の伝導障害を合併している．これまでの報告では，H-V間隔はベースラインで平均72～80 msecと延長している．VTの誘発は通常のペーシング・プロトコール（右室心尖部および右室流出路からの頻回刺激と2つの基本刺激間隔で3連続早期刺激まで）で行われている施設が一般的であるが[10,12]，Akhtarらのグループは，当初より本頻拍誘発における基本刺激間隔（BCL）の変動プロトコールが有用であることを述べている．これは，早期刺激を入れる直前にBCLを突然延長させ，その後早期刺激を加えるものである（図5-2）．Denkerらはこれをshort-to-long sequenceと呼んでいるが，BCLを突然延長させることにより，組織の不応期に与える影響が顕著なHis-Purkinje組織と，そうではない心室筋などの組織との間に不応期の空間的不均一性を増大させる結果，リエントリーが起こりやすくなることが考えられる[16]．

　誘発されたBBRTは前述したように，左脚ブロック波形を呈するものが圧倒的に多いが，これは右脚の不応期が左脚よりも長いために，心室ペーシングにより，右脚の逆伝導ブロックがより長い連結期の早期刺激により出現することがその原因と考えられている．ただし，通常EPS時には左室からのペーシングは行われないことも多く，このために早期刺激による興奮が左脚でブロックされるよりは，右脚でブロックされる頻度が高いであろうことも推測できる．

　誘発された頻拍周期は報告によりまちまちである．初期の報告では平均270～280 msecとするものが多いが，最近では比較的長い頻拍周期をもつ症例が存在することが示された（表5-1）．また，BBRT以外の傷害心筋にリエントリー回路をもつVTの合併率も報告によってさまざまである．Blanckらの報告では，BBRT単独例が約80％を占め，他のメカニズムのVTの合併は少ないとしているが，これとは対照的にLoperaらは心室筋由来の持続性VTが60％もの症例で誘発されたという．BBRTは重度の左心機能低下例に発生することが多いことから，広範な左室心筋傷害が存在するはずである．これに伴い心筋にも不整脈基質が形成されると考えるほうが理にかなっている．さらにBBRTはその他のHis-Purkinjeリエントリーを合併することも多く，EPSで頻拍誘発時あるいはアブレーション成功後にIFRTなどの他のHis-Purkinje頻拍が発生したとの報告もある[13,17]．

　ここで，アブレーション中にfascicular VTからBBRTへの移行が確認された症例を呈示

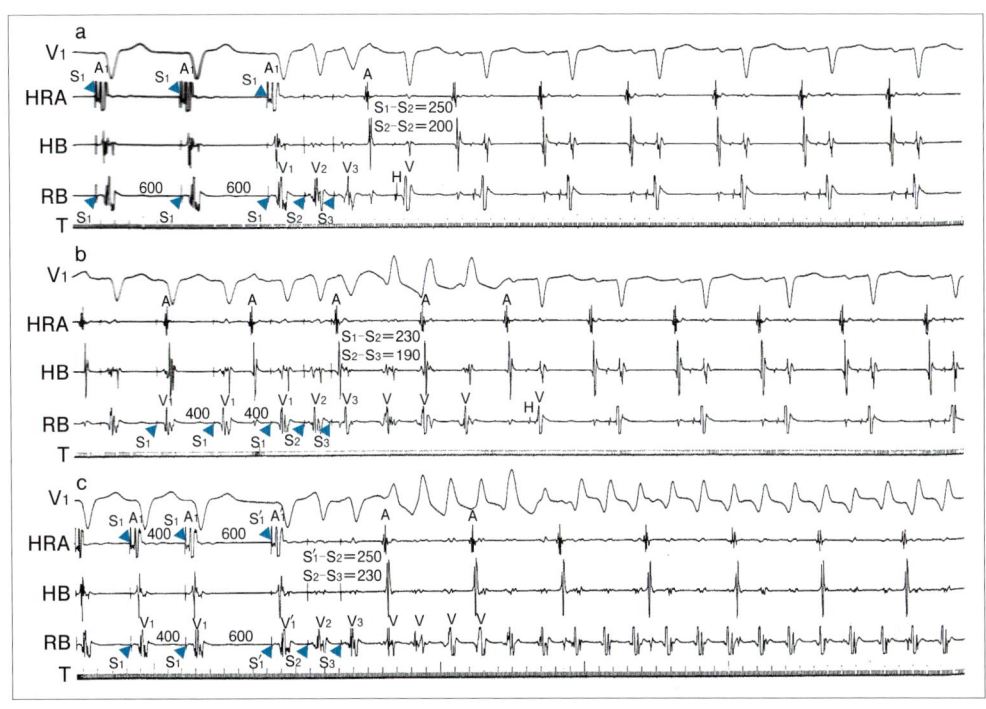

図 5-2 short-to-long sequence pacing による VT の易誘発性

(Denker S, Lehmann M, Mahmud R, et al: Facilitation of ventricular tachycardia induction with abrupt changes in ventricular cycle length. Am J Cardiol 53: 508-515, 1984 より転載)

a：基本刺激間隔(BCL) 600 msec の右室からの2連続早期刺激では頻拍の誘発(-).
b：BCL 400 msec では3発の反復性心室応答が誘発されている.
c：BCL 400 msec から最後の間隔を 600 msec に延長しその後2連続早期刺激を入れると, 持続性 VT が誘発された.

する. 本例は虚血性心筋症, 僧帽弁逆流に合併する心不全, VT, VF に対して Dor 手術, 僧帽弁置換術, ICD 移植術後であり, 今回は反復する VT に対する治療のため入院した. EPS ではまず図5-3 に示す左脚後枝領域の fascicular VT(VT#1)が誘発された. 本頻拍は心電図上比較的 narrow QRS 形態をしており, 頻拍中には左脚後枝領域で記録される Purkinje 電位(Pp)が QRS よりも約 60 msec 先行しており, また Pp は His 束電位よりも早期に認められた. 頻拍中の R-R 間隔は先行する P-P 間隔により既定されていた. 本 VT は左室後中隔から(図5-4)の高周波通電にて, QRS 幅が広く, 周期がやや長い(560 msec) VT#2 に移行した(図5-5). 本頻拍もやはり先行する His 束電位間隔(H-H 間隔)がその後の R-R 間隔を既定していた(図5-6). 頻拍中に行った右室心尖部からの頻回刺激ではエントレインメント現象が観察され, post-pacing interval は頻拍周期に一致することが確認できた. 本頻拍は右脚本幹領域をマッピング中にバンプ現象が起こり, その後誘発不能となった. 図5-7 にバンプした部位の局所電位を示すが, His 束電位に 25 msec 遅れた右脚電位が観察された. したがって本頻拍は右脚を下行し, 中隔心筋を経由して左脚を上行する BBRT

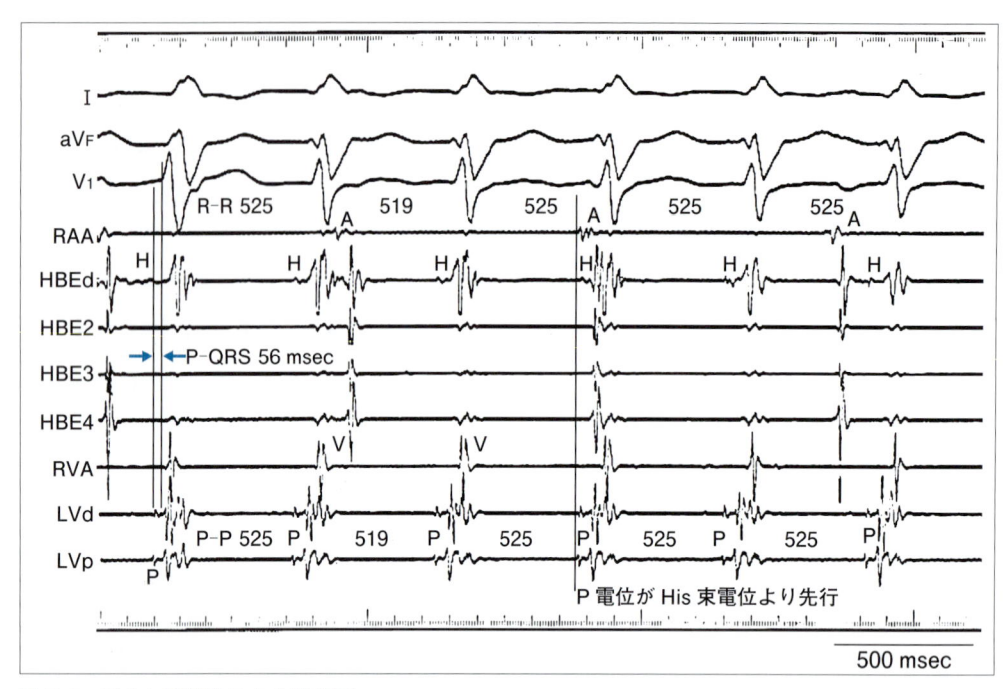

図 5-3 VT-1 持続時の心内電位図

頻拍中房室解離が認められる．P 電位は QRS 立ち上がりよりも 56 msec 先行しており，また His 束電位よりも早い．R-R 間隔の変動は，P-P 間隔の変動に既定されている．

RAA：右心耳，HBE：His 束電位図，RVA：右室心尖部，LV：左室，R-R：R-R 間隔，A：心房波，H：His 束波，P：プルキンエ電位，P-P：P-P 間隔

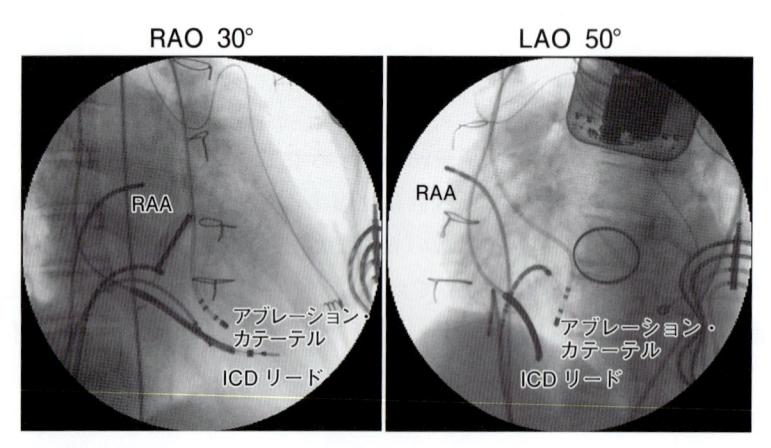

図 5-4 VT-1 に対するアブレーション成功部位

と診断しえる．

　BBRT の診断基準を表 5-2 に示す．これらをまとめると右脚，左脚などの刺激伝導系組織がリエントリー回路を形成し，その旋回興奮が頻拍周期を既定する．さらに刺激伝導系組織に対するカテーテルアブレーションにより，頻拍を根治しえることを証明することが診断

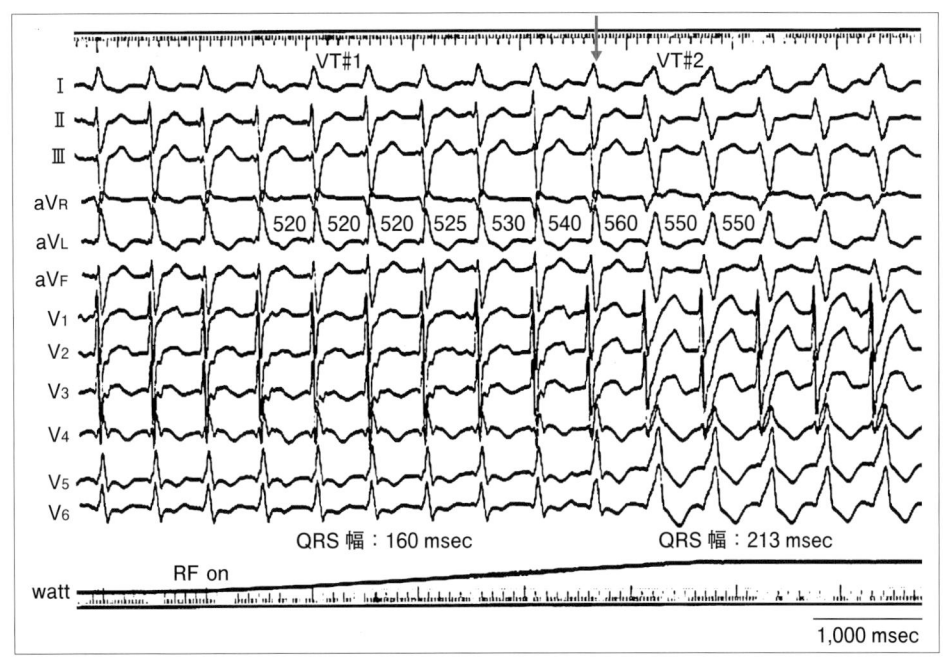

図 5-5 左室後中隔において高周波通電中の VT 波形の変化

VT#1 に対して，左脚後枝領域を通電中に矢印で示す時点から VT#2 に移行している．VT#2 は VT#1 に比較して，頻拍周期が長く，QRS 幅が広い．

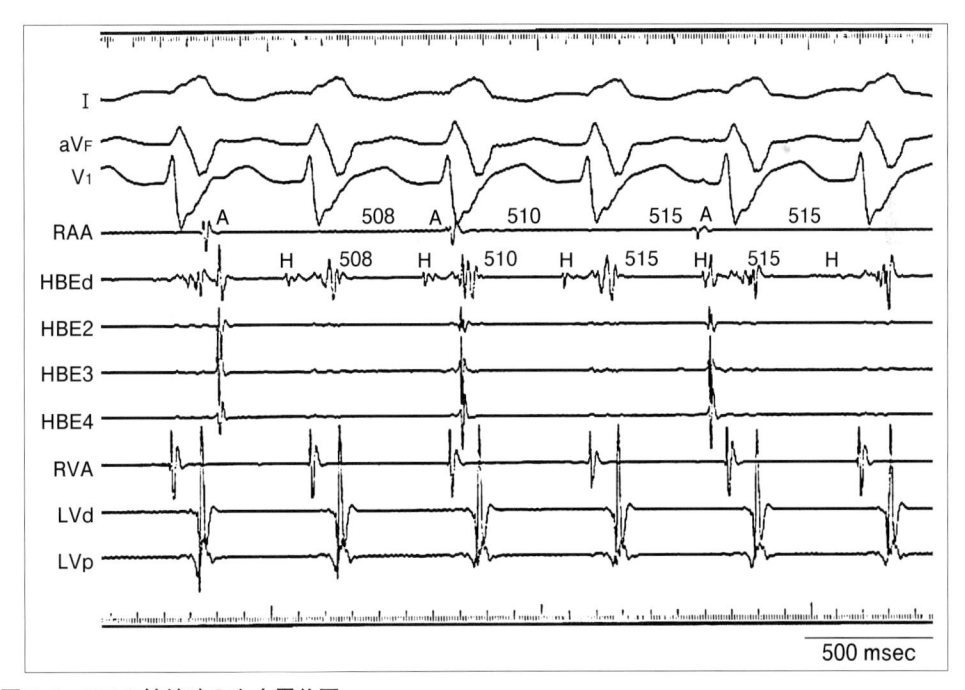

図 5-6 VT-2 持続時の心内電位図

やはり房室解離を認める．心室の興奮は VT-1 とは異なり右室心尖部で最も早い（VT-1 では左室の興奮が早い）．R-R 間隔の変動は H-H 間隔の変動により既定される．

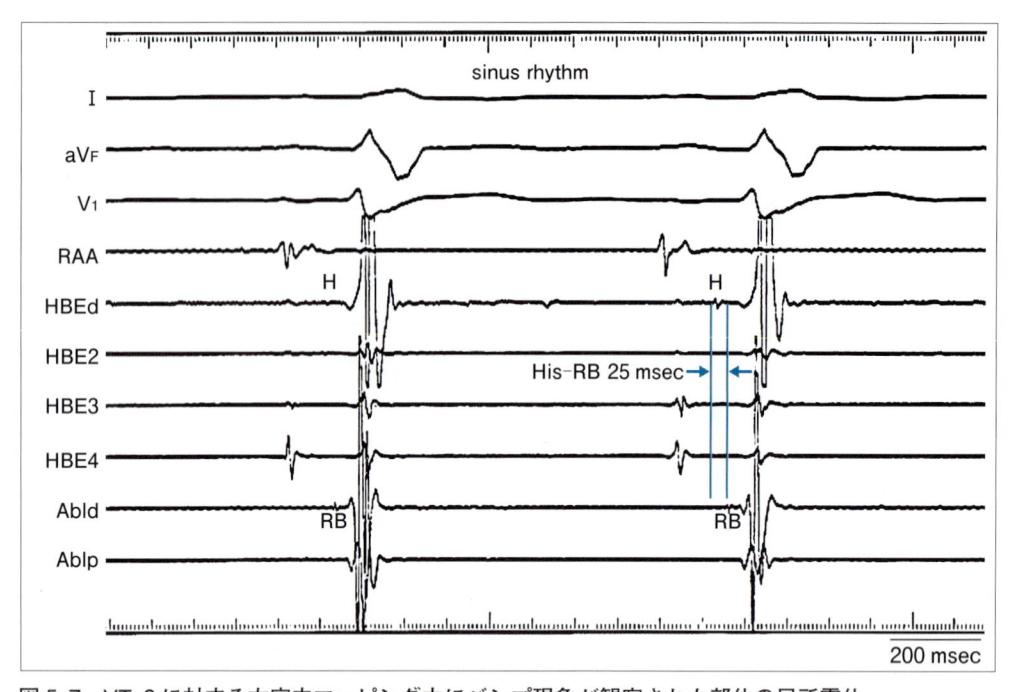

図 5-7　VT-2 に対する右室内マッピング中にバンプ現象が観察された部位の局所電位
洞調律中の記録であるが，His 束電位に 25 msec 遅れてシャープな低振幅の右脚電位が観察される（Abld）．

表 5-2　脚間リエントリー性心室頻拍（BBRT）の診断基準

1. 心室頻拍中の心電図 QRS 形態はそれぞれの脚を介した心室脱分極過程に一致した左脚ブロックあるいは右脚ブロックパターンを示す．
2. 頻拍中は心室興奮の立ち上がりよりも，His 束電位，右脚電位あるいは左脚電位が先行していること．また頻拍形態に相応して His-Purkinje 系の興奮順序が矛盾しないこと．頻拍中は比較的安定した His 束-心室（H-V）間隔，右脚（RB-V）あるいは左脚-心室（LB-V）間隔を呈する．
3. 心室興奮間隔（V-V 間隔）の自然変動は，His 束あるいは右脚電位間隔の自然変動に既定されること．
4. 心室早期刺激による頻拍の誘発は一定の His-Purkinje 系伝導遅延の発現に依存すること．
5. 頻拍は自然発生の，あるいはペーシングによる His-Purkinje 系の伝導ブロックにより停止すること．
6. 右脚に対する有効通電後は頻拍が誘発不能になること．

の鍵となる．その他，頻拍中には房室解離が認められること（図 5-6），頻拍中の HV 時間が洞調律中の HV 時間よりも長いか，同一であること（表 5-1），などが本頻拍の電気生理学的特徴として挙げられる．

D　脚枝間リエントリー性心室頻拍（IFRT）について

IFRT は稀な不整脈であり，これまでに 1 例あるいは 2 例の症例報告が散見されるのみである．これら報告の臨床データを表 5-3 にまとめたが，IFRT の特徴は以下のとおりである．

表5-3 脚枝間リエントリー性頻拍のこれまでの報告

症例	著者	文献	年齢	性別	基礎心疾患	左室駆出率(%)	HV間隔(BL)(msec)	VT周期(msec)	VT形態	BBRTとの合併	アブレーション成功部位
1	Blanck	11	—	—	CM	NA	75	245	RBBB, RA	有	左脚本幹
2	Blanck	11	—	—	CM	NA	60	240	LBBB, NA	有	左脚前枝
3	Crijns	18	72	男	OMI	26	100	390	RBBB, RA	無	左脚前枝
4	Berger	13	31	女	MD	NA	95	410	RBBB, LA	有	左脚後枝
5	Simons	17	71	男	—	NA	100	260	RBBB, RA	有	左脚後枝
6	Rubenstein	19	59	男	—	NA	82	258	RBBB, NWA	無	左脚後枝
7	Lopera	12	40	—	NI-CM	17.5	97	400	RBBB, RA	有	左脚後枝
8	Lopera	12	77	—	CAD	30	64	348	RBBB, RA	有	左脚後枝
9	Delacretaz	20	61	女	post AVR	65	—	280	RBBB, IA	有	左脚後枝
計 9例			59±17	男3 女2	CAD:2例 NI-CM:5例 無し:2例		84±16	315±72		有:7例 無:2例	左脚本幹:1例 左脚前枝:2例 左脚後枝:6例

CM：心筋症, OMI：陳旧性心筋梗塞, MD：筋緊張性ジストロフィー、NI-CM：非虚血性心筋症, CAD：冠動脈疾患, Post AVR：大動脈弁置換術後, NA：記載なし, RBBB：右脚ブロック, LBBB：左脚ブロック, RA：右軸, NA：正常軸, LA：左軸、NWA：無名軸, IA：下方軸, BBRT：脚間リエントリー性心室頻拍

(1) 多くは何らかの基礎心疾患を認めるが，明らかな構造的異常を認めない例でも発生することがある (2/9例：22%)．
(2) IFRTはこのメカニズム単独で認められることは少なく，多くは脚間リエントリー性頻拍 (BBRT) を合併している (7/9例：78%)．その中でもBBRTに対するアブレーション後 (通常は右脚が標的部位となる) に，新たにIFRTが誘発されるか，自然発生する例が多い．
(3) BBRTと同様に，広範囲なHis-Purkinje系の伝導障害が存在する．
(4) 頻拍周期はBBRTよりも長く，平均315 msecであった．
(5) 頻拍中のHV時間は，やはり洞調律中のHV時間よりも長い例が多い．
(6) 頻拍中のQRS形態は右脚ブロックを示すものが多く (8/9例：89%)，また電気軸は下方軸を呈するものが多い (7/9例：78%)．したがって，左脚前枝を下行し，左室心筋を脱分極させた後に左脚後枝を上行するリエントリーが多いことが理解できる．
(7) カテーテルアブレーションは順行伝導が残存する左脚前枝を温存するために，左脚後枝を標的とした報告が多く，初期の例を除き高周波通電により，比較的容易に頻拍を根治しえる．

E 治療法

BBRT, IFRTともに心室筋内のリエントリー性頻拍とは異なり，カテーテルアブレーションにより容易に根治させることができる．その標的組織として，通常は右脚が選択され

るが，その理由として，
(1)右脚はカテーテルによるアクセスが容易であり，また左脚と比較して網目状の拡がりがないことから，少ない通電回数で離断に成功する
(2)左脚ブロックが存在することは心血行動態的に好ましくなく，これを回避するために右脚をターゲットすべきである[12]

ことが挙げられる．

　右脚のアブレーションには右脚電位の同定が重要であるが，通常His束電位が検出される位置からさらに流出路中隔方向にカテーテルを進める．心室電位に先行して低電位の先鋭波が認められれば，それが右脚電位である．右脚電位がHis束電位よりも20 msec以上遅れていること，また心房波が検出されないこと，がアブレーション標的部位の要件となる[1]．IFRTに対しては前述したように，アブレーションによる新たな左脚ブロックの出現を回避することが重要であり，順行伝導が保たれている脚枝はアブレーションの標的とすべきではない．最近の知見ではBBRTは心室筋瘢痕組織に関連したリエントリー性頻拍を合併することが多いと知られる．この場合，BBRTに対するアブレーションのみでは十分ではない．心室筋内のリエントリー性VTに対するアブレーションの成績は必ずしも良好とはいえないため，ICDや薬物治療の追加的治療が必要となる．

■ 文献 ■

1) Blanck Z, Sra J, Dhala A, et al: Bundle branch reentry: mechanism, diagnosis, and treatment. *In* Zipes DP, Jalife J (eds): Cardiac electrophysiology: from cell to bedside 4th ed. W. B. Saunders, pp878-885, 2005.
2) Akhtar M, Damato AN, Bastsford WP, et al: Demonstration of reentry within the His-Purkinje system in man. Circulation **50**: 1150-1162, 1974.
3) Akhtar M, Gilbert C, Wolf FG, et al: Reentry within the His-Purkinje system: elucidation of reentrant circuit using right bundle branch and His bundle recordings. Circulation **58**: 295-304, 1978.
4) Reddy CP, Slack JD: Recurrent sustained ventricular tachycardia: report of a case with His-Bundle branches reentry as the mechanism. Eur J Cardiol **11**: 23-31, 1980.
5) Lloid EA, Zipes DP, Heger JJ, et al: Sustained ventricular tachycardia due to bundle branch reentry. Am Heart J **104**: 1095-1097, 1982.
6) Touboul P, Kirkorian G, Atallah G, et al: Bundle branch reentry: a possible mechanism of ventricular tachycardia. Circulation **67**: 674-680, 1983.
7) Touboul P, Kirkorian G, Atallah G, et al: Bundle branch reentrant tachycardia treated by electrical ablation of the right bundle branch. J Am Coll Cardiol **7**: 1404-1409, 1986.
8) Wah J, ChB MB, Friday K, et al: Selective percutaneous catheter ablation of the right bundle branch in patients with sutained bundle branch reentrant tachycardia (abstract). J Am Coll Cardiol **7**: 243, 1986.
9) Tchou P, Jazayeri M, Denker S, et al: Transcatheter electrical ablation of right bundle branch: a method of treating macroreentrant ventricular tachycardia attributed to bundle branch reentry. Circulation **78**: 246-257, 1988.
10) Cohen TJ, Chien WW, Lurie KG, et al: Radiofrequency catheter ablation for treatment of bundle branch reentrant ventricular tachycardia: results and long-term follow-up. J Am Coll Cardiol **18**:

1767-1773, 1991.
11) Blanck Z, Dhala A, Desepande S, et al: Bundle branch reentrant ventricular tachycardia: cumulative experience in 48 patients. J Cardiovasc Electrophysiol **4**: 253-262, 1993.
12) Lopera G, Stevenson WG, Soejima K, et al: Identification and ablation of three types of ventricular tachycardia involving the His-Purkinje system in patients with heart disease. J Cardiovasc Electrophysiol **15**: 52-58, 2004.
13) Berger RD, Orias D, Kasper EK, et al: Catheter ablation of coexistent bundle branch and interfascicular reentrant ventricular tachycardia. J Cardiovasc Electrophysiol **7**: 341-347, 1996.
14) Merino JL, Carmona JR, Fernandez-Lozano I, et al: Mechanisms of sustained ventricular tachycardia in myotonic dystrophy: implications for catheter ablation. Circulation **98**: 541-546, 1998.
15) Sakata T, Tanner H, Stuber T, et al: His-Purkinje system reentry in patients with clustering ventricular tachycardia episodes. Europacer **10**: 289-293, 2008.
16) Denker S, Lehmann M, Mahmud R, et al: Facilitation of ventricular tachycardia induction with abrupt changes in ventricular cycle length. Am J Cardiol **53**: 508-515, 1984.
17) Simons GR, Sorrentino RA, Zimerman LI, et al: Bundle branch reentry tachycardia and possible sustained interfascicular reentry tachycardia with a shared unusual induction pattern. J Cardiovasc Electrophysiol **7**: 44-50, 1996.
18) Crijns HJGM, Smeets JLRM, Rodriguez LM, et al: Cure of interfascicular reentrant ventricular tachycardia by ablation of the anterior fascicle of the left bundle branch. J Cardiovasc Electrophysiol **6**: 486-492, 1995.
19) Rubenstein DS, Burke MC, Kall JG, et al: Adenosine-sensitive bundle branch reentry. J Cardiovasc Electrophysiol **8**: 80-88, 1997.
20) Delacretaz E, Stevenson WG, Ellison KE, et al: Mapping and radiofrequency catheter ablation of the three types of sustained monomorphic ventricular tachycardia in nonischemic heart disease. J Cardiovasc Electrophysiol **11**: 11-17, 2000.

6 心筋梗塞に伴う左室中隔起源の束枝リエントリー性頻拍

Fascicular Reentrant Tachycardia in Myocardial Infarction

特発性左側心室頻拍(idiopathic left ventricular tachycardia; ILVT)類似の VT が，心筋梗塞症例に認められることがある[1,2]．Verapamil 感受性特発性心室頻拍，あるいは発見者の名前をとって Belhassen VT と呼ばれる不整脈である(➡Q7)[*1]．ILVT は若年者に発生することが多いが，心筋梗塞後に出現する本頻拍は高齢者に認められる．この頻拍の発症時期としては，梗塞遠隔期のみならず，また急性期にも出現することがある．

ILVT の発生メカニズムは主に左脚後枝，稀に左脚前枝から分枝した Purkinje 組織を回路とするリエントリー(束枝内リエントリー)と考えられているが，リエントリー回路の真の全貌はいまだ明らかではない．この頻拍に対しては verapamil が停止効果，予防効果をもつことが知られており[3]，また本剤有効性の標的となる，減衰伝導を特徴とする回路内組織がリエントリー成立のクリティカル領域である．これがはたして，いかなる心内構造物であるかはいまだ結論が得られていない．これまでの報告によると，遅延伝導を示す組織(頻拍の巡行路)は傷害された仮性腱索であるとする説[4,5]，そうではなく特定の組織は同定できないとする説[6]など分かれるが，リエントリー回路に Purkinje 組織を含むという点では一致している(➡Q4)[*2]．

さて，心筋梗塞症例に束枝内リエントリー性頻拍が認められることは，最近まで明らかにされていなかった．筆者らは，2002 年に AHA 年次集会で心筋梗塞に出現する単形性 VT の一機序として本頻拍が存在することを初めて報告した[7]．本章では，梗塞に合併する本頻拍の特徴と，基礎心疾患のない ILVT との類似点および相違点について解説する．また心筋梗塞で ILVT 類似の不整脈が発生するメカニズムやその背景について，過去の動物実験データなどを参考にしながら考察したい．

[*1] ➡Q7(205 頁)：Purkinje 不整脈における日本人研究者の貢献は？
[*2] ➡Q4(181 頁)：仮性腱索(false tendon)が左室特発性心室頻拍のリエントリー回路を形成するか否か？

表6-1 症例表

	症例1	症例2	症例3	症例4
年齢	73	74	59	75
性別	男	女	男	男
左室駆出率(%)	34	24	27	43
Killip 分類	Ⅳ	Ⅲ		
NYHA 機能分類			Ⅱ	Ⅱ
梗塞部位	前壁	前壁	下壁	下壁
冠動脈病変	LAD 閉塞 LCX 狭窄	LAD 閉塞	RCA 狭窄 LCX 狭窄	RCA 閉塞 LAD 狭窄
冠動脈治療	PCI + CABG	PCI	PCI	PCI
VT 発症時期(梗塞発症から)	4 時間	2 日	17 年	3 年
VT の QRS 形態，電気軸	RBBB + right superior	非定型的 LBBB + left superior	RBBB + left superior	RBBB + left superior
VT 周期(msec)	475	505	440	470

LAD：左前下行枝，LCX：左回旋枝，RCA：右冠動脈，PTI：カテーテル・インターベンション，CABG：冠動脈血行再建術，RBBB：右脚ブロックパターン，LBBB：左脚ブロックパターン，right superior：右上方軸，left superior：左軸偏位

A 心筋梗塞に伴う左室中隔起源の束枝リエントリー性頻拍
電気生理学的特徴について

1）症例の臨床的特徴

筆者らは2001年はじめから2005年終わりまでの5年間に，心筋梗塞に合併する束枝リエントリー性頻拍(fascicular VT in MI; MI-FVT)を4例経験している[1]．これはこの間，心筋梗塞に合併した持続性VTに対して電気生理学的検査(EPS)を施行した85例の約5%に相当する．これら症例の臨床データを表6-1に示す．

▶▶ 症例1

73歳，男性．入院直後から図6-1aに示すような，右脚ブロック，右上方軸型で頻拍周期が475 msecの単形性VTが出現．amiodarone, lidocaine, mexiletine, procainamideなどの抗不整脈薬の静脈内投与はいずれも停止効果を認めなかったが，ただひとつverapamilのみが頻拍停止効果を認めた．しかし，本剤使用により血圧が低下するため継続的に投与することは困難であった．左前下行枝の閉塞病変，回旋枝の狭窄病変(90%)に対してPCIおよび緊急のCABGにより血行再建を行ったが，VTを抑制することはできなかった．入院後4日間で合計23回の持続性VTが記録され，その停止のために13回の直流通電を施行したた

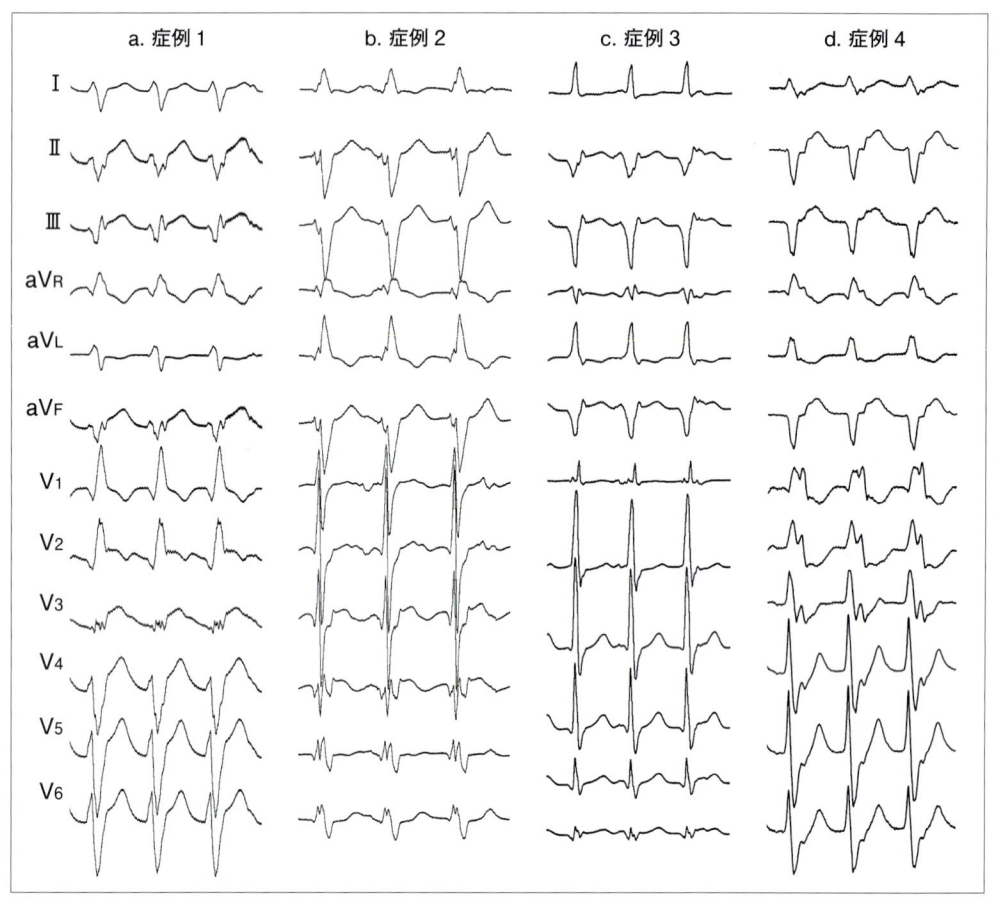

図6-1 VT中の12誘導心電図

め，カテーテルアブレーションを行うこととした．本症例の臨床経過表を図6-2に提示する．

▶▶ 症例2

74歳，女性．15年前に心筋梗塞初回発作(前壁)の既往がある．今回入院2日前に胸痛があり，また右前胸部誘導(V_1, V_2誘導)における新たな異常Q波の出現から，心筋梗塞再発作と診断した．入院時には既に周期505 msecの単形性VTを示しており(図6-1b)，頻拍持続による心不全を呈しており，胸部X線写真では肺うっ血像を認めた．Lidocaine, mexiletineなどの抗不整脈薬の静脈内投与は無効であった(本例では重度の心不全がありverapamilを投与していない)．緊急冠動脈造影では左前下行枝(#6)の閉塞を認めたため，ステント留置を行い血行再建に成功したが，不整脈は抑制されず，またその後1週間に9回の持続性VTを認めたため，非薬物治療を導入した．

▶▶ 症例 3

59歳，男性．17年前に心筋梗塞(下壁)の既往あり．今回は約1日間持続する動悸と呼吸困難のために入院した．入院時の心電図は既に右脚ブロック，左軸偏位型で頻拍周期440 msec の持続性 VT を示していた(**図 6-1c**)．入院の3週間前にも今回と同様の症状を自覚したが，7時間後に自然に停止している．VT 停止後の心電図や血液生化学所見からは，新たな梗塞の発症は除外された．冠動脈造影では右冠動脈および左回旋枝に 90% の有意狭窄を認め，これらに対してステント留置による血行再建に成功している．VT による心機能低下，心不全増悪を認めたため，アブレーションによる根治を目指すこととした．

▶▶ 症例 4

75歳，男性．3年前に心筋梗塞(下壁)の既往あり．VT が持続するため，当院に紹介搬送された．入院時の心電図では右脚ブロック，左軸偏位型で周期 470 msec の単形性 VT が認められた(**図 6-1d**)．今回入院前3か月間に同様な動悸発作を合計3回自覚しているが，いずれも30分前後で自然停止している．今回も自然停止後の心電図や血液生化学所見からは新たな梗塞は認められなかった．冠動脈造影では右冠動脈閉塞と左回旋枝の有意狭窄(75%)を認めたため，PCI を行った．血行再建後も持続性 VT が出現するため，カテーテルアブレーションを選択した．

MI-FVT の臨床的特徴をまとめると以下のようになる．
(1) 比較的頻拍周期の長い安定した単形性 VT であること
(2) VT 中の12誘導心電図の QRS 形態は右脚ブロック波形(1例のみ変則左脚ブロック波形)で左あるいは右上方軸である．
(3) MI-FVT は一度起きはじめると，長時間持続する，あるいは停止しても反復して出現する傾向がある．例えば，症例1では**図 6-2**に示すように，短時間で複数回の直流通電を余儀なくされる．

2) 電気生理学的検査所見

EPS は，高位右房，His 束領域および右室に4極カテーテルを留置して行った(**図 6-3**)．右室流出路および心尖部からプログラム刺激を行い，頻拍を誘発，逆行性に左室内に進めたアブレーション・カテーテルにより，左室，特に後中隔領域を詳細にマッピングした．VT 持続中にエントレインメント・ペーシングを，右房/右室/左室より行い，頻拍の反応を観察した．カテーテルアブレーションは温度コントロール・モードで(60℃)行い，出力は 50 W 制限とした．アブレーションの標的部位は頻拍中に QRS に先行する Purkinje 電位が認められる部位で行った．4例中3例では拡張期 Purkinje 電位(Pd 電位)と前収縮期 Purkinje 電位

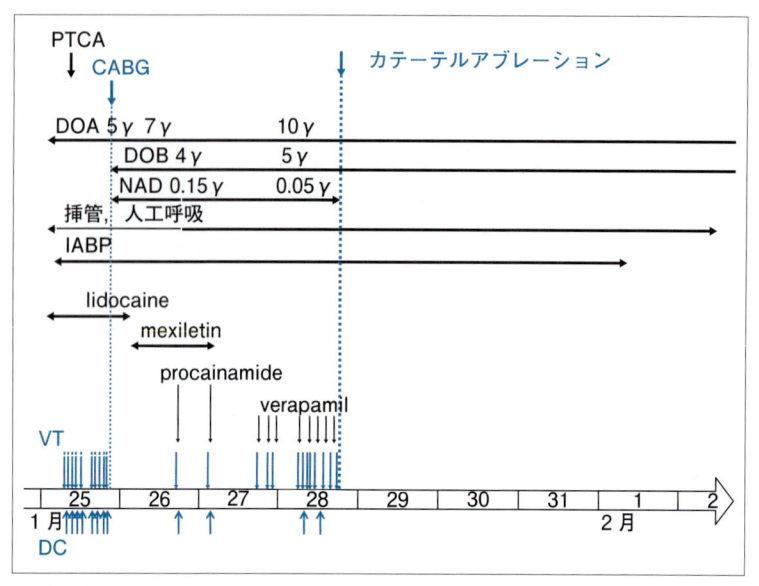

図 6-2 症例 1 (73 歳, 男性) の臨床経過表

　心筋梗塞にて入院直後より VT が反復して出現するため頻回の直流通電 (DC) を要した. 血行再建術, IABP, 各種抗不整脈薬にて治療したが, 抑制不十分のため, カテーテルアブレーションを施行し VT を根治しえた.

　PTCA：経皮経管冠動脈形成術, CABG：冠動脈バイパス術, IABP：大動脈内バルーンパンピング

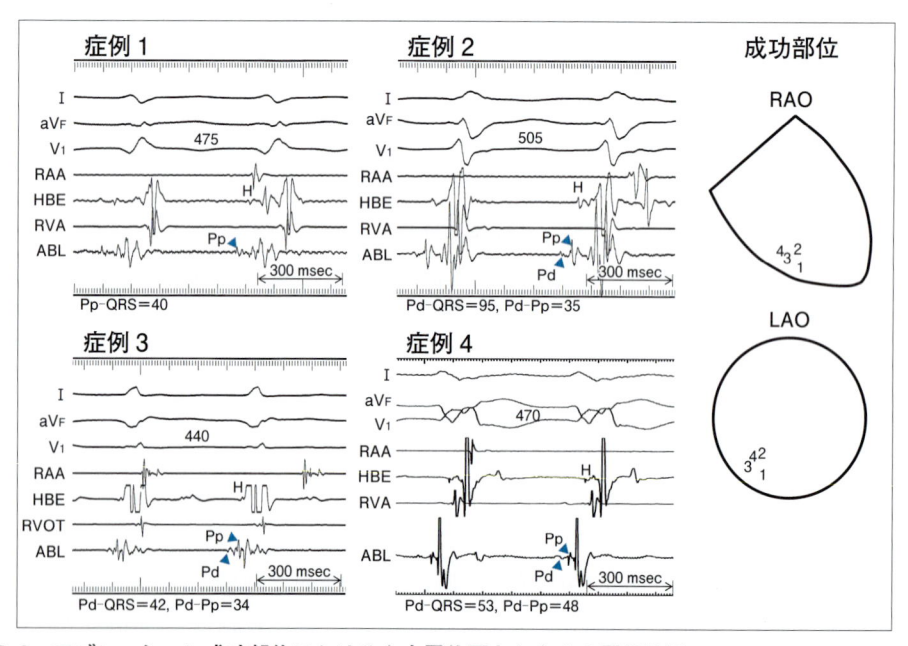

図 6-3　アブレーション成功部位における心内電位図とシネ上の電極位置

　RAA：右心耳, HBE：His 束電位図, RUA：右室心尖部, ABL：アブレーションカテーテル電位, Pp-QRS：Pp-QRS 間隔, Pd-QRS：Pd-QRS 間隔, Pd-Pp：Pd-Pp 間隔, RAO：右前斜位 (30°), LAO：左前斜位 (50°)

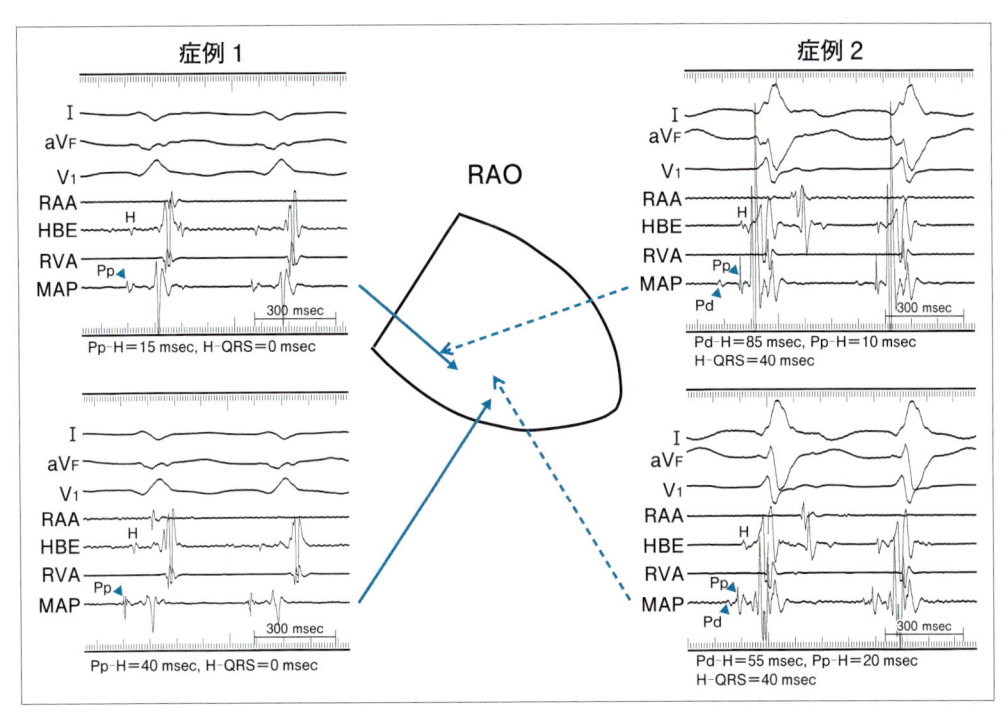

図 6-4　Purkinje 電位の左室後中隔内での興奮順序 (詳細は本文参照)
MAP:マッピング電位

(Pp 電位) の 2 種類が認められており，これらでは両電位が認められる領域の中でもできるだけ心尖部に近い遠位側からアブレーションを開始した．残りの 1 例 (症例 1) では Pp 電位のみ観察しえたが，Pp 電位の最も先行する部位で高周波通電を行った．

　4 例全例で右室プログラム刺激 (早期刺激および頻回刺激) により，再現性をもって VT が誘発された．3 例 (症例 1-3) では右房からの頻回刺激でも頻拍が誘発された．頻拍の誘発のために isoproterenol の投与を要したものはなかった．頻拍中にはすべての症例で His 束電位が観察され，3 例で体表心電図 QRS よりも先行，残りの 1 例では QRS 波の中に埋没していたが，いずれの症例でも His 束電位は Purkinje 電位 (Pd および Pp 電位) よりも遅れていた (図 6-2 参照)．Purkinje 電位は左室後中隔領域に連続的に観察されたが，症例 1 では Pd 電位は観察されなかった．同一症例での観察では拡張期 Purkinje 電位 (Pd) はより心基部に近い部位では，早期に観察され，逆により心尖部に近い領域では，出現のタイミングが遅れることが認められた (図 6-4)．一方前収縮期 Purkinje 電位 (Pp) は心尖部でより早期に観察され，心基部では遅れるパターンを示した．これは Nogami らが報告した特発性左側心室頻拍 (ILVT) の Purkinje 電位興奮順序と同様のパターンである[8]．なお，Pp 電位は左室後中隔に沿って比較的広範囲で電位が観察されたが，Pd 電位は心尖部から心基部までを三等分してその中間 1/3 の領域にのみ認められた．

　全例で頻拍中に洞調律が捕捉される現象が観察された．その代表的な心内電位記録を図

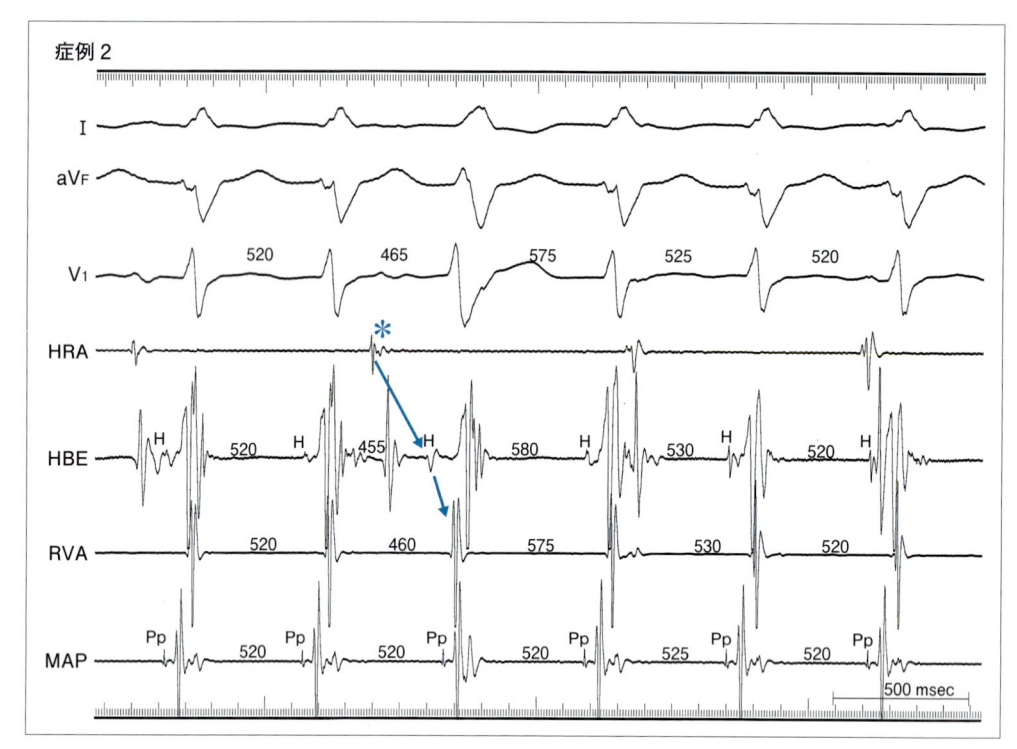

図 6-5 洞調律が捕捉された時の心内電位記録
詳細は本文参照

　6-5に示すが，洞結節由来の興奮がHis束を捕捉し，その後右室電位のタイミングを早めている．しかしこの心拍が介入しても，実際の頻拍周期には影響しておらず，頻拍をリセットしていないことがわかる（最下段MAP参照）．

　次に右房からのエントレインメント・ペーシング中のPurkinje電位の反応を心内記録を図6-6に示す．右房ペーシングの興奮がHis束を興奮させ，これに遅れてPp電位がantidromicに捕捉されているのがわかる（刺激伝導系の興奮がペーシング中はHis束からPurkinje方向に，ペーシング終了後，VT中にはPurkinjeからHis束方向に伝導していた）．一方，Pd電位は一心拍遅れて，orthodromicに捕捉されており，ペーシング中もVT中も同じ興奮順序を示していた．各ペーシングによる，His束電位とそれに対応するPd電位の間隔はペーシング周期480 msecでは480 msecであり（図6-6上段），ペーシング周期470 msecと短縮すると490 msecと延長している．なお，右室流出路からのエントレインメント・ペーシングではペーシング周期の短縮によりprogressive fusion現象が観察されており，Pd電位の減衰伝導特性がより顕著に認められた．またアブレーション成功部位でのエントレインメント・ペーシングでは1例（症例2）で，Purkinje組織の選択的捕捉が観察され，刺激スパイク-QRS間隔と，Pd電位-QRS間隔が115 msecで一致していた（図6-7）．

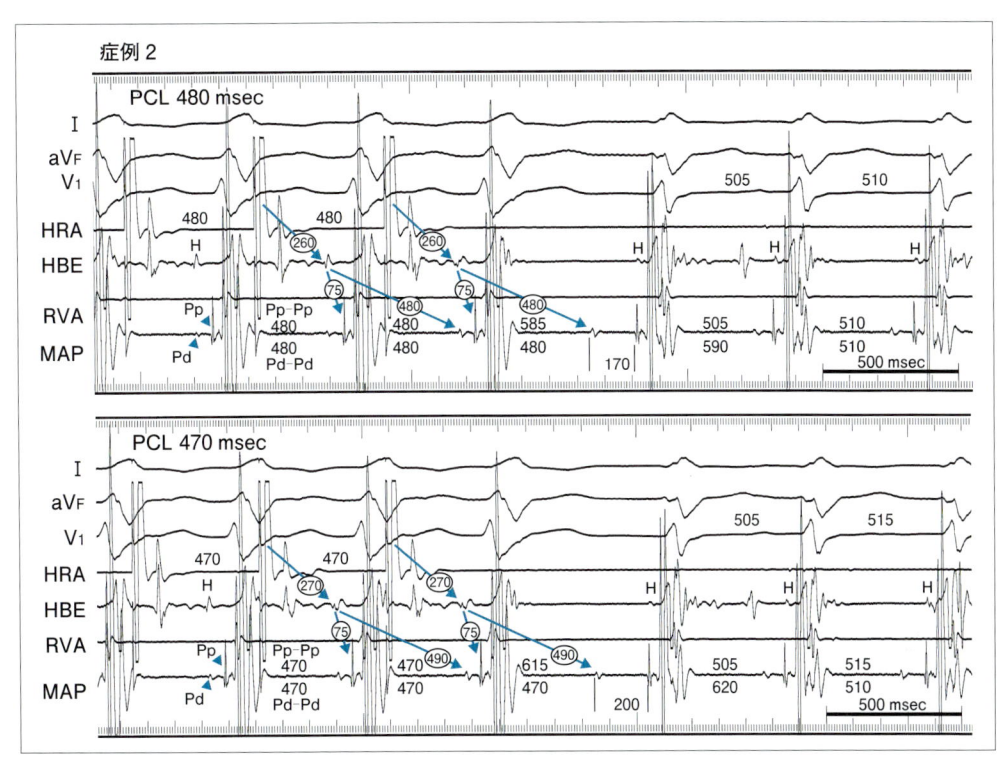

A．心筋梗塞に伴う左室中隔起源の束枝リエントリー性頻拍

図6-6 右房からのエントレインメント・ペーシング
詳細は本文参照

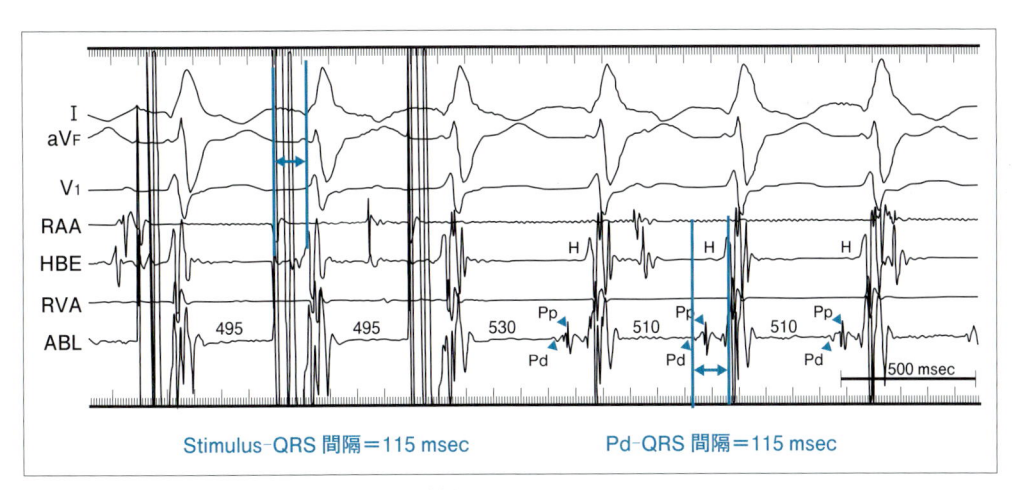

図6-7 アブレーション成功部位からの刺激による concealed entrainment
選択的な Purkinje 線維捕捉を示す．

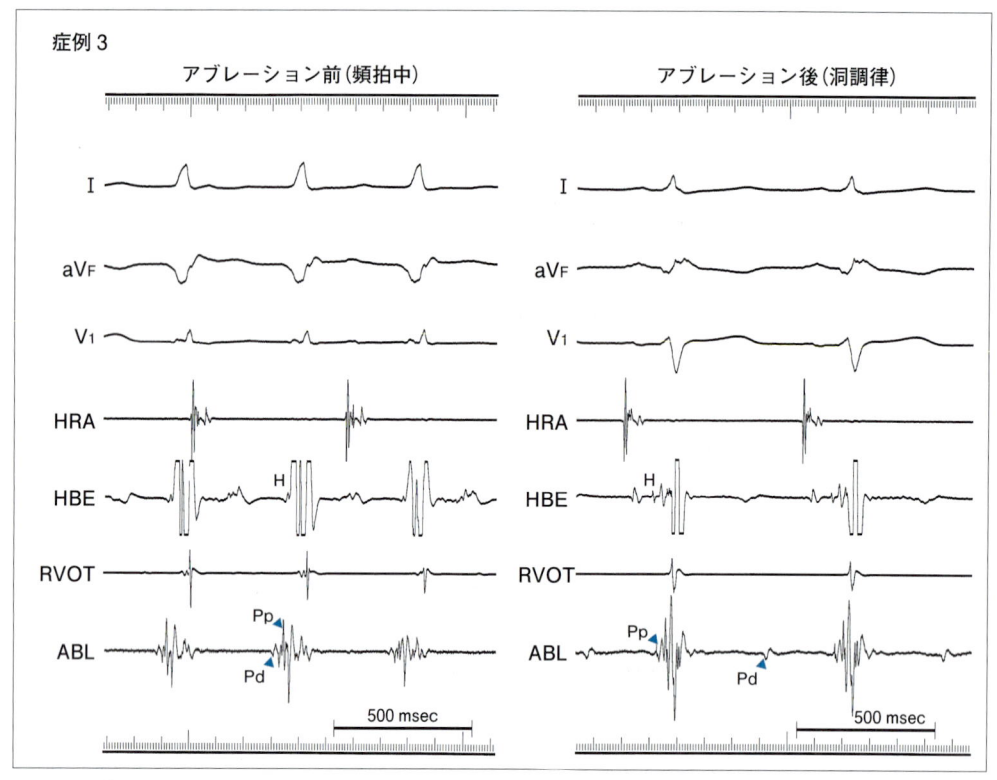

図 6-8 成功通電前後の Purkinje 電位の記録

3) カテーテルアブレーションの成績と経過観察

　図 6-2 に示す左室後中隔心尖部よりの領域を標的として，平均 2 回（1～5 回）の高周波通電により頻拍は誘発不能となった．通電成功部位では Pd 電位-Pp 電位間隔，Pd 電位-体表 QRS 間隔，Pp 電位-His 束電位間隔は，それぞれ平均 39±8 msec，63±28 msec，31±24 msec であった．また通電成功部位からのペーシングでは 10.4±2.0 点という比較的良好なペースマップ・スコアを示した．通電前に Pd 電位および Pp 電位の 2 種の Purkinje 電位を認めた 3 例のうち，2 例では（症例 2，3）アブレーション成功後の洞調律記録で体表心電図 QRS 波よりもかなり遅れて同様の波形が観察されているが（図 6-8），有効通電により同様な現象が起きうることが ILVT においても報告されている[8]．なお，アブレーション後の洞調律時体表心電図で，新たな左脚ブロックの出現，QRS 電気軸の変化は観察されなかった．これはアブレーション標的部位をできるだけ遠位側（心尖部より）に設定したためと考えられる．

　経過観察では症例 1 は第 17 病日に梗塞再発作を発症し，これによる心不全で死亡した．症例 2～4 の 3 例は，いずれもアブレーション成功後の頻拍誘発試験でそれまで臨床でド

表6-2 MI-FVTとILVTの臨床および電気生理学的諸指標の比較

	MI-FVT (n=4)	ILVT (n=15)	p値
年齢	70±8	32±15	<0.001
男性の比率(%)	3(75%)	14(93%)	0.39
左室駆出率(%)	32±8	65±7	<0.001
頻拍周期(msec)	473±27	327±74	0.001
VT中の体表心電図QRS幅(msec)	156±12	126±15	0.002
通電成功部位電気生理学的指標			
Pd電位とPp電位の両者が記録される症例	3(75%)	12(80%)	0.82
P-QRS間隔(msec)	58±26	52±22	0.69
(P-QRS間隔/VT周期)×100(%)	12±5	16±7	0.24
LV-RV間隔(msec)	66±24	40±20	0.04
VT周期とpost pacing intervalの差(msec)	27±18	16±15	0.29
ペースマップ・スコア	10.4±2.0	10.6±1.0	0.83
臨床で観察されたVT以外の持続性VTの誘発	3(75%)	0	0.004

MI-FVT：心筋梗塞に合併したfascicular VT, ILVT：特発性左側心室頻拍, Pd電位：拡張期Purkinje電位, Pp電位：前収縮期Purkinje電位, P-QRS間隔：Purkinje電位-QRS間隔, LV-RV間隔：通電成功部位の心室波(V波)と右室心尖部の心室波の間隔(VT中)

キュメントされていないVTが誘発されたため，ICD(植込み型除細動器)を植込んだ後，退院となった．平均34か月の結果観察中ICD作動を認めていない．

B MI-FVTとILVTの比較

これまで述べてきたように，心筋梗塞4例に認められた束枝内リエントリー性頻拍(MI-FVT)は多くの点で，特発性左側心室頻拍(ILVT)に相似している．表6-2にわれわれが経験したMI-FVT 4例と，同じ期間中に日本医科大学付属病院でカテーテルアブレーションを施行したILVT 15例の臨床および電気生理学的諸指標を比較した表を提示する．年齢はMI-FVTで高く，ILVTは若年層に認めることが多く，この差は顕著に現れている．両者とも男性の占める割合が高く，左室駆出率は当然のことながらMI-FVT群で有意に低く，平均でも32%と重症の心機能障害を呈していた．心電図指標では，頻拍周期がMI-FVTがILVTに比し有意に長いことと，頻拍中のQRS幅が有意に広いことが特筆すべき相違点である．一方，電気生理学的指標では，通電成功部位で拡張期Purkinje電位(Pd電位)と前収縮期Purkinje電位(Pp電位)の両者とも記録しえた症例の割合は同等であり，P-QRS間隔(Pd-QRS間隔あるいはPp-QRS間隔)や，そのVT周期に対する割合も両群間で差を認めなかった．またペースマップ・スコアも両群ともに10点台とほぼ同様な数値を示しており，これら2つの頻拍の電気生理学的メカニズムの類似性を物語っている．なお，アブレーション成功部位における左室心室筋興奮(V波)から右室心尖部の心室筋興奮までの間隔は，MI-

FVTで有意に延長しており，心筋梗塞に伴う心室内遅延伝導を反映している．これがMI-FVT頻拍中のQRS幅の延長につながるのであろう．

C まとめ

1）他のPurkinje不整脈との鑑別

本頻拍以外にも，心筋梗塞遠隔期に出現しPurkinje組織が関与する単形性リエントリー性VTのメカニズムとして，脚間リエントリー（bundle branch reentry；BBR），脚枝間リエントリー（interfascicular reentry；IFR）が挙げられている（第5章参照）[9-13]．その中でも左脚後枝を順行性に左室に伝導するBBR，IFRとの鑑別は重要である．これまで述べてきたMI-FVTは一部心室筋，あるいはPurkinje-VM junctionが関与する可能性は否定できないが，そのメカニズムはILVTと同様に，左脚後枝領域の束枝リエントリー性頻拍とみなされる．その鑑別のポイントは以下のとおりである．

(1) MI-FVTでは前収縮期Purkinje電位（Pp電位）が遠位部（心尖部に近い領域）で，近位部（心基部に近い領域）に比較し，より早期に観察された．これはBBR，IFRでは興奮順序が逆になるはずである．

(2) 頻拍中のR-R間隔の変動は，His束電位/H-H間隔ではなく，Purkinje電位/P-P間隔の変動によって規定される[9-13]．

(3) 対象4例中3例ではアブレーション成功部位から2種類のPurkinje電位（Pd電位とPp電位）が同時に記録しえたこと．これは脚間リエントリーや脚枝間リエントリーでは認められない．

(4) 洞結節由来の興奮がHis束や右脚電位を先行させても，Purkinje電位を捕捉しない限りは頻拍の停止やリセットが起きえないこと．これはHis束や右脚組織がリエントリー回路に含まれないことを意味する．

(5) これまでの脚枝間リエントリーの報告ではHis束電位は常に左脚後枝電位よりも先行することが示されている（図6-8）．これは本頻拍とは逆のパターンである[12,13]．

(6) 脚間リエントリーや脚枝間リエントリー症例では，通常はHis束下の伝導障害を伴っているものが多く，洞調律時のHV間隔が延長しているものが多い[9-13]．しかし今回の4例ではいずれもHV間隔は正常範囲であり，3例では50 msec未満であった．

これら電気生理学的所見から，刺激伝導系の本幹を回路の一部とするリエントリー性頻拍は除外しえる．

2) 心筋梗塞における束枝リエントリー性頻拍の成立機序

　1870〜80年代に行われた動物心筋梗塞モデルを用いた検討で，Purkinje線維は虚血に対して，耐性をもつことが証明されている[14,15]（→**Q5**）*.
　これはPurkinje線維が心内膜に表在するか，心内膜直下に存在するために，左室内を還流する血液から直接酸素や栄養分を受給できることによると考えられている．またPurkinje線維にはglycogenが豊富に蓄えられており，また筋線維が希薄なことも虚血に強い一因である．さらに心室筋と比較して酸素あるいはエネルギー需要が低いことも示されている．このように虚血に耐性のあるPurkinje線維は冠動脈閉塞後も生き残るが，その組織自体は虚血により，ある程度の傷害を受けている．その結果，活動電位緒指標も影響を受け，静止膜電位の低下，活動電位第0相，立ち上がり速度の低下，活動電位持続時間の延長などが認められる[16,17]．これらが遅延伝導，一方向性ブロック，再分極の空間的ばらつきに繋がり，頻拍性不整脈が発生しやすい環境が形成される．
　また，これらPurkinje線維の虚血による傷害は虚血発症後2分以内の超急性期に既に認められることが報告されており，これは心内膜下Purkinje細胞のみならず，仮性腱索に存在するPurkinje線維でも同様な変化が観察されるという[18]．これら病理学的変化は，介在板の解離，筋小胞体空胞形成，過収縮，ミトコンドリアの膨張，細胞質の欠如（rigor cell；硬直細胞），空胞変性らが含まれる．その中で細胞質の空胞変性の程度は，Purkinje細胞のAPDの延長度と相関がみられ，虚血の改善と共に両者が足並みをそろえて回復することが示されている[19]．またVT発生時相に採取した組織と，VT非発生時相から採取した組織を比較すると，VT発生時には空胞変性の程度が増強していたという[5]．
　以上のように，冠動脈閉塞後も心室の最内膜側に位置するPurkinje線維や仮性腱索組織は虚血によって壊死に至るわけではなく，より深層に位置する心室筋細胞と比較すると虚血による傷害が軽度である．しかしながら，病理組織学的な変化に伴って，電気生理学的な異常を認めることも事実であり，viableな心筋細胞の減少に伴って傷害Purkinje組織が不整脈発生の主役を演じるようになる．実際に臨床現場で経験する不整脈としては，梗塞急性期に出現する多発性PVC，多形性VTあるいはaccelerated idio-ventricular rhythm（AIVR：slow VT）は傷害Purkinje組織から発生することが示されている．本章で紹介した束枝リエントリー性VT（MI-FVT）は，はたして心筋梗塞により新たに獲得された不整脈基質により発生するのか，それとも生来有している不整脈基質があり，梗塞あるいは梗塞により出現した心室期外収縮がトリガーとなり不整脈が顕在化したのかは明らかではない．しかし，梗塞発症以前には心室頻拍を起こした既往，症状はなく，ILVTと比較するといずれも高年齢で発症していることから，心筋梗塞がこの新たな不整脈発生に何らかの役割を演じている可能

---

*　→Q5（190頁）：Purkinje組織はなにゆえ虚血に耐性をもつのか？

性は高い．一方，これまでの報告の中で薬剤抵抗性の特発性心室頻拍に手術療法が適応された例で，仮性腱索の病理組織学的検討がなされている．これによると構造的，機能的な正常心でも ILVT の仮性腱索組織には炎症細胞浸潤や，組織の線維化像が認められると報告されている[20]．したがって，これまで報告されてきた若年発症の ILVT が，文字どおり真に特発性であるのかという点に対して，疑問を投げかけるデータとなっている．ILVT 発症には，心筋の炎症性疾患，変性疾患，代謝性疾患などが関与しているのかもしれない．

3) アブレーションの適応，至適部位に関する考察

MI-FVT では ILVT と同様に，不整脈責任部位が心内膜側に限局しているので，カテーテルアブレーションの有効性が期待できる．事実，われわれが経験した4例ではすべて，少数回の高周波通電により再発を抑制できている．アブレーションの適応を決めるにあたって重要なことは，本頻拍の機序を診断することである．比較的頻拍周期の長い右脚ブロック上方軸型の VT を観れば，本頻拍が疑われるが，最終的な診断は心内電位を詳細に観察する必要がある．MI-FVT では心筋梗塞を合併しているわけであるから，心機能を温存するために脚ブロックの発生を極力避ける必要がある．したがって，責任 Purkinje 組織の中でも比較的，末梢の領域をアブレーションの標的にすべきと考えられる．例えば脚肢間リエントリー性頻拍や，また一部の施設では ILVT に対しても，左脚後枝本幹や心基部領域に高周波を通電する場合があるが，この場合は His 束下伝導障害の発生が危惧される．

4) Purkinje 組織が関与する単形性 VT：他のメカニズム報告の紹介

Bogun らは[21]，同施設でカテーテルアブレーションを行った81例を主に後ろ向きに検討し，心電図上 QRS 幅が 145 msec 以下であった9例について，頻拍の電気生理学的機序を検討している．9例中8例は下壁梗塞後に出現しており，全例で広範囲に瘢痕組織を認めたという．頻拍のメカニズムはリエントリーであり，左側心室中隔のマッピングでは VT 時に QRS 波に先行する Purkinje 電位を認めたことから，そのメカニズムとして脚枝間あるいは束枝リエントリー性頻拍と考えられる頻拍である．

これに反して，Bogun らは図 6-9 シェーマに示す VT のメカニズムを提言している．彼らが描くリエントリー回路は広範囲に形成された瘢痕組織を解剖学的障壁とするリエントリーである．そこには僧帽弁輪部との間に形成される峡部や，心尖部，左室側壁なども回路内に含まれている．Purkinje 組織の役割として，心室中隔梗塞巣に生き残った Purkinje 組織がリエントリー回路の一部を形成し（遅延伝導を示す），心尖部よりの後中隔（梗塞巣に含まれる）が exit site となる．彼らがこのメカニズムを提唱する根拠は，
(1) Purkinje 組織のみならず，左室側壁や僧帽弁輪部からのペーシングにより concealed entrainment が認められること，

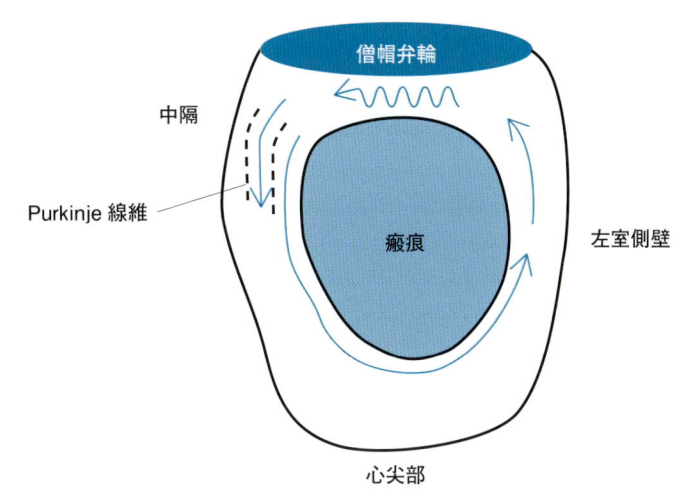

図 6-9 Bogun らの提唱する Purkinje 組織が関与する単形性 VT 機序のシェーマ
(Bogun F, Good E, Reich, et al: Role of Purkinje fibers in post-infraction ventricular tachycardia. J Am Coll Cardiol **48**; 2500-2507, 2006, Figure 8 より改変)

(2) Purkinje 電位が認められる部位でアブレーションに成功しても，アブレーションにより図 6-8 に示すような新たな遅延電位が認められないこと

から，Purkinje 組織に限定した回路ではないとしている．しかし，この提唱されたメカニズムに対してはいくつかの問題点を指摘しえる．

(1) 大部分の症例は後ろ向きの検討であり，症例それぞれで電気生理学的検証が行われているとはいいがたいこと
(2) Purkinje 組織が回路の一部を形成するためには，その下部に存在する心室筋が一様に瘢痕化している必要があり，通常の心筋梗塞では起こりにくい現象であること
(3) Purkinje 組織からの exit site でアブレーションに成功しているが，Purkinje 組織が一時的にはリエントリー形成に関与していたとしても，これを離断した後には健常心筋あるいは梗塞境界部に存在する心室筋を迂回する新たな回路を形成する可能性が高いこと

　などが挙げられる．

文献

1) Hayashi M, Kobayashi Y, Iwasaki Y, et al: Novel mechanism of postinfarction ventricular tachycardia originating in surviving left posterior Purkinje fibers. Heart Rhythm **3**: 908-918, 2006.
2) Morishita I, Nogami A, Thuboi H, et al: Verapamil-sensitive left anterior-fascicular ventricular tachycardia associated with healed myocardial infarction: changes in the delayed Purkinje potential during sinus rhythm. J Interv Card Electrophysiol **22**: 233-237, 2008.
3) Ohe T, Shimomura K, Aihara N, et al: Idiopathic sustained left ventricular tachycardia: clinical and electrophysiological characteristics. Circulation **77**: 560-568, 1988.
4) Thakur RK, Klein GJ, Sivaram CA, et al: Anatomic substrate for idiopathic left ventricular

tachycardia. Circulation 93: 497-501, 1996.
5) Maruyama M, Tadera T, Miyamoto S, et al: Demonstration of the reentrant circuit of verapamil-sensitive idiopathic left ventricular tachycardia: direct evidence for macroreentry as the underlying mechanism. J Cardiovasc Electrophysiol 12: 968-972, 2001.
6) Lin FC, Wen MS, Wang CC, et al: Left ventricular fibromuscular band is not a specific substrate for idiopathic left ventricular tachycardia. Circulation 93: 525-528, 1996.
7) Hayashi M, Kobayashi Y, Morita N, et al: Novel mechanism of postinfarction ventricular tachycardia originating in left posterior Purkinje fibers. Annual Scientific Meeting, AHA 2002.
8) Nogami A, Naito S, Tada H, et al: Demonstration of diastolic and presystolic Purkinje potentials as critical potentials in a macroreentry circuit of verapamil-sensitive idiopathic left ventricular tachycardia. J Am Coll Cardiol 36: 811-823, 2000.
9) Chien WW, Scheinman MM, Cohen TJ, et al: Importance of recording the right bundle branch deflection in the diagnosis of His-Purkinje reentrant tachycardia. Pacing Clin Electrophysiol 15: 1015-1024, 1992.
10) Blank Z, Dhala A, Deshpande S, et al: Bundle branch reentrant ventricular tachycardia: cumulative experience in 48 patients. J Cardiovasc Electrophysiol 4: 253-262, 1993.
11) Crijns HJ, Smeets JL, Rodriguez LM, et al: Cure of interfascicular reentrant ventricular tachycardia by ablation of anterior fascicle of the left bundle branch. J Cardiovasc Electrophysiol 6: 486-492, 1995.
12) Berger RD, Orias D, Kasper EK, et al: Catheter ablation of coexistent bundle branch and interfascicular reentrant ventricular tachycardia. J Cardiovasc Electrophysiol 7: 341-347, 1996.
13) Lopera G, Stevenson WG, Soejima K, et al: Identification and ablation of three types of ventricular tachycardia involving the His-Purkinje system in patients with heart disease. J Cardiovasc Electrophysiol 15: 52-58, 2004.
14) Friedman PL, Stewart JR, Fenoglio JJ Jr., et al: Survival of endocardial Purkinje fibers after extensive myocardial infarction in dogs. Circ Res 33: 597-611, 1973.
15) Fenoglio JJ, Pham TD, Harken AH, et al: Recurrent sustained ventricular tachycardia: structure and ultrastructure of subendocardial regions in which tachycardia originates. Circulation 68: 518-533, 1983.
16) Sugi K, Karagueuzian HS, Fishbein MC, et al: Cellular electrophysiologic characteristics of surviving subendocardial fibers in chronically infarcted right ventricular myocardium susceptible to inducible sustained ventricular tachycardia. Am Heart J 114: 559-569, 1987.
17) Ren XL, Hoffman BF: Reversibility of electrophysiologic abnormalities of subendocardial Purkinje fibers induced by ischemia. J Cardiovasc Electrophysiol 5: 412-421, 1994.
18) Sharov VG, Beskrovnova NN, Kryzhanovsky SA, et al: Ultrastructure of Purkinje cells in the subendocardium and false tendons in early experimental myocardial infarction complicated by fibrillation in the dog. Virchows Arch B Cell Pathol Incl Mol Pathol 57: 131-139, 1989.
19) Fenoglio J, Karagueuzian HS, Friedman PL, et al: Time course of infarct growth toward the endocardium after coronary occlusion. Am J Physiol 236: H356-H370, 1979.
20) Suwa M, Yoneda Y, Nagao H, et al: Surgical correction of idiopathic paroxysmal ventricular tachycardia possibly related to left ventricular false tendon. Am J Cardiol 64: 1217-1220, 1989.
21) Bogun F, Good E, Reich S, et al: Role of Purkinje fibers in post-infarction ventricular tachycardia. J Am Coll Cardiol 48: 2500-2507, 2006.

7 虚血性心疾患に認められる多形成 VT, VF
—Electrical storm における Purkinje 線維の役割

Polymorphic VT and VF in Ischemic Heart Disease
—the Role of Purkinje Fiber in Electrical Storm—

A 虚血性心疾患に認められる不整脈のメカニズム
Purkinje 線維の役割

心筋梗塞発症から時間が経過するにしたがって，発生する不整脈のメカニズムが変化することは古くから知られている．この点については Harris の冠動脈結紮モデルを用いて，これまでに多数の研究が行われている．本項ではその中でも Purkinje 組織に関連する頻拍性不整脈に焦点を当てる(➡Q2)[*1].

冠動脈結紮モデルで発生する不整脈で Purkinje 組織の関与が証明されているものを以下に列記する(➡Q6)[*2].

(1) 心筋梗塞急性期前期(第1相：冠動脈結紮後30分以内)に出現する心室期外収縮(VPC)，心室頻拍(VT)，心室細動(VF)
(2) 心筋梗塞急性期後期(第2相：冠動脈結紮後6〜72時間)に出現する心室固有調律(AIVR)，VT，VF
(3) 心筋梗塞亜急性期(第3相：冠動脈結紮後3〜12日)に出現する VT，VF

ヒトで観察される不整脈は梗塞発症からの時相が，イヌのそれと比べるとやや遅れることが知られている．したがって実験の第1相はヒトの超急性期-急性期，第2相が急性期-亜急性期，第3相が亜急性期-遠隔期と考えられるが，これに照らしあわせると，この実験系で認められる不整脈の多くは，臨床でも経験することのある不整脈である．

一方，再灌流性不整脈については *in vivo* レベルの電気生理学的検討が少ない．その発生源に関する情報も少ないが，近年再灌流性不整脈もその半数以上は Purkinje 線維起源であるという興味ある報告がなされている[1]．この報告では，Purkinje 線維が VT のトリガーとしてだけではなく，VT 初期段階における不整脈の維持にも貢献している可能性を示している．これについては後述するが，臨床現場で血行再建術後に観察される electrical storm (ES)の出現様式によく似ている．

[*1] ➡Q2(162頁)：Purkinje 研究の歴史は？
[*2] ➡Q6(195頁)：心筋梗塞後に発生する Purkinje 線維関連不整脈は？

表 7-1　心筋梗塞に伴う心室頻拍，心室細動の電気生理学的メカニズム

持続性単形性心室頻拍(sustained VT)
　1) scar-related macroreentry(主に遠隔期)
　　　channel-dependent reentry
　　　isthmus-dependent reentry
　2) bundle branch-Purkinje-rerated reentry(急性期-遠隔期)
　　　bundle branch reentry, interfascicular reentry
　　　intrafascicular reentry
　3) 自動能亢進(作業心筋，Purkinje 線維：accelerated idioventricular rhythm)

持続性多形性心室頻拍(poly VT)/心室細動(VF)
　1) Purkinje 線維起源の VPC を契機とする Poly VT/VF(急性期-遠隔期)
　2) 二次性 QT 延長症候群　→　polymorphic VT(急性期)
　3) 心室細動(VF)

B 臨床で認められる梗塞急性期
遠隔期の Purkinje 不整脈

　心筋梗塞に発生する心室性不整脈の機序に関する実験報告は多数認められるが，臨床の現場でその機序を詳細に検討することには限界がある．心筋梗塞発症後まもなく発生するVT，VF は即座の治療を怠ると，死に至る大変危険な病態であり，一刻も早く停止させ，再発を防ぐための治療を開始せねばならない．したがって，このような重篤な不整脈に対して，落ち着いて薬物に対する反応を評価することや，ペーシングに対する反応を観察することは困難である．心筋梗塞急性期の不整脈メカニズムに関して系統的に検討した臨床報告が少ないことの原因がここにある．

　これまでに心筋梗塞に関連した VT/VF のメカニズムとして臨床的に詳細に検討されているメカニズムを表 7-1 に列記した．その中で，不整脈の発生や持続において Purkinje 線維の関与が明らかなものは，単形性 VT では主に遠隔期に出現する脚間リエントリー，脚枝間リエントリーと，最近その存在が証明された左側特発性 VT に類似した特徴をもつ束枝リエントリーである．また，急性期にしばしば認められる促進心室固有調律 accelerated idioventricular rhythm; AIVR/slow VT)は，Purkinje 組織の自動能が亢進することにより出現することが示されているが，これは良性かつ一過性の不整脈であり臨床的に問題になることは少ない．急性期から遠隔期にかけて反復して出現する，多形性 VT や VF に Purkinje 組織が関与することが示されている．本章ではこのうち，Purkinje 線維起源の心室期外収縮(VPC)がトリガーとなる多形性 VT あるいは VF に焦点を当てる．この不整脈はしばしば短時間に繰り返して出現するため，electrical storm (ES)という特殊な病態を形成することが知られている．

　なお，心筋梗塞急性期-遠隔期に出現する単形性 VT の一機序と考えられる左側特発性心室頻拍類似の束枝リエントリー性頻拍については，6 章(93 頁)を参照のこと．

C Electrical storm と Purkinje 不整脈

　近年心筋梗塞急性期に出現する不整脈の中で，Purkinje 線維起源として注目されているのは，多形性 VT や VF を誘発する可能性のある心室期外収縮(ventricular premature contraction; VPC)である．これは時には停止後も繰り返して致死的不整脈を惹起するため，患者の救命のためには頻回に直流除細動を要することもある．この病態は electrical storm (ES)と呼ばれているが，いったんこのクリティカルな状況に陥ると，そこから脱出するのはなかなか困難である．また，直流通電を繰り返して行うと，その結果として除細動閾値が上昇するため，最後は最大出力で通電しても多形性 VT や VF を停止しえなくなることも経験される．それ以上の治療がなされなければ即座に死に至る重篤な状態であり，植込み型除細動器(ICD)適応患者で心臓突然死に至るのはこれが原因であることが多い[2]．

1) ICD 適応例での electrical storm(ES)の病態，予後，薬物療法について

　これまで ES の頻度，誘因，病態，治療法や予後に関する報告が多数認められるが，そのほとんどが ICD 植込み後に出現する ES を対象としている[3-9]．またこれら ICD 植込み例での検討では，ES の定義として 1 日に直流通電，高頻拍ペーシングを含めた ICD 治療の適切作動を 2 回あるいは 3 回以上認めることとされており，頻回の直流通電を要する反復型 VT/VF と比較して軽症例が多く含まれている可能性がある．したがって，心筋梗塞急性期-亜急性期に出現する ES とはやや様相を異にするが，その中で主に虚血性心疾患を対象とした報告の内容を紹介する．

a. 病態と予後について
　ICD 植込み例を対象としたものでは，最近 10 年間に 7 つの大きな報告(対象が 100 例以上)がある(**表 7-2**)．全試験で対象の虚血性心疾患の占める割合が 60% を越えている．ICD 植込み後の ES の発生率は 4% から 40% と大きなばらつきを認めるが，その原因として
(1) ES の定義が異なること
(2) 観察期間が異なること
(3) ICD 植込みの対象が異なること(心室性不整脈の既往のあるもの：二次予防か，既往のないもの：一次予防)
が挙げられる．例えば，Brigadeau らの報告[8](対象の大部分は二次予防目的で ICD を適応)では，ES の定義を持続性心室性不整脈(sustained ventricular arrhythmia; SVA)の発生が 24 時間以内に 2 回以上と設定しており，また最長 12 年と非常に長い観察期間を設定していることから，ES の発生率が 40% と高い数値となっている．反対に Sesselberg の報告[9]

表7-2 ICD適応例に発生したelectrical stormの特徴（既報のまとめ）

著者	文献番号	electrical storm (ES)の定義	IHDの占める割合	観察期間	ESの出現頻度	ES出現時期（ICD植込み後）
Credner	23	≥3 VTA/24時間	69%	403±242日	14/136（10%）	133±135日
Exner	24	≥3 VTA/24時間	83%	31±13月	90/457（20%）	9.2±11.5か月
Verma	25	≥2 VTA（通電を要す）/24時間	75%	一定期間（2年間）	208/2,028（10%）	814±620日
Gatzoulis	26	≥3 VTA/24時間	66%	33±26月	32/169（19%）	0-50M
Hornloser	27	≥3 VTA/24時間	71%	平均7月（2〜12.3）	148/633（23%）	94±105日
Brigadeau	28	≥2 VTA/24時間	66%	平均826日（0〜4642日）	123/307（40%）	平均1,417日
Sesselberg	29	≥3 VTA/24時間	100%	20.6±12.8月	27/719（4%）	平均4.8月

（つづく）

（MADIT-Ⅱ試験のサブ解析）では，ESの定義をSVAの発生を24時間以内に3回以上認めることとしており，また本試験は対象がSVAの既往のない一次予防試験であることから，ESの発生率がわずか4%にとどまっている．

発生時期については，第1回目のESがICDを植込んでから早期に発生するものもあるが，数年経過してから起きるものもあり，一定の傾向はない．また出現する不整脈の内訳はVTが70%以上の大部分を占めるとする報告が多く，残りはVFかVT/VFが混在するケースである．

次にESの誘因についてであるが，報告によっては記述されていないものもあるが，記述されている報告でも，全体のわずか10〜40%の症例で同定されているにすぎない．その中で多いのは心不全の増悪，心筋梗塞を含む急性冠症候群，カリウムなどの電解質異常がESの誘引となることが多い．他の症例ではESに前駆する病態が明らかにされておらず，文字どおり死に直結する「不整脈の嵐」を引き起こす原因が，不明である症例が多いというのも重大な問題といえる．ESの治療方針を決めるためには前駆病態の解明は必須であることから，患者に対する注意深い観察が必要である．

現在も結論が出ておらず，まさに論争の的になっている課題として，ESの発生が症例予後の有意な予知指標であるかどうか，言いかえればESが心臓死のリスク要因であるかどうかという問題がある．7つの試験[3-9]のうち4つはYes解答だが，残りの3つはNoと結論している．これらの報告の対象には基本的にICDが移植されているわけで，ICDの保護下で心臓突然死が起きるとすれば，やはりESが再発し，直流通電が無効となる病態が考えられる．ES発生例では非発生例と比較してESの再発が多いことから，突然死の発生率が高いことが予想される．またES発生の背景に低心機能，活動性の心筋虚血などが関与してい

表7-2 つづき

不整脈出現数	不整脈内訳	ESの誘引	予後への影響
17±17	VT：64% VF：21% VT/VF：14%	低カリウム：3例，AMI：1例，CHF：1例	影響なし
平均4(3-14)	VT：86% VF：14%	記載なし	予後悪化あり(RR：2.4)
5±5	VT：52% VF：48%	ACS：14%，電解質異常：10% CHF：19%	予後悪化あり
ATP：21±33， DC：8±4	記載なし	ACS：2例，CHF：1例， 低カリウム：1例	死亡率：53 vs 14%
平均10.6回	VT：91% VF：1% VT/VF：8%	CHF：9%，電解質異常：4%	影響なし
平均2(1-9)	VT：92% VF：8%	ACS：4.4%，急性感染症：6.5%， 電解質異常：4.4%，CHF：15.6%	影響なし
記載なし	VT：20例，VF：7例 (ES最初の調律)	記載なし	予後悪化あり(RR：7.4)

ることも知られているので，全心臓死の発生率も高くなると考えるほうが理にかなっている．

b. 薬物療法について

ICD植込み例でのESに対する薬物療法については，これまでに少数例を対象とした観察試験が散見されるのみである．

Crednerら[3]はICD植込み後平均133日後に出現したES 14例中9例で，入院のうえ図7-1に示す方式で治療を行っている．まずβ遮断薬であるmetoprololを静脈内投与し，引き続きI群抗不整脈薬であるajimalineを静脈内投与する．この段階でESが鎮圧されたのは3例のみで，残りの6例はさらにamiodaroneの静脈内投与を要した．その後全例にamiodaroneの経口投与を継続しており，その結果ES群の予後は，ICD作動のない群，単回の作動のみの群と比較しても，明らかな差を認めなかった．

Vermaらの多数例の報告[5]では，ES 208例中186例で抗不整脈薬の静脈内投与を行っており，その大多数(91%)がamiodaroneであったと報告している．その治療効果の詳細は不明であるが，その半数以上の症例で抗不整脈薬の追加，あるいは増量のみで退院できたことから，amiodaroneが有効であったことを示唆している．

Gatzoulisらの報告[6]でも，急性期はamiodarone＋lidocaine＋β遮断薬で乗り切り，その多くは退院時にもamiodaroneとβ遮断薬の併用を行っていた．しかし，彼らの報告ではES出現例の予後は非出現例に比較し悪く，同様の薬物を投与していても，Credonerらの報告とは異なる経過を示している(図7-2)．

Hohnloserら[7]によるSHIELD (SHock Inhibition Evaluation with azimiLiDe)試験の報告

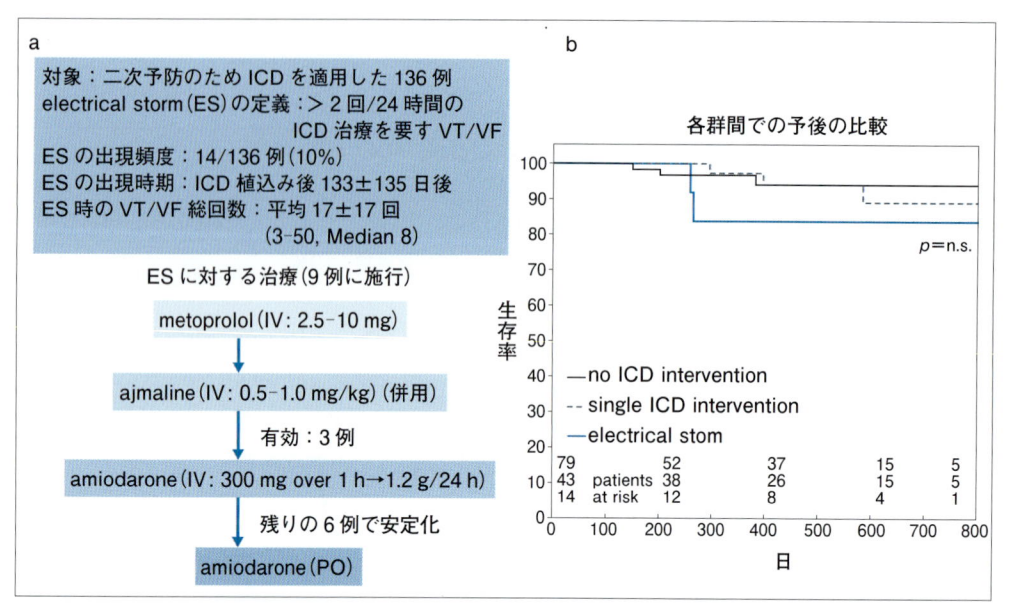

図 7-1 植込み型除細動器(ICD)適応症例における electrical storm(ES)の頻度,治療成績と予後

(Credner SC, Klingenheben T, Mauss O, et al: Electrical storm in patients with transvenous implantable cardioverter-defibrillators: incidence, management and prognostic implications. J Am Coll Cardiol **32**: 1909-1915, 1998, Figure 1 より改変)

a 下段:ES の9例に対して行った治療アルゴリズムを示す.I群抗不整脈薬は無効例が多く,β遮断薬と amiodarone の併用により鎮圧に成功している.

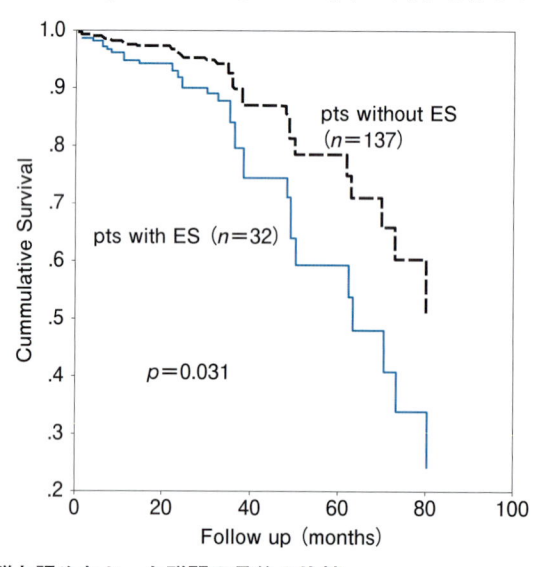

b:経過観察における生存率の Kaplan-Meier 曲線.ES の存在は予後に影響していない.

図 7-2 ES を認めた群と認めなかった群間の予後の比較

(Gatzoulis KA, Andrikopoulos G, Apostolopoulos T, et al: Electriclal storm is an independent predictor of adverse long-term outcome in the era of implantable defibrillator therapy. Europace **7**: 184-192, 2005, Figure 3 より転載)

この研究では ES 発生例の死亡率が有意に高いことがわかる.

では，純粋Ⅲ群抗不整脈薬であるazimilideがESの再発を有意に抑制したと報告し，その効果には投与量依存性が存在したと報告している．

本邦からのWashizukaらの報告では[10]，ICD植込み91例に対して平均30±13か月間の経過観察を行い，11例(12%)でICD植込み後平均20か月で重篤なESを認めた．ここで彼らはESを1時間に10回以上のICD作動と定義している．その内4例では，β遮断薬と深い鎮静化によりESがコントロールされたが，他の症例では本邦独自のⅢ群静注抗不整脈薬であるnifekalantによりESが抑制されたという．

以上まとめると，ICD植込み例でのES鎮圧を目的として，一般的には第一に薬物治療が選択されており，その多くはamiodaroneとβ遮断薬であった．その後もこれら薬物を併用し経過観察することが一般的となっているが，これら薬物療法のESに対する真の効果は明らかではない．これを解明するためには，ES例を対象とした無作為割付試験を行う必要があるが，これを実際に行うのは倫理的に問題があるかもしれない．これとは別にazimilideやnifekalantがESの再発を有意に抑制したことから，Ⅲ群抗不整脈薬の予防効果が期待されるところである．

2) 心筋梗塞急性期

亜急性期に認められるelectrical storm(ES)の病態，予後治療法

a. 自験例に基づく病態・予後の考察

心筋梗塞に出現するESの病態を，詳細に検討した報告は少ない．かなり以前の検討[11]であるが，筆者がCCUに勤務していた時(PCIが一般化する前の時代，いわゆるprethrombolytic era)に経験した症例をまとめると表7-3のようになる．薬物治療のみで抑制しえないESに対して大動脈内バルーンパンピング(intraaotic ballow pomping; IABP)の適応を余儀なくされた症例が約5年間で8例存在した．われわれの経験では，種々の抗不整脈薬や冠拡張薬，抗心不全薬などの内科的治療に抵抗し，頻回の直流通電を要した難治性不整脈(ES)の頻度は，虚血性心疾患で入院した患者の0.5%にすぎない．このような重篤なESの発生が稀であることは，以前にも指摘されている．すなわち重篤な不整脈がIABP適応の理由として挙げられているのは，IABP適応患者全体の3%以下と報告されている[12,13]．

われわれが経験した8例のうち，4例(Ⅰ群)は心筋梗塞発症から数時間以内の急性期に出現している．残りの4例(Ⅱ群)は梗塞後亜急性期，あるいは慢性期に認められた重篤なESである．同じESでも，心筋梗塞の病期によってその病態，重症度が大きく異なることがわかる．急性期ESは，亜急性期-慢性期ESに比し，IABPが奏効し，またIABPからの離脱も容易であり，予後も良好であった．一方，亜急性期以降の症例はES自体がさらに重篤で，その背景として心室瘤の合併，難治性心不全の存在が挙げられる．

IABPの効果は認められるが，これも一過性であり，早晩救命のための手術を要し，予後も不良であった．同様の報告はHansenら[14]によってなされている．Ⅰ群，Ⅱ群間でIABP適応前の血行動態を比較すると(図7-3)，肺動脈圧(PAP)，肺毛細管喫入圧(PCWP)ともⅡ

表 7-3 心筋梗塞に認められた electrical storm 症例（prethrombolytic era に経験した 8 例）

症例	性別	年齢	梗塞部位	AMI 発症から不整脈発生までの時間	VT, VF 発生回数 (DC shock 施行回数) IABP 前	IABP 中～後	手術	予後
I 群（急性期群）								
1	M	59	AL	4 時間	16(3)	1(1)	PTCA	S
2	M	58	I	6 時間	9(4)	0(0)	—	S
3	M	49	I	6 時間	8(7)	0(0)	—	S
4	M	54	AL	9 時間	15(1)	2(0)	—	S
II 群（亜急性期～陳旧期群）								
5	F	52	I	10 日間	20(13)	12(11)	AN, ERP	D
6	M	40	AS	13 日間	35(29)	8(4)	AN, ERP	S
7	M	70	AL	30 日間	16(7)	3(0)	AN, CABG	S
8	M	74	AS	1.5 年間	21(10)	16(11)	IN, ERP	D

I：inferior, AL：anterolateral, AS：anteroseptal, AN：aneurysmectomy, ERP：endocardial resection procedure, IN：infarctectomy, S：survived, D：died

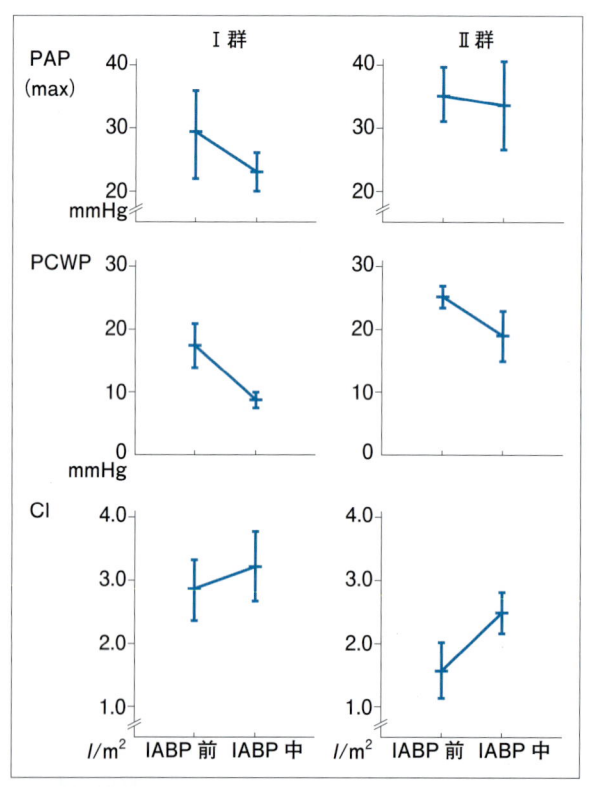

図 7-3 梗塞急性期に出現した ES 4 例（I 群）と亜急性期以降に出現した ES 4 例（II 群）の血行動態の比較，および IABP の効果

ES 発生時の血行動態は II 群でより劣悪であり，IABP の効果も II 群では十分とはいえない．

表 7-4　ES に対する抗不整脈薬の効果

症例	LID	MEX	DPH	APR	DP	AM	VER
I 群							
1	×	×		×			
2	×						
3	×						
4	×	×			×		
II 群							
5	×		×		×	○	○
6	×	×			×		
7	×		×		×		
8	×	×	×	×	×	○	○
投与例	8	4	3	2	5	2	2
有効例	0	0	0	0	0	2	2

○：有効，一時有効　×：無効
LID：lidocaine，MEX：mexiletine，DPH：diphenylhydantoin，APR：aprindine，DP：disopyramide，AM：amiodarone，VER：verapamil

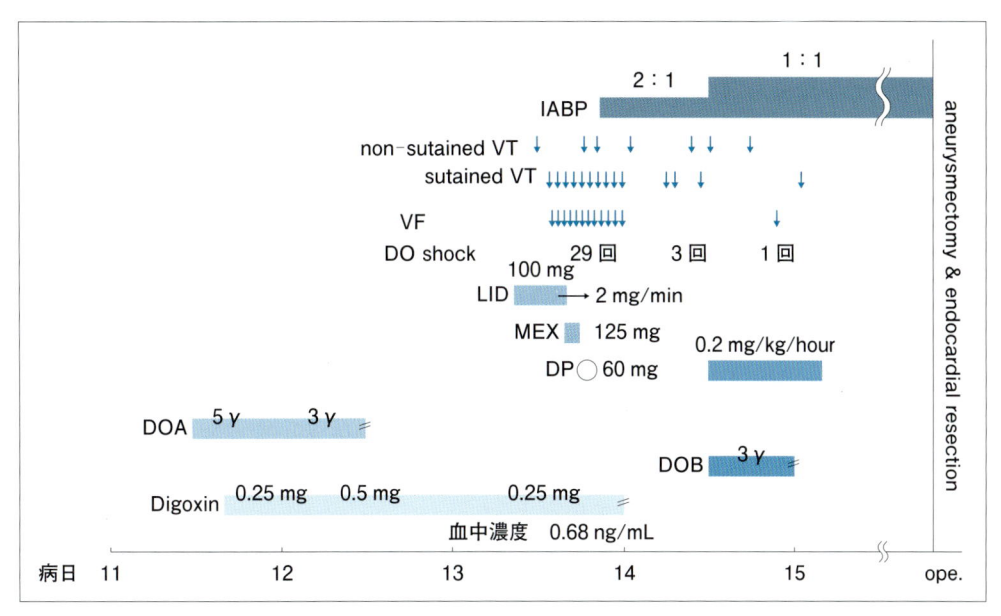

図 7-4　心筋梗塞（広範囲前壁）亜急性期に出現した ES 代表例の臨床経過
　non-sustained VT：非持続性心室頻拍，sustained VT：持続性心室頻拍，aneurysmectomy and endocardial resection：心室瘤切除 & 心内膜切除術，LID：lidocaine，MEX：mexiletine，DP：disopyramide，DOA：dopamine，DOB：dobutamine

群で高く，心係数（CI）が低い．すなわち亜急性期以降に出現する ES では心不全がより重篤であることがわかる．実例（**表 7-4** の症例 6 に相当）を紹介する（**図 7-4**）．
　症例は 49 歳の男性で，前壁梗塞で心尖部心室瘤を合併していた．病初期より心不全を

伴っており，dopamine などを使用していたが，第 13 病日に突然，ES が出現した．持続性 VT，VF が繰り返して出現するために，4〜5 時間に計 29 回の直流通電を要した．心電図では新たな心筋虚血の所見を認めず，この間使用した lidocaine，mexiletine などの抗不整脈薬はいずれも無効であった．心血行動態が改善しないこともあり(PAP：30/16, CI：1.3)，IABP を導入，ES は次第に収束に向かったが，その後 IABP からの離脱が困難なため，第 16 病日に瘤切除術と心内膜剥離術を施行し，最終的に IABP を離脱しえた．

b. 薬物療法について

　これら 8 例の ES に対して行った各種抗不整脈薬による治療の効果を表 7-4 にまとめた．急性期 ES(Ⅰ群)，亜急性期以降の ES(Ⅱ群)ともに，Vaughan-Williams 分類のⅠ群抗不整脈薬は全く効かないことがよくわかる．亜急性期以降の ES 2 例では amiodarone(静注)，verapamil(静注)が少なくとも一時的には ES の鎮静化，再発予防に有効と判断された．このことから，ES の発生にはやはり心筋虚血，心不全などが深く関与しており，これらを増悪させる可能性のあるⅠ群抗不整脈薬は無効である．反対に冠拡張作用，心筋保護作用を有する amiodarone，Ca 拮抗薬は一時的にせよ効果をもたらしたものと考える．

　近年，Nademanee ら[15]はやはり梗塞急性期から亜急性期に出現した ES 49 例に対して，2000 年当時の ACLS(advanced cardiac life support)の治療方針に沿って加療した群と，交感神経ブロック(正常神経節ブロックあるいは β 遮断薬の使用)を施行した群に分類し，治療効果および患者の予後を比較した(図 7-5)．この当時の ACLS では lidocaine，procainamide，bretylium などの抗不整脈薬の使用が推奨されている．また両群ともに急性期治療の後は amiodarone を投与し経過観察している．その結果は急性期予後(1 週間)，遠隔期予後(1 年)ともに，β 遮断治療を導入した群で ACLS 治療群に比し良好であった．この報告では両群間の予後の差が顕著であるが，図 7-5b の Kapian-Meier 曲線に示されるようにその差は，主に急性期に現れている．すなわち，ES に対する急性期治療の内容がその予後を左右することが理解できる．Nadamanee らのデータは ES に対してはⅠ群抗不整脈薬が無効である点でわれわれの成績と一致している．

3) Electrical storm に対するカテーテルアブレーション治療

　近年，心筋梗塞や心不全に出現した ES の鎮圧，再発予防にカテーテルアブレーションが奏効したとの報告が散見される．この中で多くは，VT/VF のトリガーとなる Purkinje 線維由来の心室性期外収縮を治療することにより，VT/VF の再発を予防することができたとするものである．

a. アブレーションにより根治しえた自験例の考察

　われわれは 1999 年 5 月に当院 CCU に搬送された心筋梗塞例(67 歳，男性)で，急性期

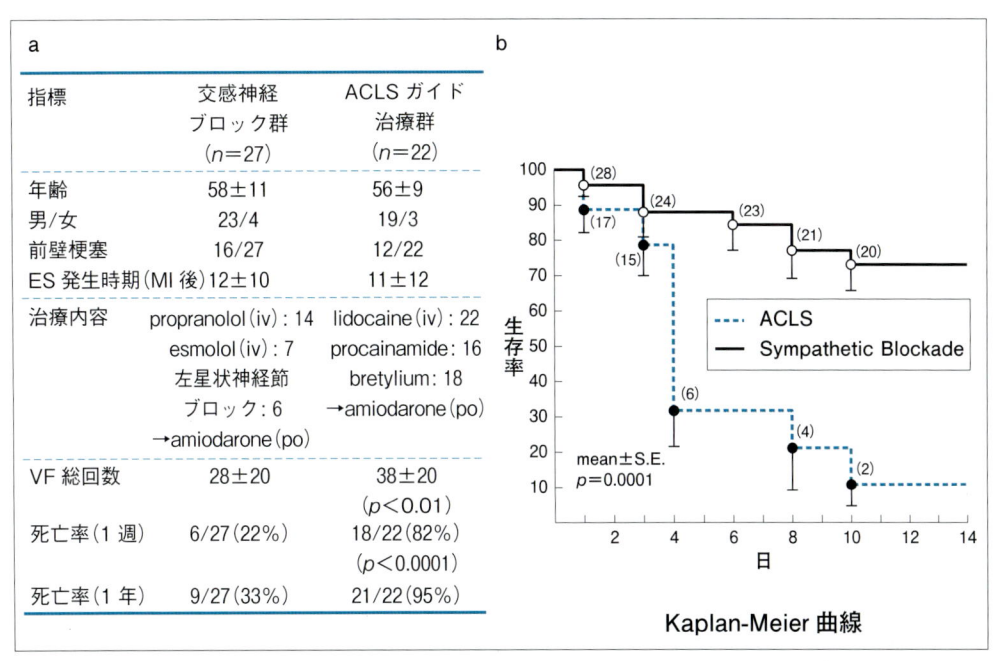

指標	交感神経ブロック群 (n=27)	ACLSガイド治療群 (n=22)
年齢	58±11	56±9
男/女	23/4	19/3
前壁梗塞	16/27	12/22
ES発生時期(MI後)	12±10	11±12
治療内容	propranolol(iv): 14 esmolol(iv): 7 左星状神経節ブロック: 6 →amiodarone(po)	lidocaine(iv): 22 procainamide: 16 bretylium: 18 →amiodarone(po)
VF総回数	28±20	38±20 (p<0.01)
死亡率(1週)	6/27 (22%)	18/22 (82%) (p<0.0001)
死亡率(1年)	9/27 (33%)	21/22 (95%)

図7-5 梗塞亜急性期に出現するElectrical Stormに対する治療成績：交感神経ブロック vs ACLSガイド治療

(Nademanee K, Taylor R, Bailey WE, et al: Treating electrical storm: sympathetic blockade versus advanced cardiac life support-guided therapy. Circulation **102**: 742-747, 2000 より改変)

a：交感神経ブロック治療群とACLS (advanced cardiovascular life support)ガイド治療群間の背景, 治療内容, 予後の比較.
b：経過観察期間中の生存率の比較.

PCI後からESを反復したために, カテーテルアブレーションを施行し, ESを鎮圧することができた症例を経験した. そして同年の日本不整脈学会(当時の心臓ペーシング電気生理学会)主催の公開アブレーション研究会の場で, 本邦ではじめてESに対するアブレーション奏効例を報告した[16,17]. 反復する多形性心室頻拍(PVT)の誘因であった心室期外収縮(VPC)を標的としてアブレーションを行い, これを鎮圧しえた症例である.

▶▶ 症例1

67歳の男性.

1999年5月15日, 突然の胸痛が出現し, 当院CCUに搬送され, 心電図で前壁中隔梗塞と診断された. ただちに緊急冠動脈造影を行い, 左前下行枝近位部に完全閉塞を認めたため, 同部に対しPTCAを施行し良好な再灌流を得た. 術中から, 血行動態の破綻する心室頻拍(VT)を繰り返すため, その停止のために40回を超える頻回の直流通電を要した(図7-6).

VTに対してはlidocaine, mexiletineは無効, propranolol, verapamil, magnesiumは一

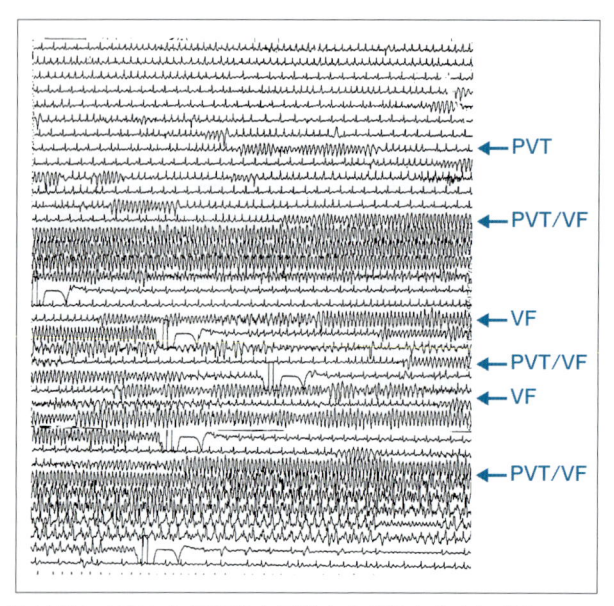

図 7-6　心筋梗塞亜急性期に出現した反復性多形性心室頻拍と心室細動（シグマコーダ記録）
67歳．男性．急性心筋梗塞．
PVT：多形性心室頻拍，VF：心室細動

時的には抑制効果を示したが，その後すぐに再発するためその停止のためにさらに頻回の直流通電を要した．

　VT 発生時の心電図記録を注意深く観察すると，常に同じ QRS 波形を示す VPC が契機となって，その後 PVT に移行しているのがわかる（図 7-7）．そこで，われわれはこの VPC を治療することにより，PVT の頻発を抑制することができるかもしれないと考えた．

　症例は頻回に致死的不整脈が発生するため，静脈麻酔下に気管挿管されており，さらにIABP が装着された状態であった．そのため，緊急アブレーションの導入には躊躇する部分もあったが，CCU のスタッフを加えて施術を開始した．左室にマッピング・カテーテルを留置し中隔領域を探っていると，臨床で認められた VPC が発生した．

　その時の心内電位記録を図 7-8 に示す．緊急 EPS ということで右室流出路に留置した多電極カテーテル（右脚電位：RBB と His 束電位：H を観察することができる．近位電極は右房内に位置しているため右房電位がとらえられている）と左室カテーテルの 2 本のみでマッピングを進めた．VPC 時には体表心電図 QRS に先行して刺激伝導系の興奮波が観察される．ここでは右脚電位（RBB）に先行して左脚電位あるいは Purkinje 電位（P）が先行しているのが見てとれる（P-QRS：65 msec）．この領域でペーシングを行うと，梗塞巣に乗っているためか心室筋には捕捉されず，選択的な Purkinje 捕捉となることが本病態のひとつの特徴である（図 7-9）．

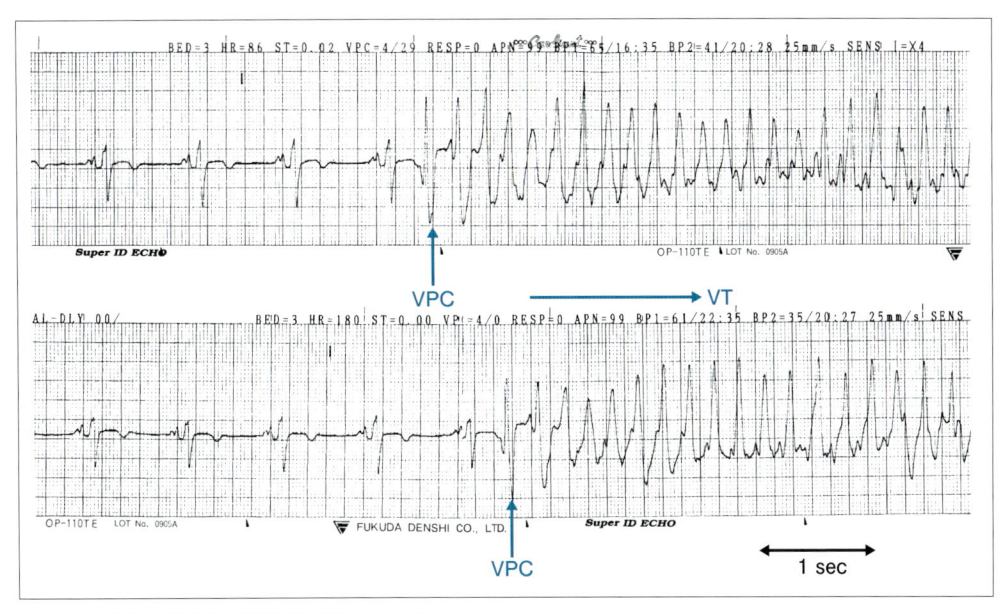

C．Electrical storm と Purkinje 不整脈 | 119

図 7-7　前壁心筋梗塞急性期に認められた incessant VT
　67歳，男性：梗塞急性期に認められた多形性心室頻拍（PVT）の発生時のモニター心電図記録．常に同様のQRS波形を示す心室性期外収縮（VPC）が誘引となって多形性VTがはじまっている．

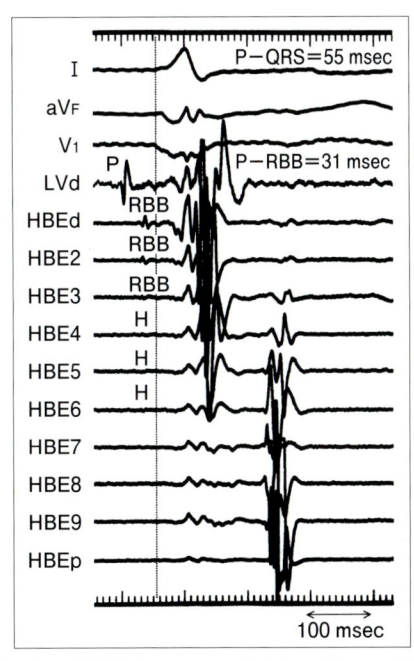

図 7-8　反復性 VT/VF（ES）の誘因となる VPC の左室中隔マッピング所見
　上段より体表心電図I誘導，aV_F誘導，V_1誘導，心内電位図：左室後中隔（LVd），His束電位記録用カテーテル（20極）遠位（d）から近位（p）まで．アブレーション成功部位ではVPC中にPurkinje電位が体表QRS波よりも65 msec先行しており，また右脚電位よりも35 msec先行していた．
　P-QRS：65 msec，P-RBB：35 msec

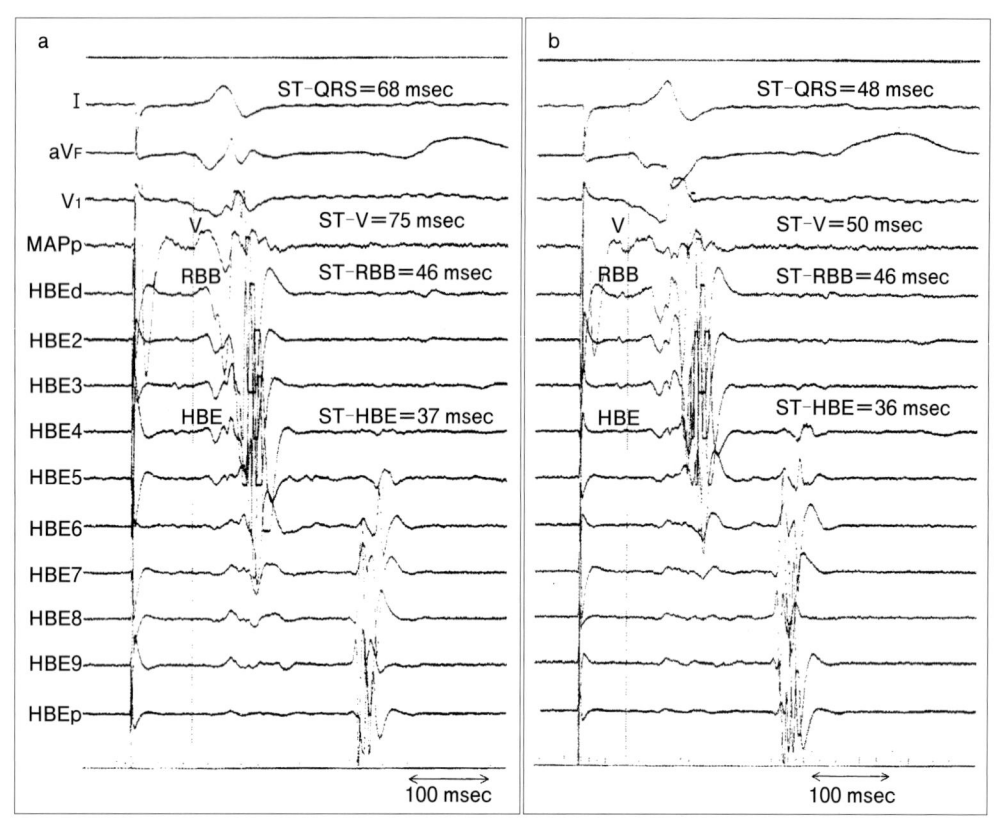

図 7-9　左室内ペースマッピング時に同一箇所からのペーシングにより 2 種類の波形を記録
　Purkinje 線維捕捉時の記録(a)と心室筋捕捉時の記録(b). MAPp(左室後中隔に留置したマッピングカテーテル近位電極からの心内記録)では，ペーシングスパイクから心室波が出現するまでに著明な latency(潜伏期)を認める(a).

　ペーシング後に一定の latency(潜伏期)があり，心内 V 波や体表心電図 QRS 波が認められる．ここで左室電極(MAP)でのペーシング・スパイクと V 波の間隔は，65 msec 前後で前述の P-V 間隔とほぼ一致していた．すなわちペーシング刺激が Purkinje 線維に選択的に捕捉されている根拠となる．また，選択的 Purkinje 捕捉となった QRS 波形は，12 誘導ともに PVC の QRS 波形と完全に一致しており，perfect match を示していた(図 7-10)．同部位で高周波通電を施行し，またその周囲にも数回の通電を追加することで，PVC の出現は完全に抑制された．アブレーション成功部位は左室中隔側の心尖部と心基部の中間に位置していた(図 7-11)．
　もうひとつの重要な所見として，PVT は自然に発生した VPC あるいは Purkinje 捕捉となった刺激では誘発されるが，他の領域，たとえば右室からの刺激では 3 連続早期刺激を加えても誘発不能であることである．本例では PVT の誘因となりうる VPC 波形はもう 1 種類認められている．この発生部位は Purkinje 線維と心室筋の連結部付近にあり，これに対

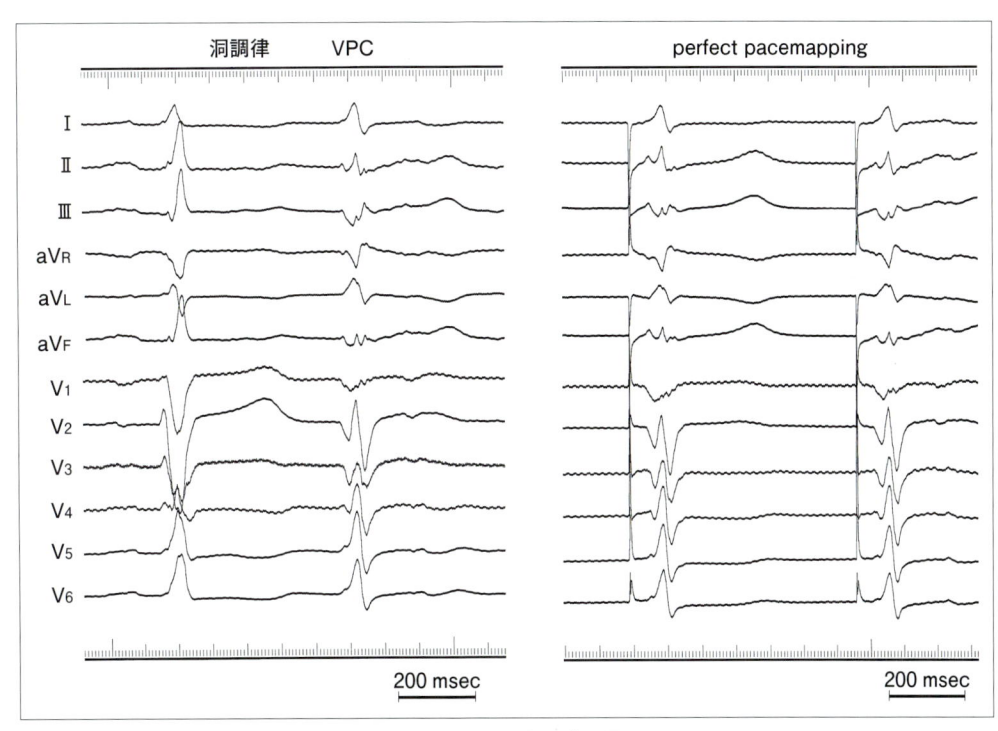

図7-10 アブレーション成功部位でのペースマッピング所見
12誘導心電図でperfect matchを示す.

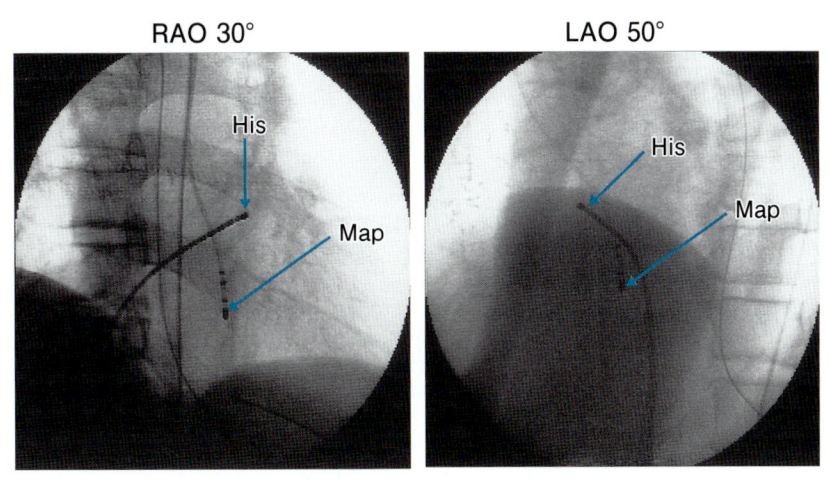

図7-11 カテーテルアブレーション成功部位のカテーテル位置
Map：左室後中隔に位置するアブレーション・カテーテル，His：His束カテーテル

してもアブレーションにより根治しえた．その後の経過では重篤な心室性不整脈の発生を認めていない．

b. その他の報告からの考察

本症例の発表[16]から，しばらくの後に同様の報告が散見されるようになった[18-22]．Bänschらは本例と同じ特徴をもつ4例を報告している[18]．やはり右脚ブロック形態を示すVPCが契機となり，VT/VFを反復するESの症例である．いずれも心筋梗塞発生後1週間以内の急性期に出現しており，またPCI直後か，しばらくしてから発生している者が多い．ESに対しては薬物治療が無効であったが，adenosineやオーバードライブペーシング（刺激頻度120 bpm）は一時的にPVCの発生を抑制することを観察している．このことから彼らは，Purkinje線維起源のPVCの発生メカニズムが撃発活動ではないかと推察している．また，前壁梗塞の2例では前中隔領域，下壁梗塞では後中隔領域でアブレーションに成功しており，梗塞あるいはその近縁のPurkinje線維が不整脈の発生源となる可能性を指摘している．

Szumowskiら[19]も同様に，Purkinje線維起源のVPCがトリガーとなる反復性多形性VTの5例を報告している．5例中3例は梗塞急性期に，残りの2例は遠隔期にESが出現している．梗塞急性期に出現するESはやはり多剤抵抗性で，梗塞領域あるいは健常組織との境界領域のPurkinje線維を発生源とするVPCが契機となっている．彼らが観察した興味ある現象は，VPCが誘発した非持続性VT（NSVT）記録において，各QRS波に先行してPurkinje電位が観察され，またそのタイミングと波形がそれぞれ異なること，時にはPurkinje電位の分裂を認めること，さらにPurkinje電位と次の心室筋興奮の間でブロックが生じNSVTが停止していることである．このことから梗塞巣あるいはその近縁の生残Purkinje線維のネットワークがVTの誘発のみならず，その持続にも関与している可能性があることを示唆している．

c. Purkinjeネットワーク内のリエントリーについて

われわれも最近，PurkinjeネットワークがVT/VFの維持に関与していると考えられる症例を経験したので紹介したい[20]．

▶▶ **症例2**

71歳，男性．

既往歴として糖尿病性腎症による腎不全により慢性人工透析を68歳から導入している．また，69歳時には急性心筋梗塞（前壁中隔）のため入院，PCIを施行している．今回は透析中にVFとなり救急車で当院に搬送，今回は後下壁心筋梗塞と診断された．

入院後からVT/VFが反復して出現したためamiodarone, nifekalantの静脈内投与を行うも，不整脈のコントロールは不良であった．そこで冠動脈造影を行ったところ，#1：90%，#7：100%，#11：99%と3枝ともに狭窄病変を認めたため，第13病日に冠動脈血行再建術（CABG）を施行した．しかしながら，術後もESが抑制できないために，第22病日

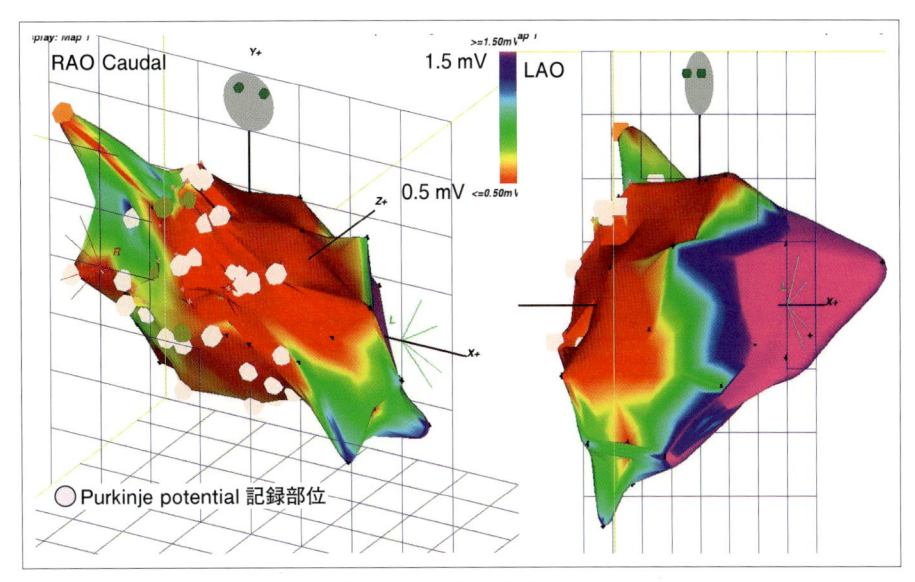

図 7-12　CARTO system™ による左室 voltage Map 所見
　71歳，男性．Voltage map では左室中隔から下壁にかけて広範に梗塞巣が拡がっていることがわかる．その周囲には健常域との境界部（0.5～1.5 mV）があり，側壁から後壁の一部に健常域（>1.5 mV）を認めるのみである．

にやはり頻拍の契機となる VPC を標的としてカテーテルアブレーションを行った．
　今回は CARTO mapping system を用いて各種マッピングを駆使しながら不整脈起源やその拡がりを検討した．**図 7-12** に左室の voltage map の所見を呈示する．左室は中隔のほぼ全域から下壁にかけて広範囲に赤色で示す低電位領域を認める（<0.5 mV）．またその周囲に梗塞巣と健常域の境界，いわゆるトワイライト・ゾーン（0.5-1.5 mV）が拡がっている．電位高>1.5 mV の健常組織とみなされる部分は側壁と後壁の一部であることがわかる．また中隔から下壁にかけての梗塞巣内で，特に心基部から中部にかけて，白いタグで示す多くの箇所で Purkinje 電位が記録されている．
　このことから，心筋梗塞により強く傷害されている領域でも生残 Purkinje 組織が広く存在することが実感できる（➡Q5）*．本例では，臨床的には多形性 VT を誘発する VPC の波形が 3 種類とらえられており，セッションでも 3 種類の VPC のマッピングを行った（**図 7-13**）．図上段に示すようにこれら PVC はいずれも右脚ブロック波形を示しているが，QRS 電気軸がそれぞれ異なっている．心内電位ではいずれの VPC も Purkinje 電位が QRS より先行しており，Purkinje 線維起源であることがわかる．下段に示す activation map では VPC #1 は後中隔と下壁の境界領域，VPC #2 はそれよりもやや心尖部よりに再早期興奮部位が位置している．VPC #3 の起源は前中隔心基部に存在し，それを反映して QRS は下方

---
*　➡Q5（190 頁）：Purkinje 組織はなにゆえ虚血に耐性をもつのか？

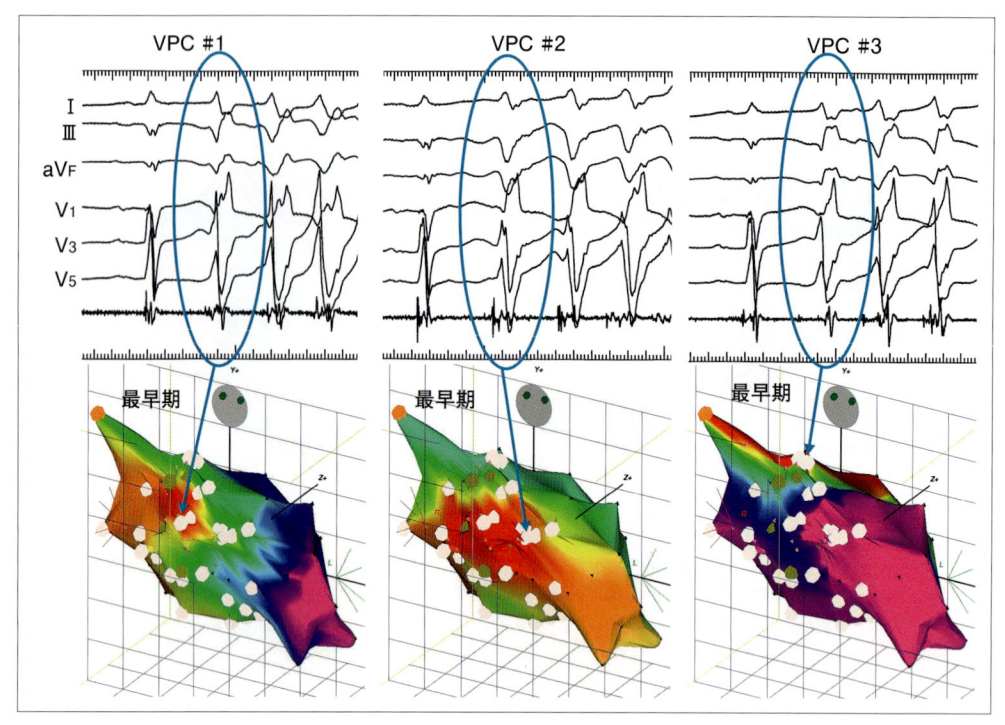

図 7-13 多形性 VT の契機となる各 VPC の最早期興奮部位
VPC #1 は中中隔に,VPC #2 は後中隔に,VPC #3 は前中隔に最早期興奮部位を認める.

軸を呈している.本例では Purkinje 捕捉と考えられる 2 連続早期刺激あるいは 3 連続早期刺激で多形性 VT が誘発されるが,Purkinje 電位が認められない領域でペーシングを行っても誘発することができず,この特徴は前例と同様である.誘発された記録をみると,マッピング電位(最下段)で Purkinje 電位が観察されるが,誘発後も QRS 前に Purkinje 電位が先行している(図 7-14).しかしそのタイミングと波形はビートごとに異なっていることが特徴的である.

　アブレーションは前述した 3 種類の VPC 起源に対して行ったが,高周波通電後も多形性 VT が誘発されるため,Purkinje 電位ガイドで追加アブレーションを行った.図 7-15 に示すように,中隔基部から中部にかけて Purkinje 電位記録部位に追加アブレーションを加えることにより,最終的には多形性 VT あるいは VF ともに誘発不能となった.アブレーション前には洞調律時の記録で QRS に先行していた Purkinje 電位は,広い範囲で QRS よりも 100〜200 msec 遅れて認められるようになり,拡張期電位に変化していた.これらマッピングおよびアブレーションの所見をまとめると,
(1)頻拍の契機となる VPC の波形が複数存在すること,
(2)Purkinje 捕捉の刺激により頻拍が誘発されること,
(3)頻拍中の Purkinje 電位の波形,タイミングが心拍ごとに変化すること,

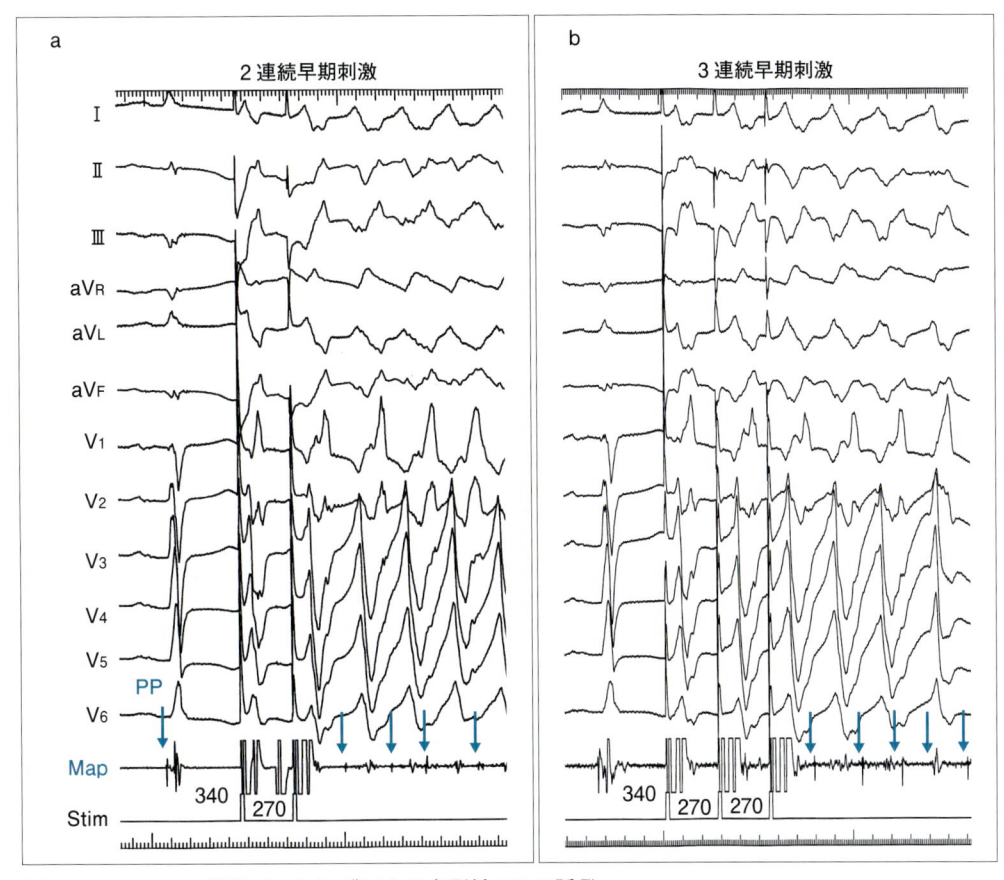

図7-14 Purkinje捕捉ペーシングによる多形性VTの誘発

ペーシングによるQRS波形(ESの契機となったVPCに酷似している)とlatencyから,2連続早期刺激(a)および3連続早期刺激は生残Purkinje捕捉と考えられる.

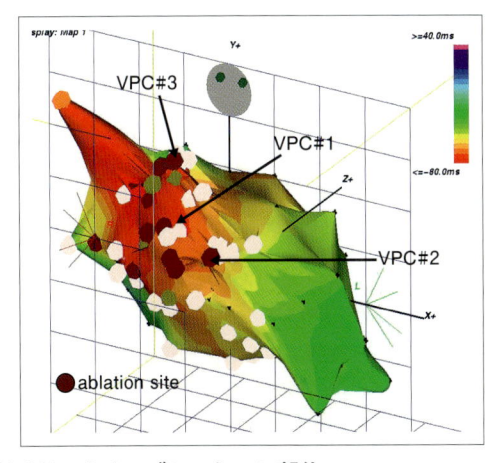

図7-15 Purkinje電位ガイドによるアブレーション部位

梗塞巣に存在する生残Purkinje線維に対する,複数の高周波通電(茶色のタグで示す)により持続性頻拍が誘発不能となった.

表7-5 アブレーションに成功した ES 5 例の臨床データ

	症例 1	症例 2	症例 3	症例 4	症例 5
年齢	67	71	74	60	67
性別	男	男	男	男	男
診断	AMI	AMI	AMI	ICM	ICM
LVEF(%)	32	20	29	32	33
Killip 分類	Ⅲ	Ⅲ	Ⅰ	—	—
NYHA 分類	—	—	—	Ⅲ	Ⅱ
梗塞部位	前壁	下壁	前壁	—	—
冠状動脈病変	LAD 閉塞 RCA 閉塞	LAD 閉塞 RCA, LCX 狭窄	LAD 狭窄 LCX 狭窄	LAD 狭窄 LCX 狭窄	LAD 狭窄 LCX 狭窄
冠動脈治療	PCI	CABG	PCI	PCI	CABG
AMI における VT 発生時期	4 時間	1 日	4 日		
VT or VF	PVT & VF	PVT & VF	PVT & VF	PVT & MVT	PVT & MVT
PVT/VF 発生回数	45	8	>200	10	6
直流通電 回数	48	10	185	5	4
抗不整脈治療(後)	—	AMD, CARV	AMD, MEX	AMD, MEX	AMD, CARV
ICD 適応の有無	—	—	+	+	+
予後(経過観察期間, 死因)	D(1 か月, 敗血症)	D(1 年, 胃がん)	S(2 年)	S(2 年)	D(5 か月, 肺炎)

CABG：冠動脈バイパス術, LAD：左前下行枝, LCX：左回旋枝, RCA：右冠動脈, AMI：急性心筋梗塞, ICM：虚血性心筋症, NYHA: new york heart association, PCI：経皮的冠動脈インターベンション, PVT：多形性心室頻拍, VF：心室細動, MVT：多形性心室頻拍, ICD：植込み型除細動器, D：死亡, S：生存

表7-6 アブレーションに成功した ES 5 例の心電図, 電気生理データ

	症例 1	症例 2	症例 3	症例 4	症例 5
PVT/VF の誘因となる VPC					
VPC の種類	2	3	2	1	1
心電図形態(VPCs)*					
VPC1	RBBB, Sup, 100	RBBB, Inf, 130	RBBB, Sup, 120	RBBB, Sup, 130	RBBB, Sup, 170
VPC2	RBBB, Sup, 115	RBBB, Sup, 140	RBBB, Inf, 160	—	—
VPC3	—	RBBB, Inf, 130	—	—	—
VPC 発生源	VPC1：MS VPC2：PS	VPC1：MS, VPC2：PS VPC3：AS	VPC1：PS VPC2：PS	VPC1：PS	VPC1：MS
ペースマップ スコア	VPC1：12 VPC2：10.5	VPC1：12, VPC2：11.5 VPC3：12	VPC1：11 VPC2：11	VPC1：12	NA
高周波通電回数	10	24	61	4	4
アブレーション結果	VPC 除去	VT/VF 非誘発性	VT/VF 非誘発性	VPC 除去	VPC 除去
Purkinje 電位(Pp)**					
Pp-QRS 間隔 (VPC 時)(msec)	VPC1：55, VPC2：45	VPC1：40, VPC2：60 VPC3：90	VPC1：62, VPC2：99	VPC1：58	VPC1：100

* VPC の心電図形態は QRS 形態(LBBB：左脚ブロックか RBBB：右脚ブロックパターン), QRS 軸(superior：上方軸か inferior axis：下方軸)と QRS 幅(msec)を示す.
**Purkinje 電位のタイミングはアブレーション成功部位で計測.
MS：中中隔, PS：後中隔, AS：前中隔, NA：施行せず

(4) Purkinje 電位が観察された多数のポイントをアブレーションすることにより頻拍の誘発が不能となったこと

が本例の特徴であり，頻拍発生のみならず持続のメカニズムが，梗塞から生残したPurkinje ネットワーク内のリエントリーであることを強く示唆するものと考えられる．

われわれは，梗塞巣内心内膜側で Purkinje 電位が観察される複数個所に対するアブレーションにより，頻拍が誘発不能となる現象を他の1例でも確認している．

d. 反復性多形性 VT の誘因となる VPC について

Purkinje 線維起源の期外収縮が誘因となる反復性多形性 VT の実例を紹介したが，これまでに同様な ES 症例を 5 例経験している．

表7-5，表7-6 にこれら症例の臨床的特徴，電気生理学的指標，アブレーションの成績をまとめた[17]（前述の提示症例は本表の症例1, 2）．ES はまず進行した冠動脈病変，低心機能例に出現し，梗塞急性期のみならず，虚血性心筋症例でも心不全や，冠動脈血行再建術などが契機となり発生することがわかる．ES の誘因となる PVC は複数種存在するものもあり，多くは左室後中隔が起源となっている（一部中-前中隔に起源をもつ）．これら VPC を標的としたアブレーション成功部位では Purkinje 電位が認められ，VPC 時には Purkinje 電位が QRS 立ち上がりよりも平均 67±23 msec 先行していた．アブレーションによりすべての症例で，ES を鎮圧することに成功している．

さて，虚血性心疾患に出現する反復性 VT の誘因となる VPC の特徴はこれまで明らかにされていない．共同研究者の岩崎ら[23]，この点について詳細に検討しているのでその内容の一部を紹介する．対象は心筋梗塞急性期（4例）および遠隔期（3例）に，あるいは虚血性心筋症（2例）において，多形性 VT あるいは VF が反復して出現した 9 例（平均年齢 71 歳，男 7 例，女 2 例）である（表7-7）．やはり 1 例を除く全例で，CABG や PCI などの血行再建術が施行されており，頻拍はその後に出現している．

これら対象症例の 12 誘導 Holter 心電図記録を詳しく解析し，VT/VF を惹起する VPC と，そうではない VPC の心電図学的特徴を比較検討した．図7-16 に多形性 VT を誘発した VPC の代表例を示すが，いずれも右脚ブロック型で，比較的幅の狭い QRS 形態を示している．9 例全体では 1 例を除き右脚ブロック型であり，QRS 電気軸は 4 例が左軸偏位，4 例が無名軸，残りの 1 例が右軸偏位を示した．一方，VT/VF を誘発しなかった VPC は左脚ブロック型で，比較的幅の広い QRS 形態を示すものが多かった．VT/VF を誘発した PVC の平均 QRS 幅は 139.7±22.0 msec であったのに対し，頻拍を伴わなかった VPC は 181.4±34.6 msec と，頻拍を誘発する VPC は有意に幅が狭かった（図7-17）．なお，VPC の連結期は両者間で差を認めなかった（445±159 msec vs 412±77 msec）．

9 例中 4 例ではカテーテルアブレーションを適応しており，やはり QRS に先行するPurkinje 電位の観察される左室中隔領域からの高周波通電が全例で有効であった．

以上の結果をまとめると，虚血性心疾患で短時間に繰り返して出現する多形性 VT や VF

表 7-7　反復性 VT/VF の誘引となる VPC の 12 誘導心電図を記録しえた 9 例の内訳

症例	年齢	性別	頻拍の種類	基礎心疾患	治療内容	左室駆出率(%)
1	74	男	PVT	Old MI, CHF	CABG	22
2	63	男	PVT/VF	Old MI, CHF	CABG	41
3	78	女	PVT/VF	AMI	CABG	25.7
4	82	女	PVT/VF	AMI	PCI	39
5	74	男	PVT	Old MI	PCI	32
6	60	男	VT/VF	ICM, MR	CABG	22
7	67	男	PVT/VF	AMI	PCI	29.4
8	71	男	VT	ICM, MR	投薬治療	21
9	71	男	PVT/VF	AMI	CABG	20
	71.1±7.0					28.0±7.9

PVT：多形性心室頻拍，Old MI：陳旧性心筋梗塞，MR：僧帽弁逆流

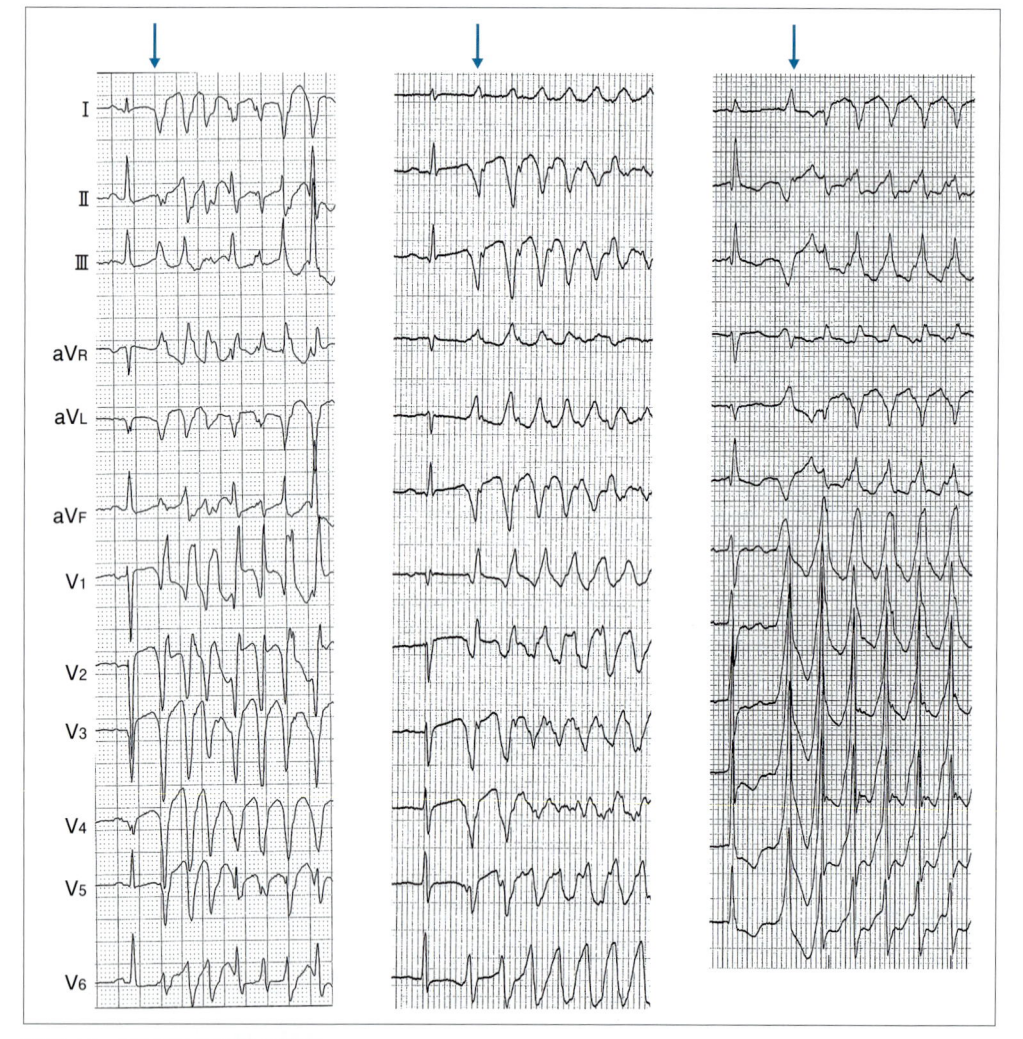

図 7-16　VT/VF 発生時の記録
　矢印がその契機となった VPC．

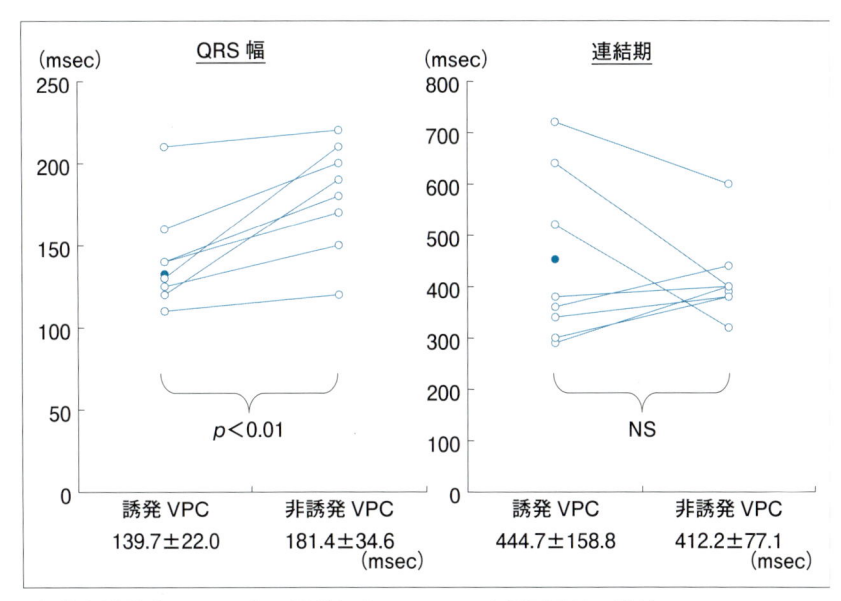

図7-17 頻拍を誘発するVPCと，誘発しないVPCの心電図所見の比較

(electrical storm)では，その契機となるVPCはPurkinje組織から発生するものであり，それ以外の組織，たとえば心室筋由来のVPCは頻拍を誘発することはない．このことからも，頻拍発生のメカニズムがPurkinjeネットワーク内のリエントリーあるいは撃発活動である可能性が高いと考えられる．

D まとめ

　梗塞急性期-亜急性期に出現するESに対する臨床的特徴，薬物治療，非薬物治療の成績について述べてきたが，これらをまとめると，以下のようになる．
(1)心室頻拍のQRS波形はほとんどが多形性を呈し，その後心室細動に移行するものも多い．
(2)冠動脈血行再建術後に出現することが多い．従って再灌流の影響を受けている可能性がある．
(3)薬物療法はβ遮断薬治療，amiodarone，鎮静が有効であり，I群抗不整脈薬は無効であることが多い．また心臓補助循環法やオーバードライブペーシングが有効であることもある．
(4)ESを惹起するVPCは右脚ブロック型が多く，比較的幅の狭いQRS形態を示し，また複数のQRS波形を示すことが多い．すなわち梗塞巣あるいはその近傍に位置する生残Purkinje線維が起源となる，VPCが頻拍の誘引となる可能性が考えられる．

(5) Purkinje電位ガイドのアブレーションにより，頻拍の契機となるVPCの発生を抑制することが可能である．さらに梗塞巣に生残する広範囲のPurkinje網をアブレーションすることにより，頻拍が誘発しえなくなるケースが存在する．

　これら所見を勘案すると，ESの契機となるVPCのメカニズムとして，虚血あるいは再灌流によって傷害されたPurkinje線維の撃発活動（delayed after depolarization; DAD）や自動能亢進が考えられるが，その後の頻拍持続メカニズムに関する詳細は明らかではない．おそらく，主にPurkinje組織（ネットワーク），梗塞巣残存心筋や梗塞境界域に存在する障害心筋などが関与するリエントリーであろうことは推測できるが，そのリエントリー回路を構成する領域は症例によって異なる可能性がある．ESは生命にかかわる重篤な病態であるので，速やかな鎮静化，予防治療を行う必要がある．救命のためには，あらゆる治療オプションを常に準備しておき，躊躇なく導入することが肝要である．

■ 文献 ■

1) Arnar DO, Martins JB: Purkinje involvement in arrhythmias after coronary artery reperfusion. Am J Physiol Heart Circ Physiol **282**: H1189-H1192, 2002.
2) Pires LA, Lehmann NH, Steinman RT, et al: Sudden death in implantable cardioverter-defibrillator recipients: clinical context, arrhythmic events and device responses. J Am Coll Cardiol **33**: 24-32, 1999.
3) Credner SC, Klingenheben T, Mauss O, et al: Electrical storm in patients with transvenous implantable cardioverter-defibrillators: incidence, management and prognostic implications. J Am Coll Cardiol **32**: 1909-1915, 1998.
4) Exner DV, Pinski SL, Wyse G, et al: Electrical storm presages nonsudden death: the antiarrhythmics versus implantable defibrillators (AVID) trial. Circulation **103**: 2066-2071, 2001.
5) Verma A, Kilicaslan F, Marrouche NF, et al: Prevalence, predictors, and mortality significance of the causative arrhythmia in patients with electrical storm. J Cardiovasc Electrophysiol **15**: 1265-1270, 2004.
6) Gatzoulis KA, Andrikopoulos G, Apostolopoulos T, et al: Electriclal storm is an independent predictor of adverse long-term outcome in the era of implantable defibrillator therapy. Europace **7**: 184-192, 2005.
7) Hohnloser SH, Al-Khalidi HR, Pratt CM, et al: Electrical storm in patients with an implantable defibrillator: incidence, features, and preventive therapy: insight from a randomized trial. Eur Heart J **27**: 3027-3032, 2006.
8) Brigadeau F, Kouakam C, Klug D, et al: Clinical predictors and prognostic significance of electrical storm in patients with implantable cardioverter defibrillators. Eur Heart J **27**: 700-707, 2006.
9) Sesselberg HW, Moss AJ, McNitt S, et al: Ventricular arrhythmia storms in postinfarction patients with implantable defibrillators for primary prevention indications: a MADIT-II substudy. Heart Rhythm **4**: 1395-1402, 2007.
10) Washizuka T, Chinushi M, Watanabe H, et al: Nifekalant hydrochloride suppresses severe electrical storm in patients with malignant ventricular tachyarrhythmias. Circ J **69**: 1508-1513, 2005.
11) 小林義典，亀井真一郎，加藤貴雄：重症不整脈における大動脈内バルーンパンピングの適用．集中治療 **4**：919-927, 1992.

12) McEnany TM, Kay HR, Buckley MJ, et al: Clinical experience with intraaortic balloon pump support in 728 patients. Circulation **58** (3 pt 2): I124-I132, 1978.
13) 岡田昌義, 中村和夫他：IABPの適応と限界：本邦におけるIABPならびに補助人工心臓の現況と将来の展望. 胸部外科 **39**：172, 1986.
14) Hanson EC, Levine FH, Kay HR, et al: Control of postinfarction ventricular irritability with the intraaortic balloon pump. Circulation **62** (2pt2): I130-I137, 1980.
15) Nademanee K, Taylor R, Bailey WE, et al: Treating electrical storm: sympathetic blockade versus advanced cardiac life support-guided therapy. Circulation **102**: 742-747, 2000.
16) 大野則彦, 小林義典, 宮内靖史, 他：心筋梗塞急性期に出現した反復性持続性心室頻拍を, その発生契機となる心室性期外収縮に対するカテーテルアブレーションに成功し抑制しえた一例. 不整脈 **16**：602-607, 2000.
17) Kobayashi Y, Iwasaki Y, Miyauchi Y, et al: The role of Purkinje fibers on the emergence of incessant form of polymorphic ventricular tachycardia or ventricular fibrillation associated with ischemic heart disease. J Arrhythmia **24**: 200-208, 2008.
18) Bansch D, Oyang F, Antz M, et al: Successful catheter ablation of electrical storm after myocardial infarction. Circulation **108**: 3011-3016, 2003.
19) Szumowski L, Sanders P, Walczak F, et al: Mapping and ablation of polymorphic ventricular tachycardia after myocardial infarction. J Am Coll Cardiol **44**: 1700-1706, 2004.
20) 宮内靖史, 岩崎雄樹, 小林義典, 他：心室頻拍開始時のPurkinje網内の伝導様式を検討しえた心筋梗塞後electrical stormの一例. 臨床心臓電気生理研究会 **31**：209-217, 2008.
21) Enjoji Y, Mizobuchi M, Shibata K, et al: Catheter ablation for an incessant form of antiarrhythmic drug-resistant ventricular fibrillation after acute coronary syndrome. PACE **29**: 102-105, 2006.
22) 牧野邦彦, 坂田隆夫, 原 久男, 他：虚血性心疾患に合併したelectricla stormにカテーテルアブレーションが奏効した1例. 心臓 **38**：25-30, 2006.
23) Iwasaki Y, Miyauchi Y, Hirasawa Y, et al: Characteristics of premature ventricular contractions initiating life-threatening ventricular tachyarrhythmia in patients with ischemic heart disease as revealed by continuous 12-lead ECG monitoring. Heart Rhythm **4**: S41, 2007.

Case report 1
Histopathologic Findings of the Ablation Sites for Ventricular Fibrillation in Ischemic Cardiomyophathy
虚血性心筋症に伴った心室細動と Purkinje 線維[1]

　虚血性心筋症(ICM)における一部の心室細動(VF)の発生に Purkinje 組織を起源とする心室期外収縮(VPC)が関与し，その VPC を標的にしたカテーテルアブレーションで VF の発生が抑制されることが報告されている[2-5]．また近年，動物実験において乳頭筋における Purkinje 組織への高周波カテーテルアブレーションによって心室頻拍(VT)が停止し，VF の発生も抑制されることが報告された[6-8]．しかしながら，ヒトにおける VF 発生時の Purkinje 組織と心腔内の解剖学的構造物(乳頭筋，仮性腱索，fibromuscular band など)の関係は完全には解明されていない．今回，Purkinje 電位を指標にした VF に対するカテーテルアブレーションを施行した虚血性心筋症例において，その心臓病理標本を調べる機会を得たので報告する[1]（➡Q3）＊．

▶ 症例

　症例は虚血性心筋症(左室駆出率36％)の61歳男性である．慢性腎不全により35歳時から人工透析を受けており，49歳時には狭心症に対して冠動脈バイパス術を受けている．意識消失を伴う VT に対して植込み型除細動器(ICD)移植術を受けたが，その後の23日間に VF に対する ICD 作動 35回，VT に対する ICD 作動(抗頻拍ペーシング)6回，自然停止する非持続型多形性 VT 150回を認めたため，転院となった．VT あるいは VF を引き起こす VPC には 2種類が存在し，VPC #1 は右脚ブロック(RBBB)・上方軸型，VPC #2 は RBBB・下方軸型を呈していた．VPC #1 は VF と非持続型多形性 VT を引き起こし，VPC #2 は持続性単形性 VT と非持続型多形性 VT を引き起こしていた．持続性単形性 VT の周期は 335～340 msec で RBBB・上方軸を呈していた．

　深い鎮静および人工呼吸管理，β遮断薬，amiodarone を含む抗不整脈薬治療にても electrical storm を抑制することは不可能であったため，緊急カテーテルアブレーションを施行した．左室中中隔において VPC #1 に 10 msec 先行する Purkinje 電位が記録された（図7-18a）．アブレーション・カテーテルの近位電極では Purkinje 電位は 20 msec 先行していた．基本調律(心房ペーシング)では，同部位から QRS に先行する Purkinje 電位が記録された．同部位への高周波通電によって VPC #1 は消失し，VF は出現しなくなった．しかしながら VPC #2 による持続性単形性 VT と非持続型多形性 VT がなおも認められたため，12日後に第2セッションを施行した．

＊　➡Q3(172頁)：Purkinje ネットワークは多形性心室頻拍や心室細動のリエントリー回路になりえるか？

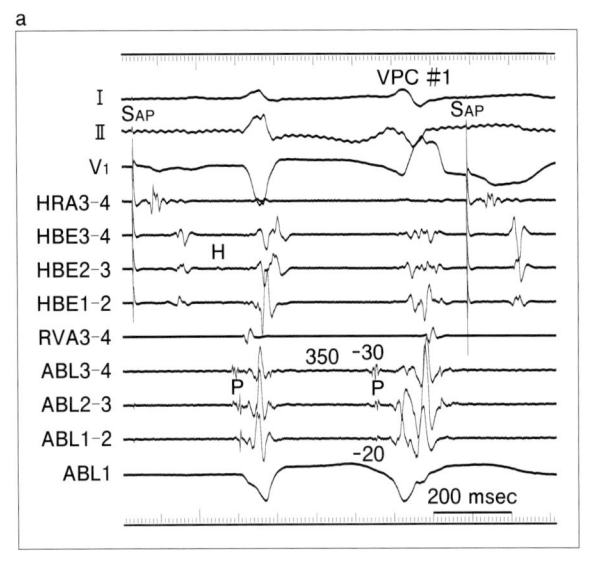

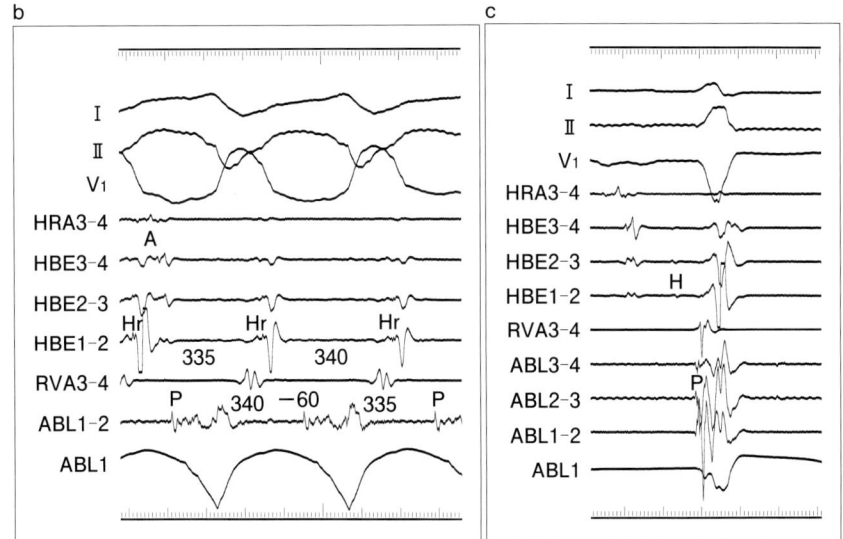

図7-18 VPC #1 および持続性単形性 VT に対するカテーテルアブレーション成功部位電位

(Nogami A, Kubota S, Adachi M, et al: Electrophysiologic and histopathologic findings of the ablation sites for ventricular fibrillation in a patient with ischemic cardiomyopathy. J Interv Card Electrophysiol **24**: 133-137, 2009, Figure 1 より転載)

 a．左室中隔において VPC#1 に 20 msec 先行する Purkinje 電位が記録された．Purkinje 電位は基礎調律（心房ペーシング）中にも QRS に先行して認められる．同部位に対する高周波通電で VPC#1 と VF は抑制された．アブレーション・カテーテルの近位電極からは遠位電極よりも 10 msec 早い Purkinje 電位が記録されていることに注目．

 b．持続性単形性 VT 中には QRS に 60 msec 先行する拡張期 Purkinje 電位が左室下中隔で記録された．同部位への高周波通電で VT は停止し，誘発不能となった．

 c．洞調律中には QRS に先行し心筋電位と融合した Purkinje 電位が記録された．

　ABL：アブレーション電極，H：His 束電位，Hr：逆伝導 His 束電位，HRA：高位右房，P：Purkinje 電位，RVA：右室心尖部，S_AP：心房ペーシング刺激

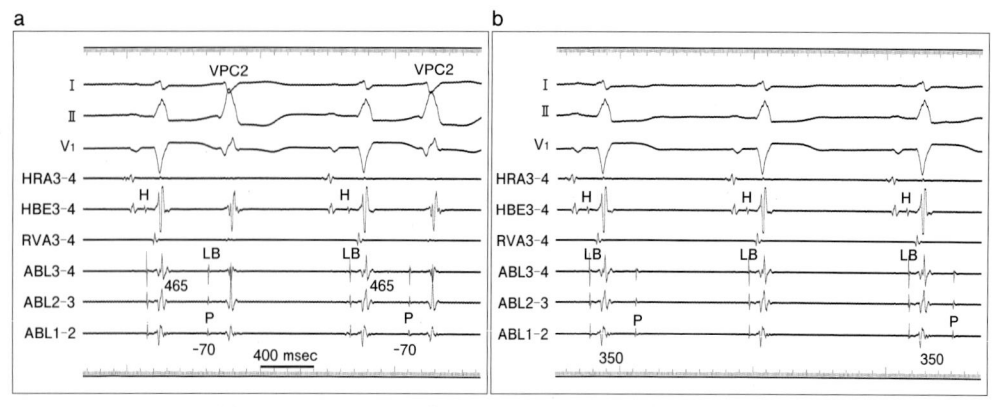

図7-19　VPC #2に対するカテーテルアブレーション成功部位電位

(Nogami A, Kubota S, Adachi M, et al: Electrophysiologic and histopathologic findings of the ablation sites for ventricular fibrillation in a patient with ischemic cardiomyopathy. J Interv Card Electrophysiol 24; 133-137, 2009, Figure 2より転載)

a．VPC#2に対するカテーテルアブレーション成功部位からは洞調律時には左脚電位が記録された．またVPC#2では最早期Purkinje興奮が記録され，それは70 msec先行していた．

b．Purkinje興奮の連結期が350 msecに短縮した際には心筋への伝導は途絶した．この連結期はVPC#1の連結期とほぼ等しいことに注目（図7-18a）．

LB：左脚電位

　持続性単形性VT中には，QRSに60 msec先行する拡張期Purkinje電位が左室下中隔で記録された（図7-18b）．同部位への高周波通電でVTは停止し，誘発不能となった．洞調律中にはQRSに先行し心筋電位と融合したPurkinje電位が記録された（図7-18c）．またVPC #2に対するカテーテルアブレーションも試みたが，左室上中隔における高周波通電でVPC #2の抑制は得られなかった．第2セッション後は，VFおよびVTに対するICD作動は全く認められなくなった．

　第2セッションから10か月後，VPC #2をトリガーとする最長10連発の有症候性非持続性多形性VTが存在したため，第3セッションを施行した．トリガーVPC #2に対するアブレーション成功部位（基部中隔）からは洞調律時には左脚電位が記録され，VPC #2に70 msec先行する最早期Purkinje興奮が記録された（図7-19a）．VPC #2に先行するPurkinje電位の連結期は465 msecであり，それが350 msecに短縮した際には心筋への伝導は途絶していた（図7-19b）．この短い連結期はVPC #1の連結期とほぼ等しかった．同部位への高周波通電によってPurkinje組織の異常興奮は抑制された．通電後に左脚ブロックあるいは房室ブロックの発生は認められなかった．第3セッション後にはVPC #2および非持続型多形性VTは認められなくなった．残念ながら最終カテーテルアブレーション施行1か月後に，患者は肺炎によって死亡した．死亡するまでVTあるいはVFの再発は認められなかった．

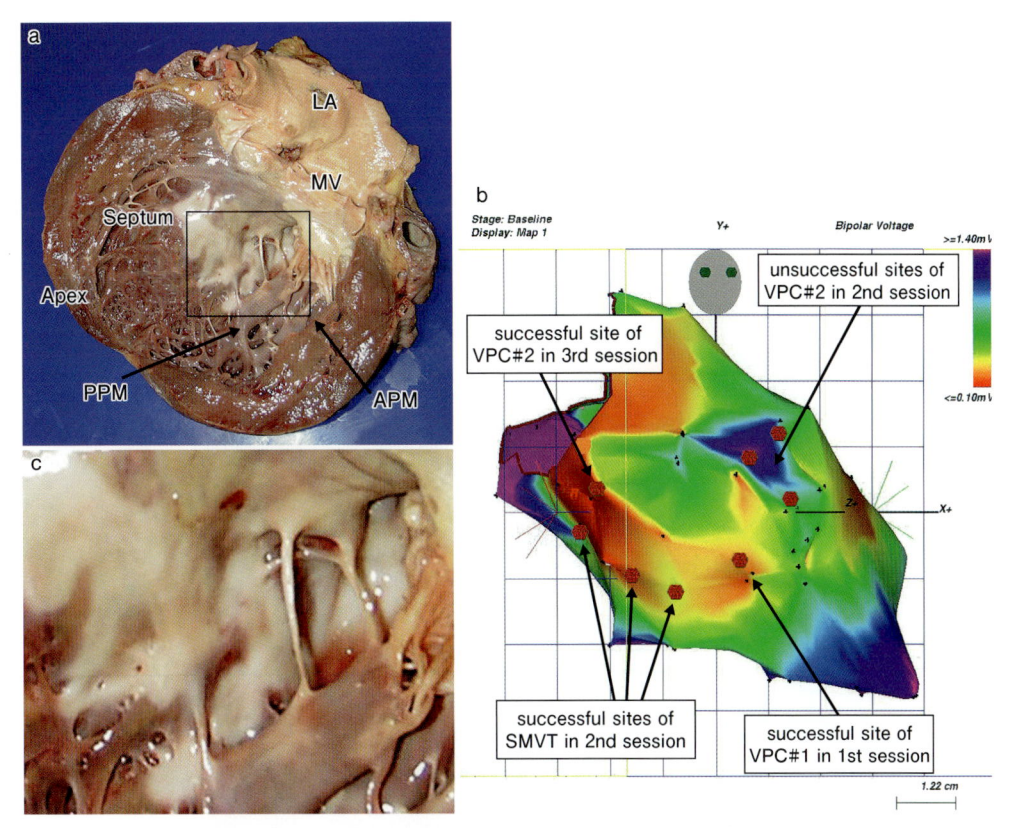

図 7-20 左室心内膜腔所見および electroanatomical map におけるアブレーション施行部位

(Nogami A, Kubota S, Adachi M, et al: Electrophysiologic and histopathologic findings of the ablation sites for ventricular fibrillation in a patient with ischemic cardiomyopathy. J Interv Card Electrophysiol 24: 133-137, 2009, Figure 3 より転載)

 a. 左室心内膜腔を肉眼観察すると，高周波通電施行部位に一致して変色した線維化領域が認められた．

 b. 第2セッションにおける electroanatomic mapping 所見(voltage map)．赤いタグは全セッションにおけるアブレーション施行．

 c. 持続性単形性 VT および VPC#2 に対するカテーテルアブレーション成功部位においては後乳頭筋と左室中隔をつなぐ fibromuscular band が存在していた．

　APM：前乳頭筋，LA：左心房，MV：僧帽弁，PPM：後乳頭筋，SMVT：持続性単形性心室頻拍，VPC：心室期外収縮

■ 病理所見

　左室心内膜腔を肉眼観察すると，カテーテルアブレーション施行部位に一致して変色した線維化領域が認められた(図7-20a)．図7-20b は第2セッションにおける electroanatomic mapping 所見であるが，第1セッションと第3セッションにおけるアブレーション施行部位も重ねて表示した．持続性単形性 VT および VPC #2 に対するカテーテルアブレーション成功部位においては，後乳頭筋と左室中隔をつなぐ fibromuscular band が存在していた．

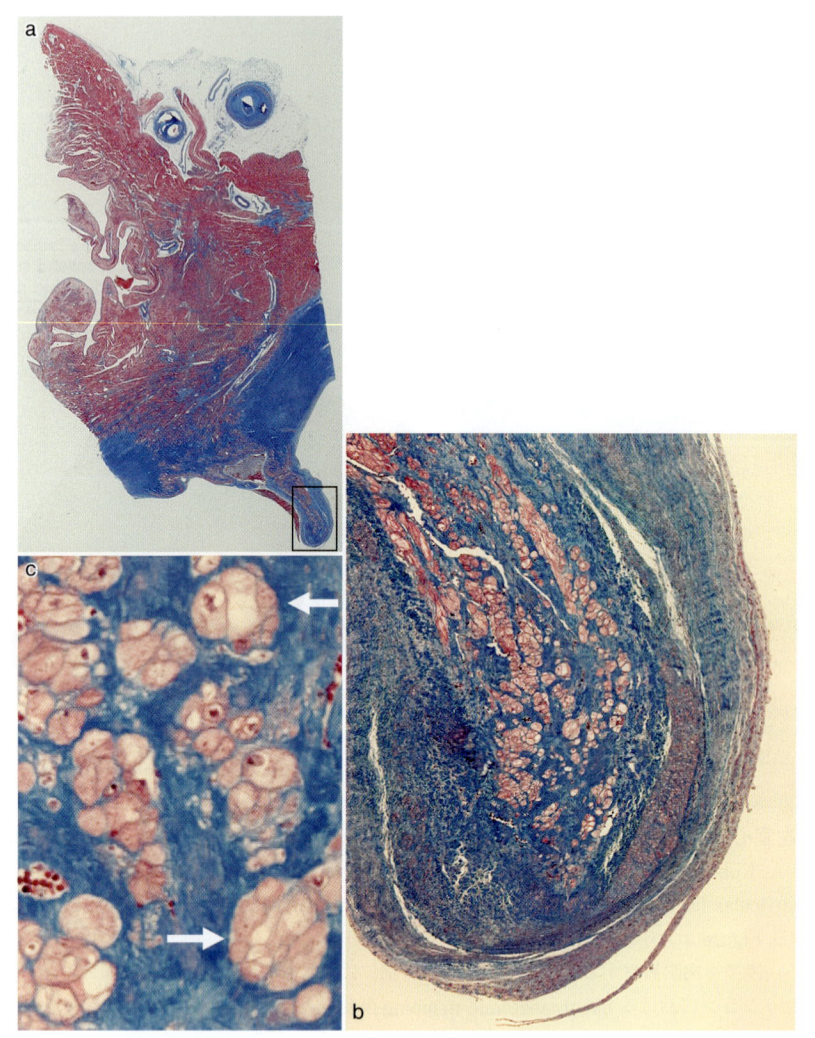

図7-21 後乳頭筋と左室中隔をつなぐfibromuscular bandの病理所見
　　　　（マッソン・トリクローム染色）
　（Nogami A, Kubota S, Adachi M, et al: Electrophysiologic and histopathologic findings of the ablation sites for ventricular fibrillation in a patient with ischemic cardiomyopathy. J Interv Card Electrophysiol **24**: 133-137, 2009, Figure 4より転載）
　Fibromuscular bandの中間部位は高周波通電によって線維化していたため，その近位部を観察した．Fibromuscular bandの中心にはPurkinje細胞が認められた（矢印）．

　Fibromuscular bandの中間部位は高周波通電によって線維化していたため，その近位部を顕微鏡的に観察した（**図7-21**）．Fibromuscular bandの中心にはPurkinje細胞が認められた．

■ 考察

本症例報告の特徴は以下のようにまとめられる．
(1) トリガー VPC の種類によって誘発される心室性不整脈の種類が規定されていた．VF は常に VPC #1 から発生し，持続性単形性 VT は常に VPC #2 から発生していた．非持続型多形性 VT は VPC #1 からも VPC #2 からも発生した．
(2) VF はトリガー VPC #1 に対するカテーテルアブレーション後に抑制された．VPC #1 に対するカテーテルアブレーションは，先行する Purkinje 電位の最早期興奮部位ではなかった．
(3) 持続性単形性 VT に対するカテーテルアブレーション成功部位では，拡張期 Purkinje 電位が記録された．
(4) VPC #2 をトリガーとする非持続性多形性 VT は，異常 Purkinje 興奮の最早期部位である基部中隔で抑制に成功した．
(5) 持続性単形性 VT と VPC #2 に対するアブレーション成功部位では，後乳頭筋と中隔をつなぐ fibromuscular band が認められ，その中心部には Purkinje 細胞が存在していた．

本症例において VF storm は VPC #1 に対するカテーテルアブレーションで抑制されたが，その際のアブレーション部位は Purkinje 電位の最早期興奮部位ではなかった．虚血心における低電位領域周辺の Purkinje 分枝が VF 発生の機序であり，その Purkinje ネットワークを障害することで VF が抑制されることが報告されている[3]．VF 発生のひとつの仮説として，心室筋と Purkinje 組織などの異なった組織を含んだリエントリーが考えられている[9]．Berenfeld と Jalife[10] は 3 次元コンピュータ・モデルにおいて，Purkinje 組織を心筋部分から切り離すと，多形性 VT が停止することを報告している．またわれわれは最早期 Purkinje 興奮部位ではなく，Purkinje ネットワークへのカテーテルアブレーションで VF が抑制された特発性 VF 症例を報告した[11]．

本症例における持続性単形性 VT の機序は，Bogun ら[12] が報告したものと同じであると考えられる（図 6-9，105 頁参照）．彼らは心筋梗塞後の VT において Purkinje 組織がその回路の一部となっている症例があることを報告した．本症例の持続性単形性 VT に対するアブレーション成功部位においては，VT 中には拡張期 Purkinje 電位が記録され，洞調律中には心室筋と融合する Purkinje 電位が記録された．また病理学的には同部位には後乳頭筋と心室中隔をつなぐ fibromuscular band が存在し，その中心には Purkinje 細胞が認められた．最近，Liu らは，反復性単形性 VT 症例において前乳頭筋がそのトリガーとなっている症例を報告した[13]．その症例においては，カテーテルアブレーションで乳頭筋から心室筋への伝導ブロックを作成することで VT が抑制されたという．

動物実験においては乳頭筋における Purkinje 組織をアブレーションすることで VT が停止し，VF の発生も抑制できることが報告されている[6-8]．Kim らは，ブタ摘出心筋におい

て乳頭筋がVTあるいはVFの発生と維持に重要な役割を担っていることを報告した[6]．彼らはリエントリーの興奮前面が乳頭筋基部によりアンカーされており，心室筋電位に先行して乳頭筋近傍のPurkinje電位が記録されることを示した．さらにPakらは，イヌとブタにおいてVFに対する乳頭筋・Purkinje組織へのアブレーション効果が異なることを報告した[8]．すなわちイヌにおいては乳頭筋におけるPurkinje組織アブレーションによってVFの発生が抑制されたが，ブタにおいてはその効果はなかった．彼らはその理由として，イヌとブタとではPurkinjeネットワークの分布に差異があることを述べている．イヌにおけるPurkinjeネットワークはヒトと同様に心内膜下に限局して存在しているのに対し，ブタは心内膜から心外膜下にまで分布している．IdekerらはイヌとブタにおけるこれらのPurkinjeネットワーク分布の差異がVF時の貫壁性興奮パターンの差として現れることを報告している[14,15]（➡Q8）[*1]．

VFの発生および維持に関するPurkinje組織，fibromuscular band，乳頭筋の詳細な関係についてはさらなる検討が必要である（➡Q4）[*2]．

■ まとめ

本症例においては，fibromuscular bandおよび後乳頭筋におけるPurkinje組織が虚血性心筋症に伴うVFの発生および維持に大きく関与していることがわかった．

（野上昭彦）

■ 文献 ■

1) Nogami A, Kubota S, Adachi M, et al: Electrophysiologic and histopathologic findings of the ablation sites for ventricular fibrillation in a patient with ischemic cardiomyopathy. J Interv Card Electrophysiol **24**: 133-137, 2009.
2) Bansch D, Oyang F, Antz M, et al: Successful catheter ablation of electrical storm after myocardial infarction. Circulation **108**: 3011-3016, 2003.
3) Szumowski L, Sanders P, Walczak F, et al: Mapping and ablation of polymorphic ventricular tachycardia after myocardial infarction. J Am Coll Cardiol **44**: 1700-1706, 2004.
4) Marrouche NF, Verma A, Wazni O, et al: Mode of initiation and ablation of ventricular fibrillation storms in patients with ischemic cardiomyopathy. J Am Coll Cardiol **43**: 1715-1720, 2004.
5) Marchlinski F, Garcia F, Siadatan A, et al: Ventricular tachycardia/ventricular fibrillation ablation in the setting of ischemic heart disease. J Cardiovasc Electrophysiol **16**: S59-S70, 2005.
6) Kim YH, Xie F, Yashima M, et al: Role of papillary muscle in the generation and maintenance of reentry during ventricular tachycardia and fibrillation in isolated swine right ventricle. Circulation **100**:

[*1] ➡Q8（211頁）：動物種によるPurkinje分布の違いは？
[*2] ➡Q4（181頁）：仮性腱索（false tendon）が左室特発性心室頻拍のリエントリー回路を形成するか否か？

1450-1459, 1999.
7) Pak HN, Oh YS, Liu YB, et al: Catheter ablation of ventricular fibrillation in rabbit ventricles treated with beta-blockers. Circulation **108**: 3149-3156, 2003.
8) Pak HN, Kim YH, Lim HE, et al: Role of the posterior papillary muscle and Purkinje potentials in the mechanism of ventricular fibrillation in open chest dogs and swine: effects of catheter ablation. J Cardiovasc Electrophysiol **17**: 777-783, 2006.
9) Jalife J: Ventricular fibrillation: mechanism of initiation and maintenance. Annu Rev Physiol 62: 25-50, 2000.
10) Berenfeld O, Jalife J: Purkinje-muscle reentry as a mechanism of polymorphic ventricular arrhythmias in a 3-dimensional model of the ventricles. Circ Res **82**: 1063-1077, 1998.
11) Nogami A, Sugiyasu A, Kubota S, et al: Mapping and ablation of idiopathic ventricular fibrillation from the Purkinje system. Heart Rhythm **2**: 646-649, 2005.
12) Bogun F, Good E, Reich S, et al: Role of Purkinje fibers in post-infarction ventricular tachycardia. J Am Coll Cardiol **48**: 2500-2507, 2006.
13) Liu XK, Barrett R, Packer DL, et al: Successful management of recurrent ventricular tachycardia by electrical isolation of anterolateral papillary muscle. Heart Rhythm **5**: 479-482, 2008.
14) Newton JC, Smith WM, Ideker RE: Estimated global transmural distribution of activation rate and conduction block during porcine and canine ventricular fibrillation. Circ Res **94**: 836-842, 2004.
15) Ideker RE: Ventricular fibrillation-how do we put the genie back in the bottle? Heart Rhythm **4**: 665-674, 2007.

非虚血性心疾患に伴う Purkinje 不整脈

Purkinje Tachyarrhythmias in Nonischemic Heart Diseases

前章までは主に虚血性心疾患，特に心筋梗塞に伴う Purkinje 組織の変化，不整脈源性について述べてきた．心筋虚血により誘導される Purkinje 線維を含む刺激伝導系組織の病理組織学的変化により不整脈基質を獲得し，多彩な心室性不整脈が出現する(➡Q2, 6)*．同様な病態が虚血性心疾患のみならず，他のさまざまな病理学的過程(病因)により，引き起こされることが考えられる．その中で，Purkinje 組織が存在する心内膜側に主病変を形成しうるものとして，心筋炎，拡張型心筋症などの非虚血性心筋症，心筋緻密化障害などが挙げられる．

A 心筋炎症性疾患と Purkinje 不整脈

1) 心筋炎と不整脈

以前より，ウイルス性心筋炎に代表される心筋炎症性疾患では，その遠隔期に不整脈が原因と考えられる心臓突然死が発生することが報告されている[1-3]．また，心臓突然死の前兆として，炎症性マーカーが上昇することも知られている[4]．一方，心臓突然死につながる不整脈の発生が主たる病態と考えられる不整脈源性右室心筋症(arrhythmogenic right ventricular cardiomyopathy; ARVC)[5,6]や Brugada 症候群[7,8]と心筋炎との関係について検討した報告も散見される(4章：67頁参照)．これら不整脈症候群に特徴的な器質的障害や電気生理学的異常は，疾患に特異的な遺伝子変異を伴わない孤発例でも認められるが，これらの中に心筋炎の症例がかなり含まれているとの見方がある．

ARVC の診断基準を満たす孤発例 30 症例を検討した Chimenti らの報告[5]では，実にそのうちの 21 例(70%)で心筋生検により Dallas 基準(**表8-1**)に合致する心筋炎が証明された．一方 ARVC に特有の心外膜側優位の線維脂肪変性を認めたのは 9 例(30%)のみであった．

---

*　➡Q2(162頁)：Purkinje 組織研究の歴史は？
　　➡Q6(195頁)：心筋梗塞後に発生する Purkinje 線維関連不整脈は？

表 8-1 心筋生検による心筋炎診断の基準（Dallas 基準）

第 1 回生検
　活動性心筋炎（線維化の有無を記載）
　境界型心筋炎（診断が確定したのではなく，さらなる生検が必要）
　心筋炎の所見なし

連続的生検診断
　持続性心筋炎
　心筋炎治癒段階
　心筋炎治癒

　なお，活動性心筋炎の診断には，近傍の組織壊死あるいは変性を伴う炎症細胞浸潤の所見が必要である．また Chagas 病や虚血性心筋症の所見がないこと．

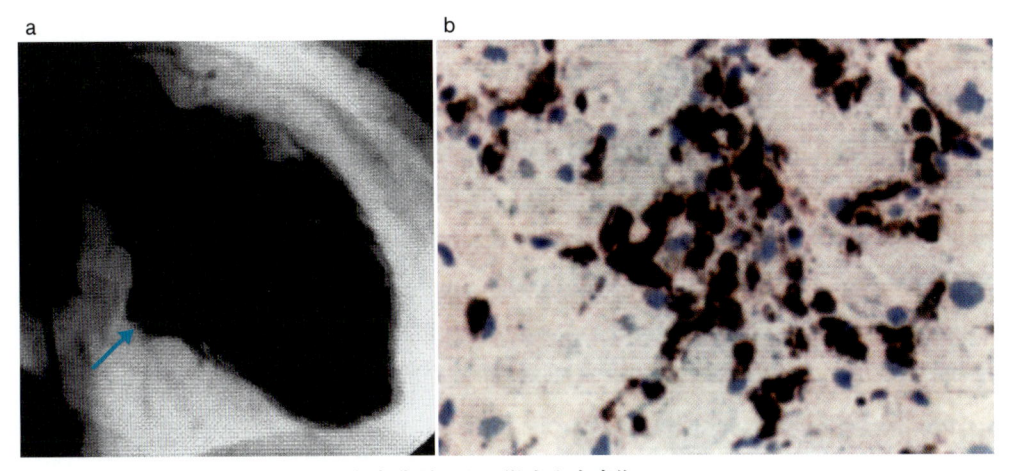

図 8-1　Brugada 症候群における左室造影による微小心室瘤像
（Flustaci A, Priori S, Pieroni M, et al: Cardiac histological substrate in patients with clinical phenotype of Brugada syndrome. Circulation **112**: 3680-3687, 2005, Figure 1 より抜粋）

　これら 2 群間の比較では，臨床所見などには明らかな差を認めなかった．不整脈の発生が確認されている顕性 Brugada 症候群 18 例の報告では[7]，心室造影検査で微小心室瘤（**図 8-1**）が右室，左室にそれぞれ 7 例，3 例に観察された．心筋生検では 14 例で炎症細胞浸潤が確認されており，これら症例に対して最終的に心筋炎と診断している．またそのうち 4 例で心筋炎起因ウイルスのゲノムが証明されたと報告している．反対に Brugada 症候群の責任遺伝子とされる Na チャネル遺伝子，SCN5A の変異が確認されたのは 4 例にすぎず，Brugada 症候群特有の心電図変化や心室性不整脈が Na チャネル遺伝子の変異に起因しているものは実際にはわずか（20% 前後）であり，同様の病態が感染性あるいは炎症性疾患によってもたらされることが多いという興味深い報告である．

　このように特発性 VF の代表格である Brugada 症候群の中に，ルーティン検査では器質的心疾患は明らかではないものの，入院後の詳細な画像検査，心筋生検により潜在的な器質的障害があらわになる症例の存在することが示されたが，実は特発性 VT においても同様な

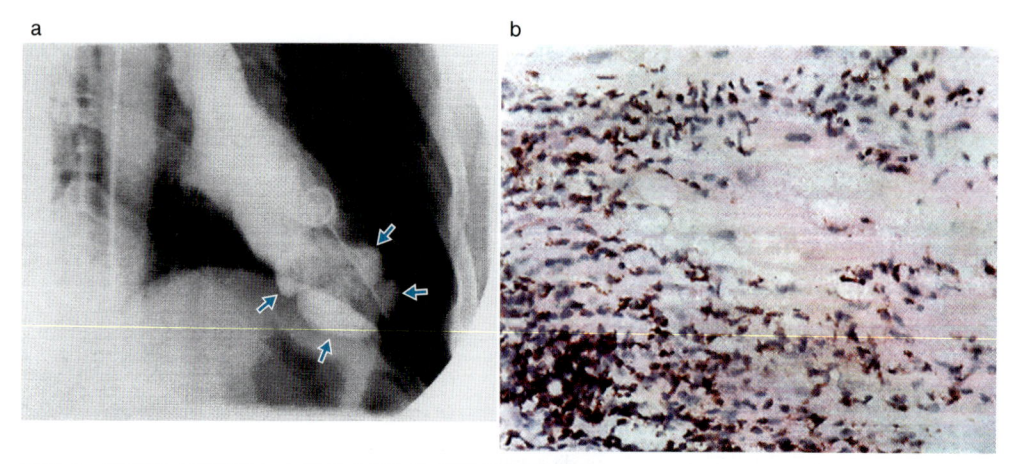

図 8-2 特発性心室頻拍における心筋生検炎症細胞浸潤像
(Chimenti C, Calabrese F, Thiene G, et al: Inflammatory left ventricular microaneurysms as a cause of apparently idiopathic ventricular tachyarrhythmias. Circulation **104**: 168-173, 2001, Figure 3, 4 より転載)

報告がされている．Chimenti らは[9]，やはり心エコーなどを用いた外来でのルーティン検査で，構造的心疾患の存在が証明されなかった特発性 VT に対して，心臓カテーテル検査，両心室生検を行い，156 例中 15 例（9.6％）で左室に単独あるいは複数の微小心室瘤を認めたと報告している．その 15 例全例が右脚ブロック波形の反復性 VT の既往があり，心筋生検では全例でリンパ球浸潤が認められ，心筋炎の存在が証明された（**図 8-2**）．また 5 例で原因ウイルスゲノムの同定に成功している．

このように一見特発性と考えられる症例の中に潜在的な器質的心疾患，特に散在性の炎症細胞浸潤は認めるが，心機能障害を伴わない比較的軽症の心筋炎が隠れていることがわかる．かなり前の報告[10]になるが，明らかな構造的心疾患がなく，一見正常な心臓と判断される心停止からの蘇生例 17 例に対して，その基礎心疾患を検索するために心臓カテーテル検査，両心室生検を含む精査を行うと，7 例に活動性の心筋炎を認めたという．また突然死剖検例の中に，心筋炎症像は比較的軽微で心機能に影響しない程度でも，炎症巣の一部が刺激伝導系組織に及ぶため，不整脈死を遂げる症例が存在する[3]．

2）心筋炎による His-Purkinje 組織の傷害

心筋炎の診断を確定するためには，急性心筋炎特有の臨床経過や臨床所見に加えて，心筋生検により炎症細胞浸潤と周囲の心筋壊死あるいは変性所見（**Dallas 基準：表 8-1**）を認めることが重要である．しかしながら，生検診断の特異度は高いものの，その感度は低いことが示されている[11]．その原因として，生検組織のサンプリング・エラーや，活動性の炎症が散在性に存在することから，その部位を採取できる可能性が低いことなどが挙げられている．一般的に生検組織標本では，通常の作業心筋に焦点が当てられ，Purkinje 組織など特殊心

表 8-2　剖検で心筋炎と診断しえた 65 例の臨床診断と病理診断

臨床診断	n	病理診断	n
急性心筋炎	3	特発性急性心筋炎	5
サルコイドーシス	1	巨細胞性心筋炎	3
拡張型心筋症	19	慢性心筋炎	13
肥大型心筋症	1	心筋炎治癒	22
若年者突然死	5	サルコイドーシス	4
悪液質	5	膠原病あるいは	
心電図異常	17	自己免疫性疾患	13
膠原病	7	悪液質合併症	5
リウマチ性弁膜症	4		
肺炎	2		
敗血症	1		

(Inoue S, Shinhara F, Sakai T, et al: Myocarditis and arrhythmia: A clinico-pathological study of conduction system based on serial section in 65 cases. Jpn Circ J **53**: 49-57, 1989, Table 1 より転載)

表 8-3　剖検例の生前心電図所見

心電図診断	症例数
心房細動	25
洞不全症候群	13
房室ブロック（2 度以上）	23
発作性心房頻拍	6
持続性心室頻拍	9
右脚ブロック	3
左脚ブロック	4
左脚前枝ブロック	2
左脚後枝ブロック	6
脚ブロックと心室内伝導障害	10

(Inoue S, Shinhara F, Sakai T, et al: Myocarditis and arrhythmia: a clinico-pathological study of conduction system based on serial section in 65 cases. Jpn Circ J **53**: 49-57, 1989, Table 2 より転載)

筋において炎症像を詳細に検討した報告は少ない．しかし，剖検心においては本邦から，多数例を用いた貴重なデータが発表されている．

　Inoue らは[12]約 20 年間に施行された 7,120 例の病理解剖所見を検討し，65 例に活動性あるいは非活動性の心筋炎を認めた．その病理診断の内容を**表 8-2** に示すが，最も多いのは非活動性心筋炎（治癒）22 例で，次いで慢性心筋炎，膠原病に伴う心筋炎がそれぞれ 13 例，急性心筋炎 5 例の順となっている．ここで特筆すべきは死亡前には心筋炎症性疾患と診断されているのは，5 例のみであり臨床での心筋炎の診断がいかに難しいかよく理解できる．例えば非活動性心筋炎の多くは生前，拡張型心筋症と診断されている．また，心電図では**表 8-3** に示すような多彩な頻拍性不整脈や伝導障害が記録されており，刺激伝導系組織の病変の拡がりが想像される．

　実際に，60 歳以下の比較的若年者に発生する，心不全をきたしやすい重症型の心筋炎では心内膜側の刺激伝導系組織，すなわち His 束以下の脚-Purkinje 線維にかけて炎症細胞浸潤と，広範な変性を認めることが多く（**図 8-3**），それに相応して臨床では房室あるいは心室

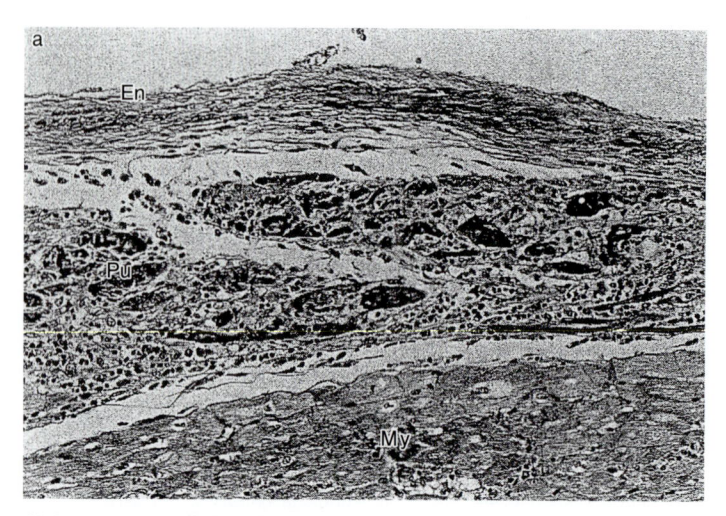

図8-3 重症心筋炎例の刺激伝導系組織病理所見
(Inoue S, Shinhara F, Sakai T, et al: Myocarditis and arrhythmia: a clinico-pathological study of conduction system based on serial section in 65 cases. Jpn Circ J **53**: 49-57, 1989, Figure 1 より抜粋)

内伝導障害，頻脈性不整脈，心臓突然死の発生率が高い．図8-3に示すように劇症型心筋炎では脚-Purkinje組織の大部分が線維組織に取って代わられることもある．考察に述べられているが，His-Purkinje組織は，心筋虚血には耐性をもっているのに対して(➡Q5)*，炎症に対しては受攻性が亢進している可能性がある．その理由として，(1)刺激伝導系組織は心内膜あるいは心外膜直下に存在するため，炎症機転に曝露されやすいこと，(2)刺激伝導系組織には血管組織，膠原線維，脂肪織などの間質組織が豊富に存在するため間質性炎症の好発部位になりやすいこと，などが挙げられている[12]．

これまで述べてきたように，心筋の感染性あるいは他の炎症性疾患によりHis-Purkinje組織も傷害を受けるわけだが，その結果下位刺激伝導系を源とする頻拍が発生しやすくなるか否かはその傷害の範囲と重症度に左右されることが考えられる．このことを直接的に証明した研究は認めないが，間接的に支持するデータはある．前述の剖検例の検討では，心室内伝導障害を伴う症例群でVT，VFなど重症心室性不整脈の合併が多かった[12]．また一見特発性にみえるが，両心室造影により微小心室瘤が証明された心筋炎の検討では，VTの発生源が心室瘤近傍に存在しており，細胞浸潤あるいは変性が著明な領域でVTが発生していたと報告されている[9]．図8-4にPurkinjeリエントリーの古典的なシェーマ[13]を示すが，Purkinje線維本幹が高度な傷害を受けると，伝導障害として臨床上現れるが，例えば図8-4下段に示すように，Purkinje線維束分枝に一方向性ブロックが起これば，Purkinje線維内あるいは一部心室筋組織を含むリエントリー回路を形成する可能性がある．この伝導障害を引きおこす炎症の重症度により不整脈基質が形成されるか否かが分かれるところであり，例

---

* ➡Q5(190頁)：Purkinje組織はなにゆえ虚血に耐性をもつのか？

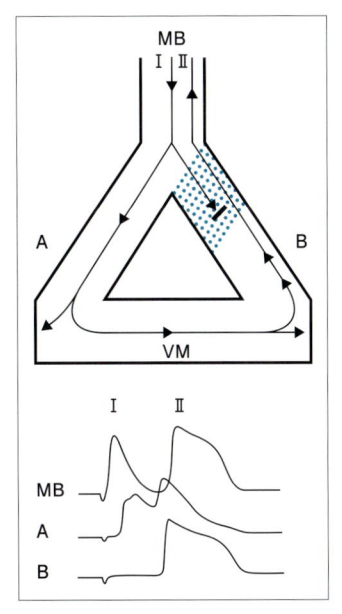

図 8-4 Purkinje リエントリーの古典的シェーマ
(Wit AL, Hoffman BF, Cranfield PF: Slow conduction and reentry in the ventricular conduction system. I. Return extrasystole in canine Purkinje fiberss. Circ Res **30**: 1-10, 1972 より改変)

えば Purkinje 線維束分枝の傷害が高度であれば，その領域の伝導は両方向性にブロックされることになり，リエントリー回路は形成されない．

3) 心筋炎に伴う Purkinje 不整脈の実例

先ほどから繰り返し述べているように，われわれがふだん特発性 VT と診断しているものの中に，スクリーニング検査では正常範囲と判断されるような潜伏型(subclinical)の心筋炎が含まれることは明らかである．しかしながら，活動性心筋炎あるいは心筋炎の既往がある例での，EPS，カテーテルアブレーションの報告は少ない．その理由として，特発性 VT はカテーテルアブレーションの有効性が高く，比較的容易に不整脈をコントロールできるため，心機能障害を認めないこれら症例に対し心筋生検を含むさらなる侵襲的検査を行い，診断を確定させる必要性が低いことが考えられる．

特発性 VT に対するカテーテルアブレーションが一般化する前の報告[14]であるが，複数の薬剤を用いてもコントロールが困難な右脚ブロック，左軸偏位型 QRS 波形を呈する左側特発性 VT に対して手術治療を行い，その際に摘出した左室仮性腱索を組織学的に検討している．その結果，仮性腱索の中でも特に心内膜との付着部近傍では，組織の線維化が強く一部炎症細胞浸潤が認められた(**図 8-5**)．このことから筆者らは特発性不整脈と診断されているものが真に特発性であるのかどうか問題提議している．

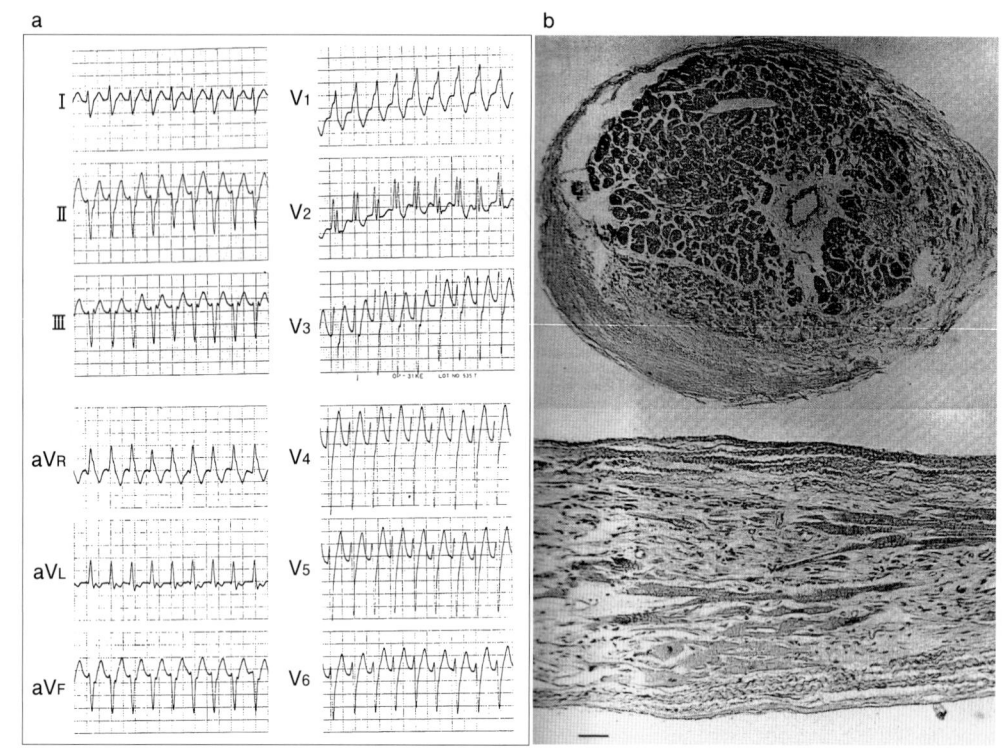

図 8-5　特発性左室心室頻拍手術例―摘出仮性腱索の病理像―
(Suwa M, Yoneda Y, Nagao H, et al: Surgical correction of idiopathic paroxysmal ventricular tachycardia possibly related to left ventricular false tendon. Am J Cardiol **64**: 1217-1220, 1989, Figure 2, 4 より転載)

　近年,劇症型のウイルス性心筋炎に発生した反復性 VT が,頻拍中の局所電位で Purkinje 電位が先行する左室前-後中隔領域における複数の高周波通電で根治しえた症例が報告された[15].　図 8-6 にアブレーション成功部位の局所電位を引用するが,VT 中には体表面心電図 QRS よりも 69 msec 先行した Purkinje 電位が観察される.同部位の高周波通電で頻拍が停止している.残念ながらこの症例は EPS セッション時の患者の状態が悪かったため,ペーシングによる誘発試験を施行しえなかったこともあり,メカニズムは正確には解明できていない.しかし左室内マッピングデータから判断すると,特発性左側心室頻拍（ILVT）に類似した頻拍であろう.

　われわれも心サルコイドーシス例で,ILVT と同様な機序と考えられる反復性 VT の 1 例を経験している.これまでの報告によると,心サルコイドーシスにおける持続性心室頻拍の発生は稀ではあるが,予後不良の兆候であることが知られている.その電気生理学的機序は scar-related reentry であり,広範囲な瘢痕が存在するために複数波形の VT（pleomorphic VT）を認めることが多い[16-19].炎症の活動性が抑制できなければ,病変がさらに広範囲に及ぶことになり,新たな回路を形成する可能性が高い.したがって,進行した心サルコイドーシスに合併する VT に対してアブレーション等で根治をめざしても再発することが多

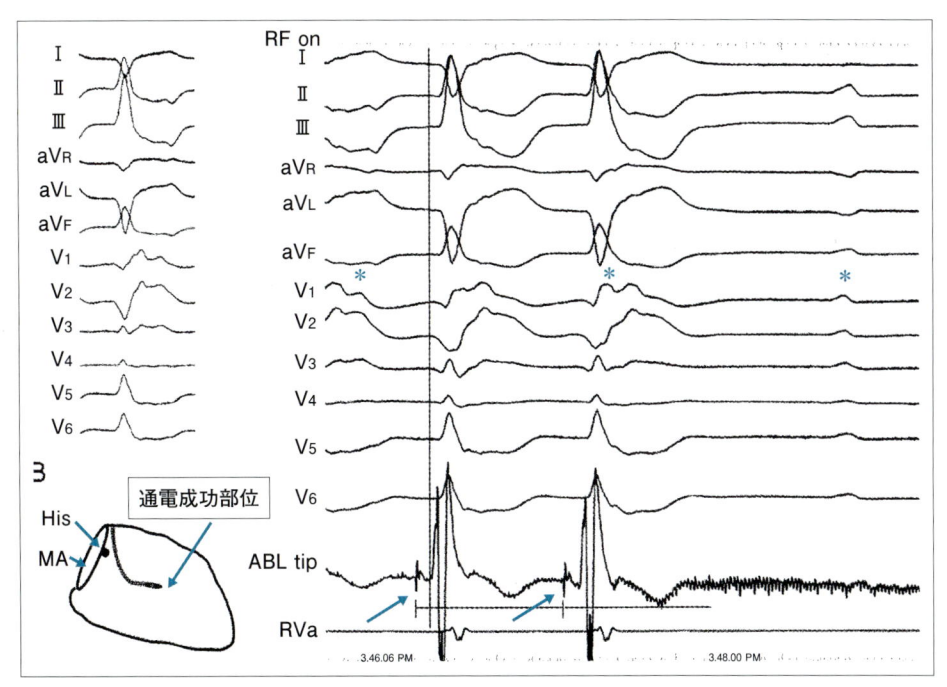

図8-6 劇症型心筋炎に合併した反復性VTに対するアブレーション成功部位心内電位
(Zeppenfeld K, Blom NA, Bootsma M, et al: Incessant venticular tachycardia in fulminant lymphocytic myocarditis: evidence for origin in the Purkinje system and successful treatment with ablation. Heart Rhythm **4**: 88-91, 2007, Figure 2 より転載)

い．心サルコイドーシスは心筋全層性に病巣を形成することが知られており，当然刺激伝導系組織もその例外ではない．理論的には，Purkinje不整脈が発生する基質素地を形成する可能性は十分にあると考えられる．

B 非虚血性心筋症とPurkinje不整脈

　非虚血性心筋症(non ischemic cardiomyopathy; NICM)に認められるPurkinje関連頻拍のうち，脚間リエントリーや脚枝間リエントリーが主体をなすが，これについては第5章を参照されたい．
　さて，拡張型心筋症に代表される非虚血性心筋症において，束枝リエントリー(fascicular reentry)発生の報告はあるのか？　という問いに対しては，いまだ症例報告が散見されるのみであるが，近年報告数が増加してきているという回答になる．これはおそらく，NICMのVTにおいてもこの機序が存在することが，認識されるようになったことから，発見される機会が増えてきていることによると思われる．
　Reithmannら[20]，2000年からの6年間でVTに対するカテーテルアブレーションを施

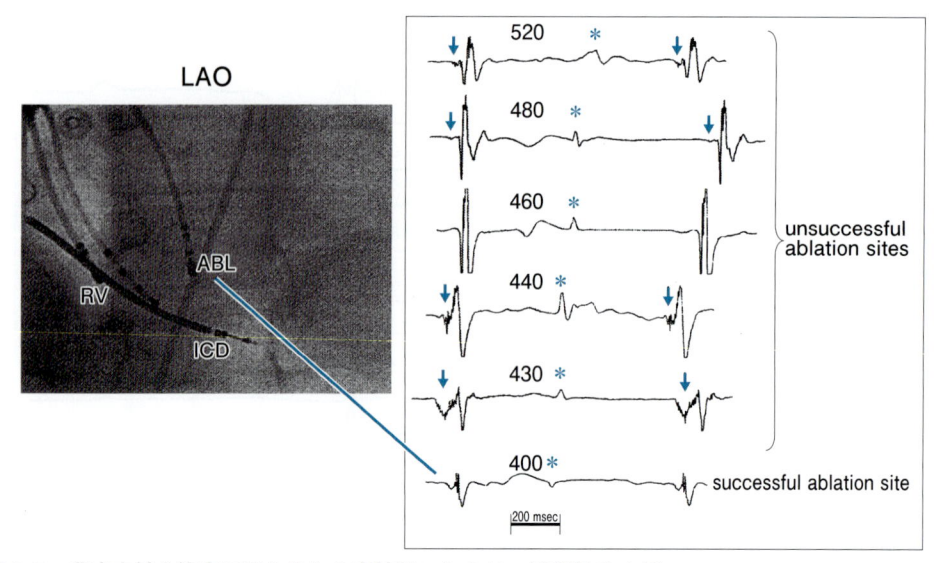

図 8-7 非虚血性心筋症に認められた束枝リエントリー性頻拍の 1 例
(Reithmann C, Hahnefeld A, Remp T, et al: Ventricular tachycardia with participation of the left bundle-Purkinje system in patients with structural heart disease: dentification of slow conduction during sinus rhythm. J Cardiovasc Electrophysiol **18**: 818-817, 2007, Figure 2 より抜粋)

行した器質的心疾患を伴う 65 例のうち, 8 例に Purkinje 関連不整脈を認め, その電気生理学的機序を詳細に検討している. 基礎心疾患は NICM が 5 例, 虚血性心筋症が 3 例であった. NICM の 5 例では, 脚枝間リエントリーを 3 例に, 左脚後枝領域の束枝リエントリーを 2 例に認めた. 図 8-7 に NICM に認められた, 束枝リエントリー性頻拍(fascicalar VT)の代表例(心内記録とアブレーション成功部位)を引用する. 洞調律時の心内記録では左脚後枝領域で広範囲に拡張期電位(DP)を認めている.

Reithmann によると非虚血性心筋症では, 特発性 VT と比較し, 洞調律時に比較的広範囲に DP が観察され, またその電位の特性がよりダルな波形を呈しており, またその振幅が低いことを指摘した. その理由として NICM では仮性腱索あるいは異常 Purkinje 線維の傷害の程度が強く, またこれが広範に及ぶために, Purkinje 遠位側の心室筋との接合部近傍で一方向性ブロックが生じやすくなることが考えられる. したがって, NICM においても束枝リエントリーが発生する基質が形成されることが示された.

このような傷害の程度が強く, 伝導が抑制されるために, 器質的心疾患に伴う束枝リエントリー性頻拍は伝導が遅い分, 頻拍周期も長くなる. 本例でも VT 周期は 440 msec と長く安定した VT となる. われわれは虚血性心疾患に出現する fascicular VT と特発性左心室頻拍(ILVT)間で頻拍周期を比較しているが, ILVT の平均 327 msec に比し, 虚血性心疾患では平均 473 msec と有意に長いことが判明している(101 頁, **表 6-2** 参照). なお, Reithmann は本例のアブレーション至適部位として, 洞調律中に記録される DP の最早期部位, すなわち slow conduction のエントランス領域を挙げている. これは ILVT における

Ouyang らの報告[21]と一致しており，この電位が異常 Purkinje 組織の逆行性興奮を反映するとすれば，刺激伝導系組織の遠位端をアブレーションすることになり，心室内伝導障害，ブロックの発生を回避することができるので，合理的な方法と考えられる．しかしながら，ILVT でもよく経験されることであるが，拡張期電位には直接頻拍とは関係のない bystander な電位が多く含まれており，この傾向は器質的心疾患の存在下ではより増長される．VT を誘発させ，エントレインメント・ペーシングなどを行うことにより，頻拍持続に関与する電位であることを確認したうえで，高周波通電することが肝要であろう．

拡張型心筋症以外にも，左脚後枝領域の Purkinje 不整脈に関連して肥大型心筋症[22]，心アミロイドーシス[23]，心筋緻密化障害[24]の報告が認められる．虚血性心疾患，心筋炎以外にもさまざまな病因により Purkinje ネットワークや，仮性腱索が傷害を受け，Purkinje 不整脈を惹起する可能性があることが理解できる．心筋緻密化障害は左室内腔に拡がる過剰な肉柱形成と，心筋全層の 2/3 に及ぶ深い間隙を特徴とする先天性心疾患であり，臨床における 3 主徴として，心不全，不整脈，塞栓症が挙げられている．不整脈は持続性 VT，心房細動などの報告があるが，そのメカニズムの詳細は不明である．心内膜側心筋の緻密化障害という観点からは，Purkinje 組織自体の傷害，あるいは心筋接合部での伝導障害を合併する可能性があり[24]，Purkinje 不整脈の基質が存在するかもしれない．

C まとめ

構造的心疾患，特に炎症性心疾患と Purkinje 不整脈は密接な関係があることが推察される．これまで特発性と考えられてきた症例の中にも潜在性の器質的心疾患が隠れていることが判明したが，一方ではさまざまな病因が Purkinje 不整脈を誘発することも次第に明らかになってきた．近年，ILVT 類似の不整脈，あるいは Purkinje 組織を起源とする期外収縮，多形性 VT などについて虚血性心疾患以外の疾患群でも症例の報告が相次いでいる．このことが周知されるようになれば，報告例がさらに蓄積され，いかなる病態でいかなる Purkinje 不整脈が発生しやすいかが明らかになるであろう．

文献

1) Lee KJ, McCrindle BW, Bohn DJ, et al: Clinical outcomes of acute myocarditis in childhood. Heart **82**: 226-233, 1999.
2) Seferovic PM, Ristic AD, Maksimovic R, et al: Cardiac arrhythmias and conduction disturbances in autoimmune rheumatic diseases. Rheumatology **45**: iv39-iv42, 2006.
3) 河合祥雄：病理学的にみた心臓突然死．日本臨床 **63**：1141-1148, 2005.
4) Shehab AM, MacFadyen RJ, McLaren M, et al: Sudden unexpected death in heart failure may be preceded by short term, intraindivisual increases in inflammation and in autonomic dysfunction: a pilot study. Heart **90**: 1263-1268, 2005.

5) Chimenti C, Pieroni M, Maseri A, et al: Histologic findings in patients with clinical and instrumental diagnosis of sporadic arrhythmogenic right ventricular dysplasia. J Am Coll Cardiol **43**: 2305-2313, 2004.
6) Basso C, Hiene G, Corrado D, et al: Arrhythmogenic right ventricular cardiomyopathy. Dysplasia, dystrophy, or myocarditis? Circulation **94**: 983-991, 1996.
7) Flustaci A, Priori S, Pieroni M, et al: Cardiac histological substrate in patients with clinical phenotype of Brugada syndrome. Circulation **112**: 3680-3687, 2005.
8) Kim YH, Lim HE, Kim SH, et al: Brugada-like ST-segment abnormalities associated with myocardial involvement of hematologic diseases. PACE **31**: 761-764, 2008.
9) Chimenti C, Calabrese F, Thiene G, et al: Inflammatory left ventricular microaneurysms as a cause of apparently idiopathic ventricular tachyarrhythmias. Circulation **104**: 168-173, 2001.
10) Frustaci A, Bellocci F, Olsen EGJ: Results of biventricular endomyocardial biopsy in survivors of cardiac arrest with apparently normal hearts. Am J Cardiol **74**: 890-895, 1994.
11) Cooper LT: Myocarditis. *In* Murphy JG (ed): Mayo Clinic Cardiology Review 2nd ed. pp483-507, Lippencott Williams & Wilkins, 2000.
12) Inoue S, Shinhara F, Sakai T, et al: Myocarditis and arrhythmia: a clinico-pathological study of conduction system based on serial section in 65 cases. Jpn Circ J **53**: 49-57, 1989.
13) Wit AL, Hoffman BF, Cranfield PF: Slow conduction and reentry in the ventricular conduction system. I. Return extrasystole in canine Purkinje fibers. Circ Res **30**: 1-10, 1972.
14) Suwa M, Yoneda Y, Nagao H, et al: Surgical correction of idiopathic paroxysmal ventricular tachycardia possibly related to left ventricular false tendon. Am J Cardiol **64**: 1217-1220, 1989.
15) Zeppenfeld K, Blom NA, Bootsma M, et al: Incessant venticular tachycardia in fulminant lymphocytic myocarditis: evidence for origin in the Purkinje system and successful treatment with ablation. Heart Rhythm **4**: 88-91, 2007.
16) Winters SL, Cohen M, Greenberg S, et al: Sustained ventricular tachycardia associated with sarcoidosis: assessment of the underlying cardiac anatomy and the prospective stility of programmed ventricular stimulation, drug therapy and an implantable antitachycaria device. J Am Coll Cardiol **18**: 937-943, 1991.
17) Hurushima H, Chinushi M, Sugiura H, et al: Ventricular tachyarrhythmia associated with cardiac sarcoidosis: its mechanism and outcome. Clin Cardiol **27**: 217-222, 2004.
18) Koplen BA, Soejima K, Baughman K, et al: Refractory ventricular tachycardia secondary to cardiac sarcoid: electrophysiologic characteristics, mapping, and ablation. Heart Rhythm **3**: 924-929, 2006.
19) Uusimaa P, Ylitalo K, Anttonen O, et al: Ventricular tachyarrhythmia as a primary presentation of sarcoidosis. Europace **10**: 760-766, 2008.
20) Reithmann C, Hahnefeld A, Remp T, et al: Ventricular tachycardia with participation of the left bundle-Purkinje system in patients with structural heart disease: identification of slow conduction during sinus rhythm. J Cardiovasc Electrophysiol **18**: 818-817, 2007.
21) Ouyang F, Cappato R, Ernst S, et al: Electroanatomic substrate of idiopathic left ventricular tachycardia: unidirectional block and macroreentry within the Purkinje network. Circulation **105**: 462-469, 2002.
22) Okumura Y, Watanabe I, Ohkubo K, et al: successful catheter ablation for incessant ventricular tachycardia in a patient with hypertrophic cardiomyopathy. Circ J **71**: 1164-1168, 2007.
23) Mlcochova H, Saliba WI, Burkhardt DJ, et al: Catheter ablation of ventricular fibrillation storm in patients with infiltrative amyloidosis of the heart. J Cardiovasc Electrophysiol **17**: 426-430, 2006.
24) 小森谷将一, 今井 忍, 青山 浩, 他：ピルシカイナイド投与により出現したベラパミル感受性心室頻拍の1例. 心臓 **38**：111-118, 2006.

Case report 2
Isolated Left Ventricular Noncompaction and Purkinje Fiber
左室緻密化障害と Purkinje 線維

　孤立性左室心筋緻密化障害（isolated left ventricular noncompaction; ILVNC）とは，左心室壁の過剰な網目状の肉柱形成と心内腔に連続する深い間隙を形態的特徴とする，他の心奇形を伴わない先天性心筋疾患であり，その原因は胎生期左心室形成における心筋緻密化過程の局所的な停止によるとされている[1,2]．突然死を含む心室性不整脈，進行性の心室壁運動低下，血栓塞栓症が 3 主徴で，その診断と対策は予後を左右するために重要である[3-6]．本疾患における植込み型除細動器（ICD）の有用性はすでに報告されているが[7]，心室性不整脈の機序はいまだ完全には明らかになっていない．さらに，心内膜の緻密化障害が正常刺激伝導系に与える影響も解明されていない．今回，左心不全と心室頻拍（VT）を合併した ILVNC 患者において電気生理学検査を施行したので報告する．

▶ 症例

　症例は ILVNC の 34 歳男性である．甥 2 児も ILVNC と診断されている．心エコーでは左室内径の拡大を認め（拡張期径 90 mm，収縮期径 83 mm），左室駆出率は 20% と低下していた．左室心尖部・側壁・後下壁に網状の肉柱発達を認め，カラードプラー法では肉柱間隙に血流の流入を認めた．12 誘導心電図は洞調律で，I，aV$_L$，V$_{4-6}$ 誘導に J 波の上昇を認め，多源性の右脚ブロック型心室期外収縮（VPC）が多発していた（図 8-8a）．Holter 心電図では 24 時間に 12,500 発の VPC が記録され，周期 630 msec の持続性単形性心室頻拍（VT）が認められた．造影 CT では，左室内腔心尖部・側壁・後下壁に網状の肉柱発達を認めた（図 8-9）．

　心臓電気生理学検査を施行すると，H-V 間隔は 35 msec と短縮していたが（図 8-8b），時に ILVNC に合併するといわれている副伝導路の存在は否定された．J 波を除く QRS 幅は 60 msec と狭かった．心室刺激では単形性 VT は誘発されなかったが，平均周期 200 msec の非持続性多形性 VT が誘発された．

　洞調律中に electroanatomic mapping を用いて左心室心内膜をマッピングすると，通常の疾患よりも左心室心内膜側に Purkinje 電位が記録される箇所が少なく，僧帽弁輪・前壁からは孤立性遅延電位（isolated delayed potential; IDP）が記録された（図 8-10）．単形性 VT は誘発不能であったため，散発する多源性 VPC の起源をマッピングした．VPC の直前に Purkinje 電位が先行する部位やペースマッピングを指標に高周波通電を数か所に施行したが，すべての VPC を完全に抑制することはできなかった．高周波通電が有効であった VPC 起源では，洞調律中 QRS の後方に IDP が記録された（図 8-10b）．同部位では QRS に先行

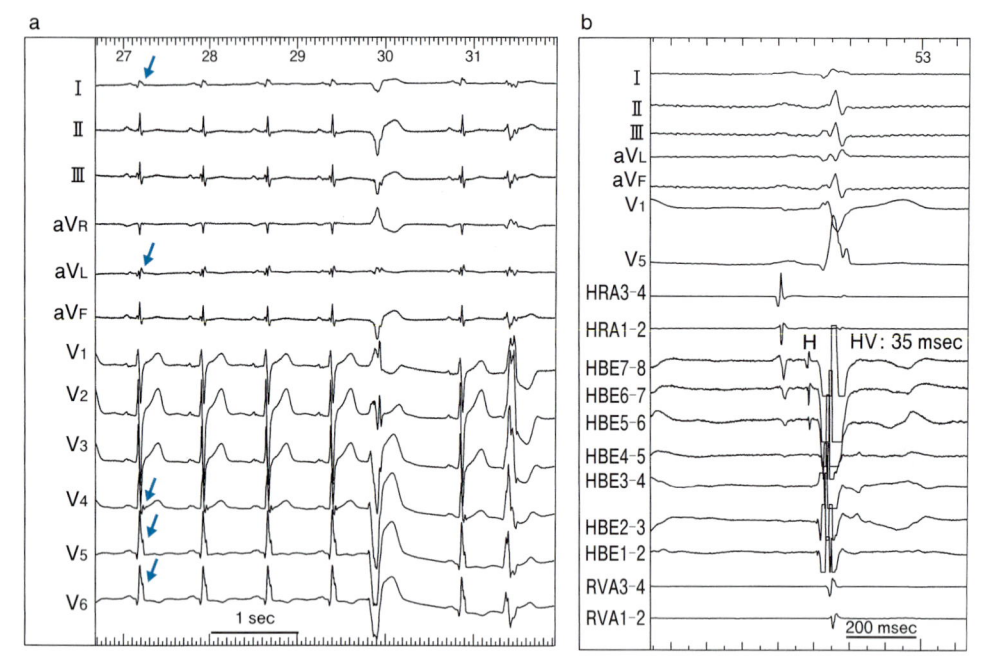

図 8-8　12 誘導心電図および心内心電図
　a. 12 誘導心電図は洞調律で，Ⅰ，aV_L，V_{4-6} 誘導に J 波の上昇を認め（矢印），多源性の右脚ブロック型 VPC が多発していた．
　b. 体表面心電図では明らかなデルタ波やスラーは認められなかったが，心内心電図では H-V 間隔は 35 msec と短縮しており，J 波を除く QRS 幅は 60 msec と狭かった．
　H：His 束電位，HBE：His 束心電図，HRA：高位右房，RVA：右室心尖部

する Purkinje 電位は記録できなかった．QRS 幅は狭かったが，左室側壁運動に同期不全を認めたため，再同期ペーシング機能付き ICD（CRT-D）を植込んだ．抗不整脈薬無投与で 1 年間経過を観察したが，ICD テレメトリーで非持続性を含めて VT イベントは認められない．

■ 考察

　ILVNC における心室性不整脈に対する ICD の有用性はすでに報告されているが[7]，その機序に関してはいまだ完全には明らかではなく，また，心内膜の緻密化障害が心室内刺激伝導系に与える影響も解明されていない．Derval らは，ILVNC の 2 症例を報告しているが，1 例では頻発していた非持続性 VT が最早期興奮部位の左室基部側壁に対するカテーテルアブレーションで抑制されたとしている[8]．洞調律心電図では側壁誘導に再分極異常が認められた．電気生理学的特徴の詳細は記載されていないが，心外膜側の最早期興奮部位は QRS に 20 msec 先行していたのに対し，心内膜側の最早期興奮部位は 30 msec 先行しており，ペースマッピングも一致したという．その他の 1 症例は失神発作を伴う ILVNC 症例で

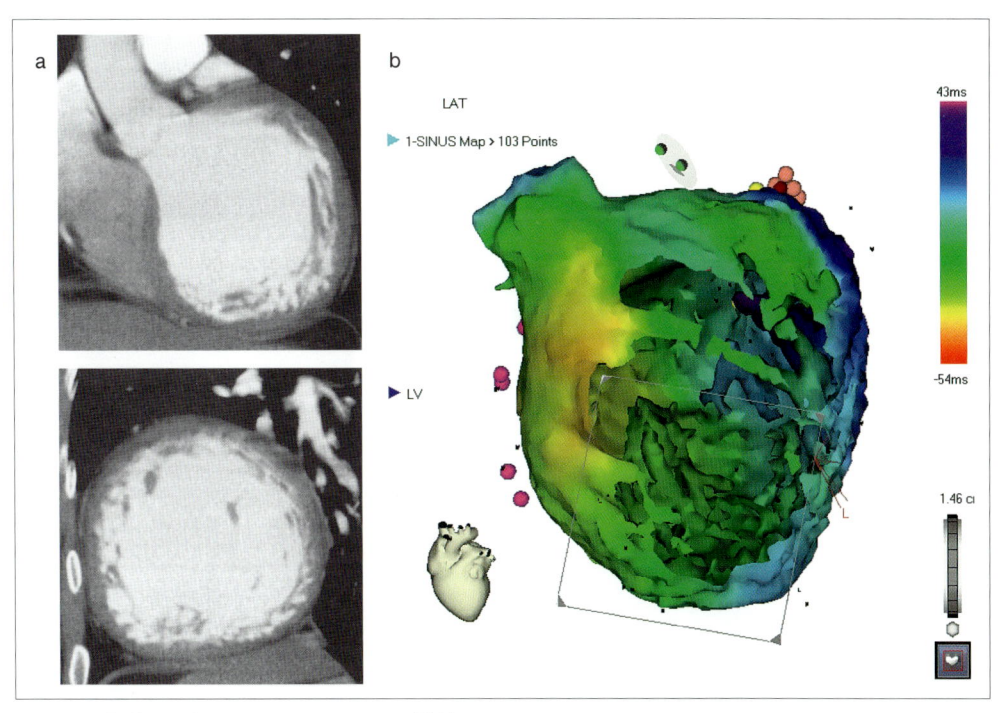

図 8-9　造影 CT と CARTOMERGE™の比較
　a. 左室内腔心尖部・側壁・後下壁に網状の肉柱発達を認めた（上段：長軸像，下段：短軸像）．
　b. Electroanatomic mapping の洞調律 activation map を CARTOMERGE™ 像に投影した．Clipping plane を用いて左心室内腔を観察すると多くの網状の肉柱が観察できた．肉柱に投影された色は実際の同部位の伝導時間を表しているとは限らない．

　isoproterenol 投与によって多形性 VT が誘発され，β遮断薬で失神発作は消失した．これらの症例は ILVNC における VT の機序が異所性自動能である可能性を示唆している．一方，Lim らは，ILVNC にリエントリー性の持続性 VT を合併した症例を報告している[9]．その症例では VT 中に心外膜前壁からは concealed entrainment される拡張期電位が記録され，洞調律中には同部位からは IDP が記録された．また，洞調律中の 12 誘導心電図では下方誘導と前胸部誘導で J-ST の上昇が認められている．

　われわれの症例では単形性 VT は心室刺激で誘発できなかったが，洞調律時に心内膜側から IDP が記録され，VPC に先行する Purkinje 電位が記録された．また洞調律 12 誘導心電図では側壁誘導で J 点の上昇が認められている．このように ILVNC においては非リエントリー性とリエントリー性 VT の双方の機序が存在していると思われた．Junga らは，ILVNC における VT の基質として緻密化障害された局所心筋における虚血の影響を推察している[10]．もしそうであれば，陳旧性心筋梗塞や虚血性心筋症と同様に心室筋起源のリエントリー性 VT や Purkinje 起源の多形性 VT が起こりうると思われる．

　ILVNC の体表 12 誘導心電図所見には一定のものはないが，本症例のような早期再分極が

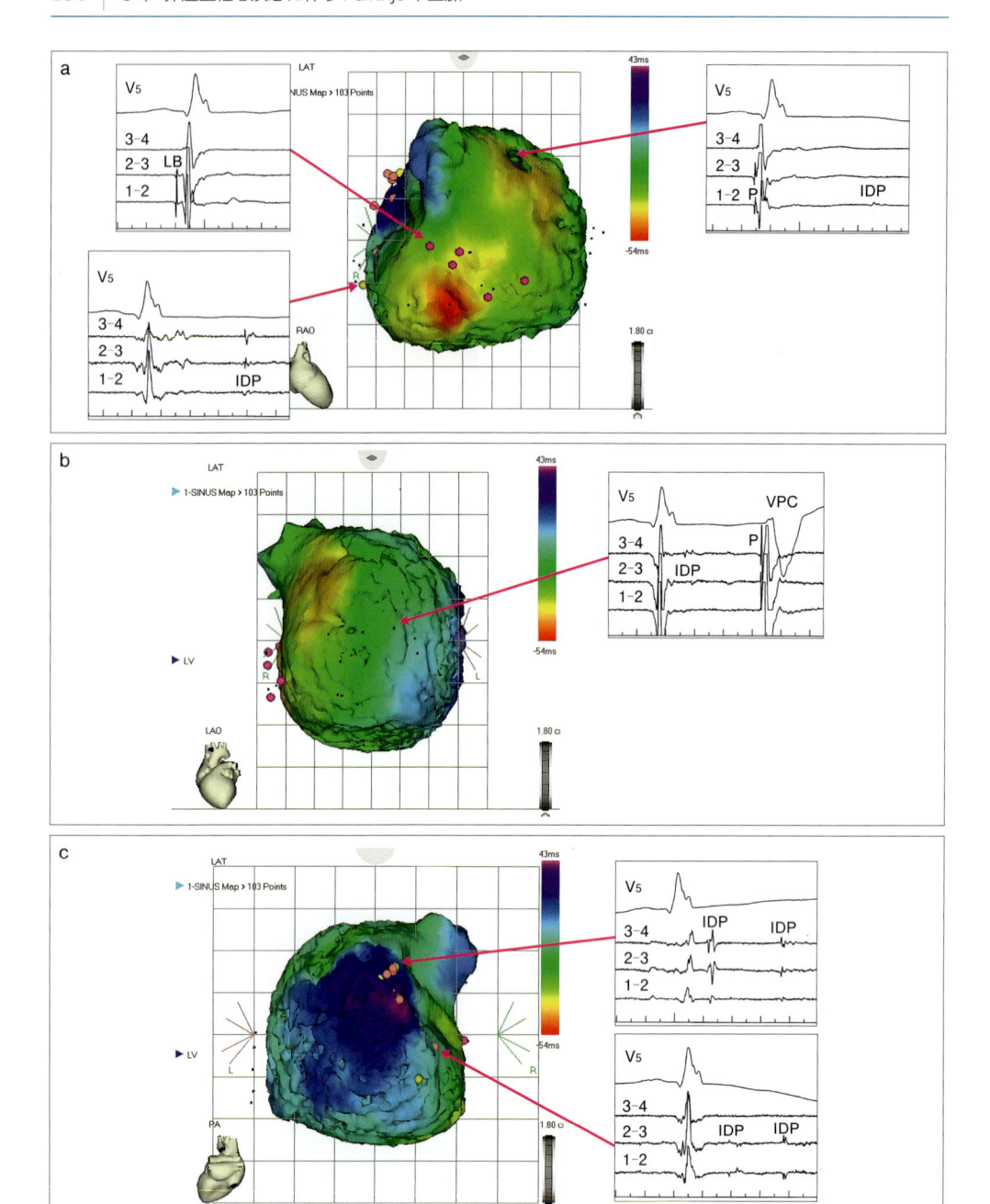

図 8-10 洞調律 electroanatomic mapping
　a．右前斜位像．僧帽弁輪・前側壁には孤立性遅延電位 IDP が認められた．洞調律時に Purkinje 電位が記録される箇所は少なかった（タグ）．
　b．左前斜位像．心尖部前側壁において VPC の直前に Purkinje 電位が先行する部位に高周波通電を施行した．同部位では洞調律中には QRS に先行する Purkinje 電位は記録できなかったが，QRS の後方に IDP が記録された．
　c．後前像．僧帽弁輪側壁からは多くの IDP が記録された．
　IDP：孤立性遅延電位，LB：左脚，P：Purkinje 電位，VPC：心室期外収縮

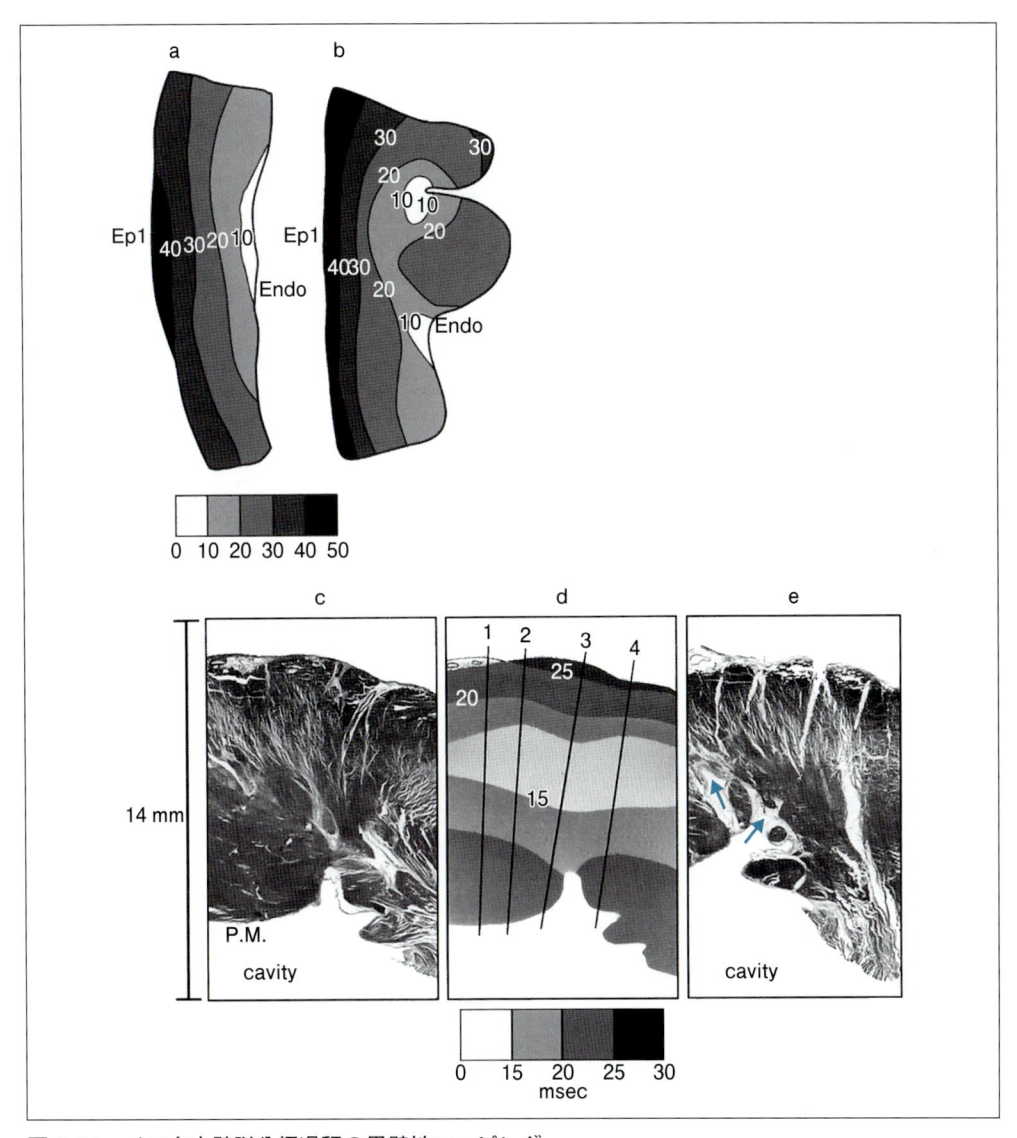

図8-11 イヌ左室壁脱分極過程の貫壁性マッピング
(Boineau JP: The early repolarization variant--an electrocardiographic enigma with both QRS and J-STT anomalies. J Electrocardiol 40: 3. e1-10, 2007 より転載)

a. 心内膜側から心外膜側に向かう典型的な興奮様式を示している.

b. 前乳頭筋付近での興奮伝播は複雑で, 乳頭筋付着部位の心内膜下が最早期に興奮し, 乳頭筋内においては心内膜側に向かって興奮は伝播している.

c. 別のイヌで乳頭筋近傍部分をさらに詳しく観察した.

d. 乳頭筋近傍の左心室壁では心筋層内が最早期に興奮し, 心内膜側と心外膜側に2方向性に伝播していた.

e. 同部位では心内膜が心室筋内に大きく陥入しており, それに引き込まれる形でPurkinje線維も心筋層深くに進入していた(矢印).

P.M.：乳頭筋

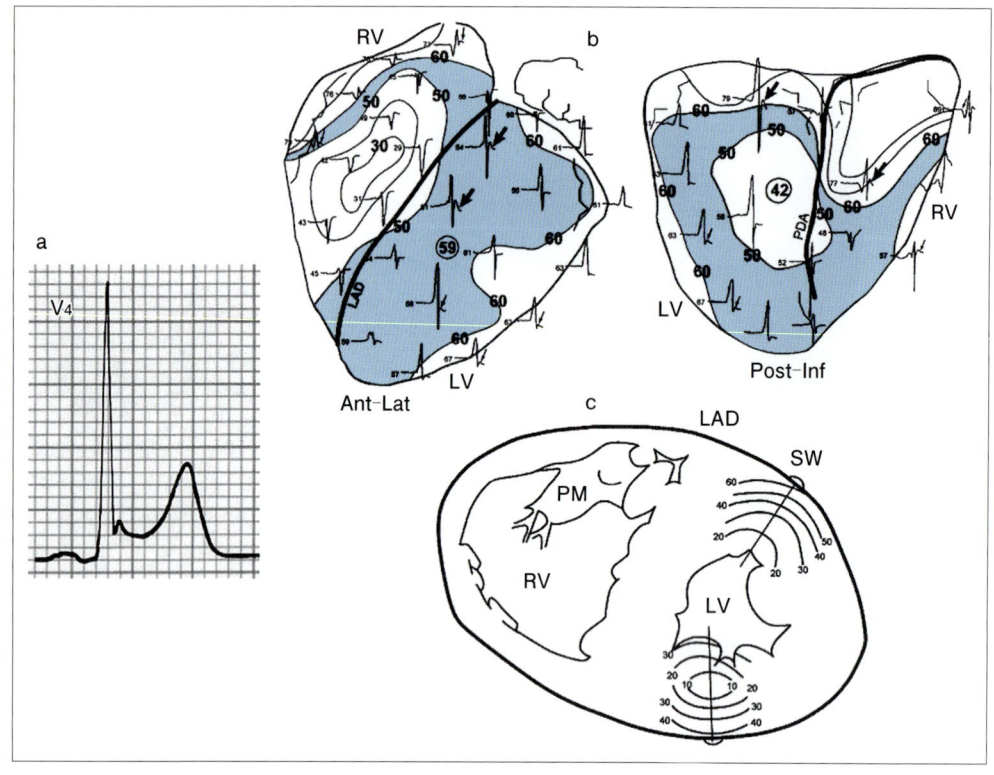

図8-12 早期再分極患者における心外膜マッピング

(Boineau JP: The early repolarization variant--an electrocardiographic enigma with both QRS and J-STT anomalies. J Electrocardiol **40**: 3. e1-10, 2007 より転載)

　a. 体表心電図ではJ波を認めるが，J波を除くQRS幅は50～60 msecと短い．
　b. 体表興奮電位図の50～60 msec興奮部分（水色部分）の左室前側壁および下壁基部側において著明なJ波が認められた（矢印）．J波が記録された箇所においては，J波の直前には常に急峻な陰性の振れが認められ脱分極は終了している．
　c. 前壁と後下壁にプランジ電極を挿入して，貫壁性の興奮伝播を観察すると，左室前壁では心内膜側から心外膜側への一方向性興奮を示していたが，後下壁の後乳頭筋近傍部分では心筋層内が最早期に興奮し，心内膜側と心外膜側の2方向に向かって興奮伝播していた．
　LAD：左前下降枝，LV：左室，PM：乳頭筋，RV：右心室

認められることがすでに報告されている．Boineauらは，ILVNCと早期再分極症候群の関連について実験的・臨床的に報告している[11,12]．**図8-11**はイヌ左室壁の脱分極過程を貫壁性にマッピングした結果である[11]．**図8-11a**では心内膜側から心外膜側に向かう典型的な興奮様式を示しているが，**図8-11b**に示した前乳頭筋付近での興奮伝播は複雑で，乳頭筋付着部位の心内膜下が最早期に興奮し，乳頭筋内においては心内膜側に向かって興奮は伝播していた．別のイヌにおいて心内膜側と心外膜側に2方向性の興奮を示す乳頭筋近傍部分をさらに詳しく観察すると，同部位では心内膜が心室筋内に大きく陥入しており，それに引き込まれる形でPurkinje線維も心筋層深くに進入していた（**図8-11c-e**）．通常，非有蹄目の

Purkinje線維ネットワークは心内膜下のみに分布しているが(→Q8)*，これらの実験から非有蹄目でも乳頭筋近傍では心筋層深くにPurkinje線維が侵入しており，全層性の心室興奮時間が短縮している可能性が示唆された．

さらにBoineauらは，早期再分極を有する患者に心外膜マッピングを施行した[11]．体表心電図ではJ波を認めるが，J波を除くQRS幅は50-60 msecと短い（図8-12a）．体表興奮電位図の50-60 msec興奮部分の左室前側壁および下壁基部側において著明なJ波が記録された（図8-12b）．J波が記録された箇所において，J波の直前には常に急峻な陰性の大きな振れが認められた．さらに前壁と後下壁にプランジ電極を挿入して，貫壁性の興奮伝播を観察すると，左室前壁では心内膜側から心外膜側への一方向性興奮を示していたが，後下壁の後乳頭筋近傍では心筋深層が最早期に興奮しており，心内膜側と心外膜側の2方向に向かって興奮は伝播していた（図8-12c）．彼らはこのような「早期再分極」症例における心電図所見は，一部の心室壁脱分極が早期に完了するための所見であり，このような所見の典型例はPurkinje網が心室筋層内に進入しているILVNCであるとしている[12]．

ILVNCにおいてPurkinje線維ネットワークが心室筋層内に進入していることの直接的な証明はないが，われわれの症例において左心室心内膜マッピングで比較的Purkinje電位が記録される箇所が少なかったことや，それにもかかわらずQRS幅が狭かったことは，その可能性を示唆している．ILVNCにしばしば認められる再分極異常やJ波の上昇，早期再分極もそれらの仮説で説明できるかもしれない．われわれは心室同期不全を有するILVNCにおいて，QRS幅が狭くても心室再同期療法が有効であることをすでに報告した[13]．それらの症例では左室中隔と左室自由壁の同期不全のみならず，緻密化が障害されている心室自由壁内の同期不全が存在していた[14]．この壁内同期不全の原因として，このような緻密化障害部位における複雑な心室内興奮伝播が影響している可能性は高いと考えられる．

■ まとめ

ILVNCにおける心室性不整脈の機序として，心筋におけるリエントリーとPurkinje線維起源の非リエントリーの可能性が示唆された．またILVNCにおいてはPurkinje線維ネットワークが心室筋層内に進入している可能性も示唆されており，それが洞調律心電図における早期脱分極所見や左室同期不全の一因である可能性も推察された．本疾患は臨床において見逃されていることが多い疾患でもあるため，今後のさらなる検討が望まれる．

（野上昭彦）

---

* →Q8（211頁）：動物種によるPurkinje分布の違いは？　不整脈基質との関係は？

文献

1) Chin TK, Perloff JK, Williams RG, et al: Isolated noncompaction of left ventricular myocardium. A study of eight cases. Circulation **82**: 507-513, 1990.
2) Ichida F, Hamamichi Y, Miyawaki T, et al: Clinical features of isolated noncompaction of the ventricular myocardium. J Am Coll Cardiol **34**: 233-240, 1999.
3) Oechslin E, Attenhofer Jost CH, Rojas JR, et al: Long-term follow-up of 34 adults with isolated left ventricular noncompaction: a distinct cardiomyopathy with poor prognosis. J Am Coll Cardiol **36**: 493-500, 2000.
4) Weiford BC, Subbarao VD, Mulhern KM: Noncompaction of the ventricular myocardium. Circulation **109**: 2965-2971, 2004.
5) Aras D, Tufekcioglu O, Eragun K, et al: Clinical features of isolated ventricular noncompaction in adults long-term clinical course, echocardiographic properties, and predictors of left ventricular failure. J Card Fail **12**: 726-733, 2006.
6) Jenni R, Oechslin E, van der Loo B: Isolated ventricular non-compaction of the myocardium in adults. Heart **93**: 11-15, 2007.
7) Kobza R, Jenni R, Erne P, et al: Implantable cardioverter-defibrillators in patients with left ventricular noncompaction. Pacing Clin Electrophysiol **31**: 461-467, 2008.
8) Derval N, Jaïs P, O'Neill MD, et al: Apparent idiopathic ventricular tachycardia associated with isolated ventricular noncompaction. Heart Rhythm **6**: 385-388, 2009.
9) Lim HE, Pak HN, Shim WJ, et al: Epicardial ablation of ventricular tachycardia associated with isolated ventricular noncompaction. Pacing Clin Electrophysiol **29**: 797-799, 2006.
10) Junga G, Kneifel S, Von Smekal A, et al: Myocardial ischaemia in children with isolated ventricular non-compaction. Eur Heart J **20**: 910-916, 1999.
11) Boineau JP: The early repolarization variant--an electrocardiographic enigma with both QRS and J-STT anomalies. J Electrocardiol **40**: 3. e1-10, 2007.
12) Boineau JP: The early repolarization variant--normal or a marker of heart disease in certain subjects. J Electrocardiol **40**: 3. e11-6, 2007.
13) Oginosawa Y, Nogami A, Soejima K, et al: Effect of cardiac resynchronization therapy in isolated ventricular noncompaction in adults: follow-up of four cases. J Cardiovasc Electrophysiol **19**: 935-938, 2008.
14) Kubota S, Nogami A, Sugiyasu A, et al: Cardiac resynchronization therapy in a patient with isolated noncompaction of the left ventricular and a narrow QRS complex. Heart Rhythm **3**: 619-620, 2006.

[Q & A]
Ⅲ. Purkinje不整脈を理解するための基礎知識

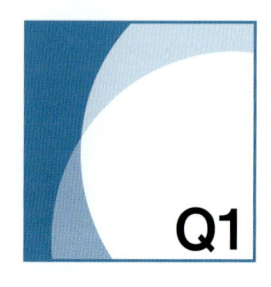

Q1 Purkinjeとは？

　Purkinjeはチェコ出身の生理学・解剖学者である[1-6]（図1）．彼の名前はチェコ語表記でJan Evangelista Purkyně，ドイツ語表記ではJohannes Evangelista Purkinjeである．彼は1787年，当時オーストリア・ハンガリー帝国の支配下に置かれていたボヘミア（現チェコ共和国）の小都市リボホヴィツェ（Libochovice）に生まれた．1819年，プラハ大学を卒業し，1823年にはプロイセンのブレスラウ大学の生理学教授となっている．同大学で数々の業績を残し，その名前を冠した用語が現在でも使用されている．

　1825年にはPurkinje現象といわれる視覚現象（明所では長波長の赤色が明るく鮮やかに見えるのに対し，暗所では短波長の青色が明るく鮮やかに見える）を発表した．その後，光学顕微鏡を用いて代表的な2つの解剖学的発見を報告している．すなわち，1838年のPurkinje細胞（小脳の樹状突起が特徴的な神経細胞）と1845年のPurkinje線維[1]である．その他の彼の業績としては，Purkinje像（角膜・水晶体による反射像），Purkinjeシフト（暗所視では明所視より最大感度波長が短い方にシフトする），皮膚の汗腺などがある．また，血漿

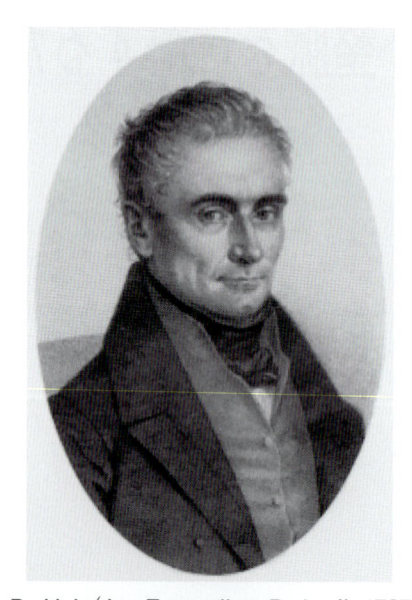

図1　Johannes Evangelista Purkinje（Jan Evangelista Purkyně, 1787-1869）
　（Eliška O: Purkinje fibers of the heart conduction system: the history and present relevance of the Purkinje discoveries. Čas. Lék. Čes **145**: 329-335, 2006より転載）

(plasma)や原形質(protoplasma)の用語を考案したり，指紋を代表的な9種に分類したりするなど多分野にわたる業績がある．

1848年にパリで2月革命が起こると，ハプスブルグ家支配下の国々にも独立運動が飛び火した(3月革命)．Purkinjeもチェコの独立運動に参加したが失敗し，1850年，母国に戻った．その後はプラハ大学の生理学教授となり，1869年，82歳で没するまで同大学生理学研究所所長であった．彼の悲願であった祖国の独立は第一次世界大戦後にようやく叶い，1920年，チェコスロバキア共和国が成立した．

文献

1) Lüderitz B: Profile in Cardiac Pacing and Electrophysiology. pp140-142, Blackwell Futura, 2005.
2) Lüderitz B: History. J Interv Card Electrophysiol **2**: 391-392, 1998.
3) Suma K, Tawara S: A father of modern cardiology. PACE **24**: 88-96, 2001.
4) Eliška O: Purkinje fibers of the heart conduction system: the history and present relevance of the Purkinje discoveries. Čas. Lék. Čes **145**: 329-335, 2006.
5) Silverman ME, Grove D, Upshaw CB: Why does the heart beat?-the discovery of the electrical system of the heart. Circulation **113**: 2775-2781, 2006.
6) Purkinje JE. Mikroscopisch-neurologische Beobachtungen. Arch Anat Physiol wiss Med **12**: 281-295, 1845.

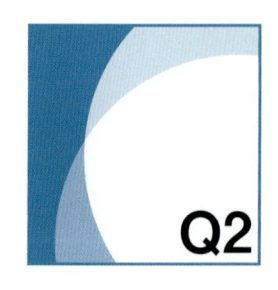

Q2 Purkinje 研究の歴史は？

A Purkinje 線維の発見

　1845 年，Johannes Evangelista Purkinje はヒツジの心内膜腔に灰白色のゼラチン様の薄い線維網が存在することを発見した[1]．彼は，線維網の末梢は乳頭筋にまで拡がり，一部は心室壁を橋渡ししていると記載している[2]．また同様の線維組織をウシ，ブタ，ウマの心臓においても発見したが，ヒト，イヌ，ウサギの心臓では認められなかったとも記している．しかし実際にはすべての哺乳類の心臓に Purkinje 線維は存在するわけであり，Purkinje およびその後の研究者が一部の動物で Purkinje 線維を発見することができなかったことは，Q8（211 頁）で述べる「動物種による Purkinje 線維分布の違い」を考察するうえで非常に興味深い．Purkinje はこの線維を神経線維や神経節ではないとし，軟骨組織と考えていた．彼は後に光学顕微鏡による観察で Purkinje 線維は筋肉組織であるとしたが，その機能に関しては依然として運動にかかわる器官と考えていた[2-4]．1867 年，Obermeier は Purkinje 線維をその形態から 3 種に分類した[5]．彼も Purkinje と同様に Purkinje 線維をヒト，ネコ，ウサギ，ネズミ，カエルにおいては確認できず，ヒツジ，ウマ，ブタ，ウシ，ガチョウ，ハトにのみ観察しえたという．また，Obermeier はウシなどの大哺乳類において Purkinje 線維は心内膜下のみではなく，心筋内深くに分布していることを発見し，それを Purkinje 心筋鎖（Purkinje muscle chain）と名づけた．その後，Purkinje 線維の機能に関しては，心内膜張力に寄与する心筋，一般作業心筋，胎生期においてのみ出現する心筋，再生心筋，病的に変性した心筋，などのさまざまな仮説が出現した[3]．

B 刺激伝導系への関与の発見
Tawara の業績

　Purkinje 線維がヒトを含むすべての哺乳類と鳥類に存在し，その機能が刺激伝導にかかわるものであることを発見したのは，いうまでもなく Tawara の業績である[6]．田原 淳博士（図 1）は，Purkinje の他界 4 年後の 1873（明治 6）年，大分県に生まれている．東京帝国大学を卒業後，1903 年，ドイツ・マールブルク大学病理学教室 Ludwig Aschoff 教授のもとに

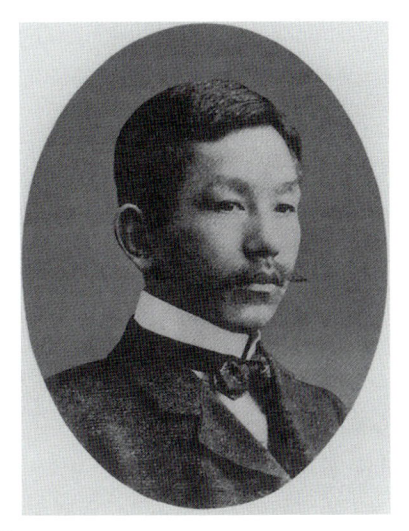

図 1　田原淳博士(1873-1952)

(Suma K: Sunao Tawara: a father of modern cardiology. PACE **24**: 88-96, 2001, Figure 2 より転載)

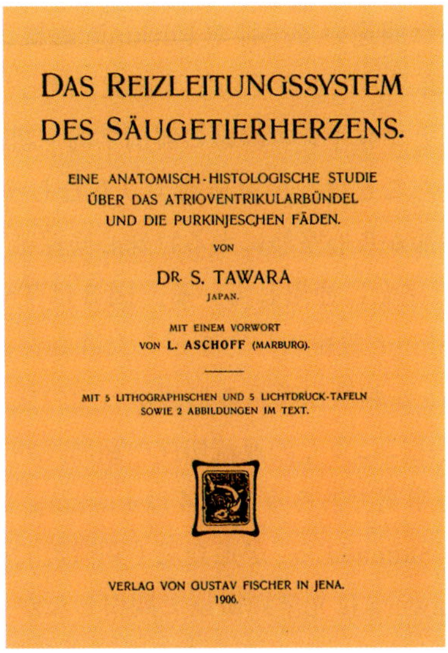

DAS REIZLEITUNGSSYSTEM
DES SÄUGETIERHERZENS.

EINE ANATOMISCH-HISTOLOGISCHE STUDIE
ÜBER DAS ATRIOVENTRIKULARBÜNDEL
UND DIE PURKINJESCHEN FÄDEN.

VON

DR. S. TAWARA
JAPAN.

MIT EINEM VORWORT
VON L. ASCHOFF (MARBURG).

MIT 5 LITHOGRAPHISCHEN UND 5 LICHTDRUCK-TAFELN
SOWIE 2 ABBILDUNGEN IM TEXT.

VERLAG VON GUSTAV FISCHER IN JENA.
1906.

図 2　田原淳博士の原著　"Das Reizleitungssystem des Säugetierherzens. Eine anatomisch-histologische studie über das Atrioventricularbundel und die Purkinjeschen Faden"(哺乳動物心臓の刺激伝導系：房室束とプルキンエ線維の解剖学的・組織学的研究)

(Tawara S: Das Reizleitungssystem des Säugetierherzens. Eine anatomisch-histologische studie über das Atrioventricularbundel und die Purkinjeschen Faden. Jena, Gustav Fischer, 1906 より転載)

私費で留学した[3,7].

1906 年，Tawara はマールブルクにおける研究結果を 1 冊の単行本にまとめた．それが歴史的名著 "Das Reizleitungssystem des Säugetierherzens. Eine anatomisch-histologische studie über das Atrioventricularbundel und die Purkinjeschen Faden"（哺乳動物心臓の刺激伝導系：房室束とプルキンエ線維の解剖学的・組織学的研究）[6]である（図2）.

本著の中でTawaraは以下のことを明らかにした.
(1) His束の上部は右心房の後下壁で膨隆している
(2) 結節（Knoten）と名づけたその膨隆は複雑な筋性のネットワークを形成しており，心房筋にも移行している
(3) 一方，His束の下端は心室中隔の上部で左脚と右脚に分かれて，左右の心室中隔を下降する
(4) 脚の末梢は心室心内膜下に分布し，その後Purkinje線維に移行する
(5) Purkinje線維は最終的に心室筋（作業心筋）と連結している
(6) 仮性腱索内にも脚やPurkinje線維が分布している

Tawaraはこれらの知見をまとめて，刺激伝導系という概念を提唱し，それまで結論が出ていなかった心臓の周期的拍動の機序が神経源説ではなく筋源説であるとした．それまでのHisの報告[8]によれば，His束の下端は左右に分かれてただちに心室中隔上部の心筋に連結しており，その伝導速度は遅く，心尖部よりも心室基部から興奮が始まるものとされていた．Tawaraはそれらの推測は間違いで，脚やPurkinje線維が房室結節と心筋との仲介をしていることを示し，刺激伝導系の太さやその伝導速度に関してまでも推測している．

彼の著書の副題が「房室束とプルキンエ線維の解剖学的・組織学的研究」であることからも，Tawaraが強調したかったことは，房室結節よりもむしろPurkinje線維のことではなかったかと思われる．房室結節から心室筋に至る特殊心筋線維による連結路の形態学的知見は，今日でも細部に至るまで完全に通用している．図3はTawaraの原著にあるヒト心臓の左心室における左脚とPurkinje線維の分布を示した詳細な記載であるが，その正確性には今でも驚かされる．Tawaraが刺激伝導系の形態からその機能までをも推察しえたことは驚嘆に値するが，それらの発見には多くの連続切片の顕微鏡観察とともにこのような詳細な肉眼的観察が寄与したことも事実であろう．図4はPurkinje線維から心室筋への移行をスケッチした図であるが，後年Shimadaら[9]が走査電子顕微鏡で撮影した写真と見事に一致している[3]．このことからもTawaraは光学顕微鏡で観察しながら，すでに電子顕微鏡レベルの像を思い浮かべていたこととなる．ちなみにTawaraの原著は1990年，須磨幸蔵，島田宗洋，島田達生により和訳版が出版され（現在絶版）[10]，2000年には英訳版が復刻出版されている[11]．

C Tawara以降の研究

その後の数十年間，動物のPurkinje線維の分布に関する解剖学的研究がいくつかなされたが，基本的にはTawara原著の追試の域を出ていない．その後，心腔内心電図や細胞活動

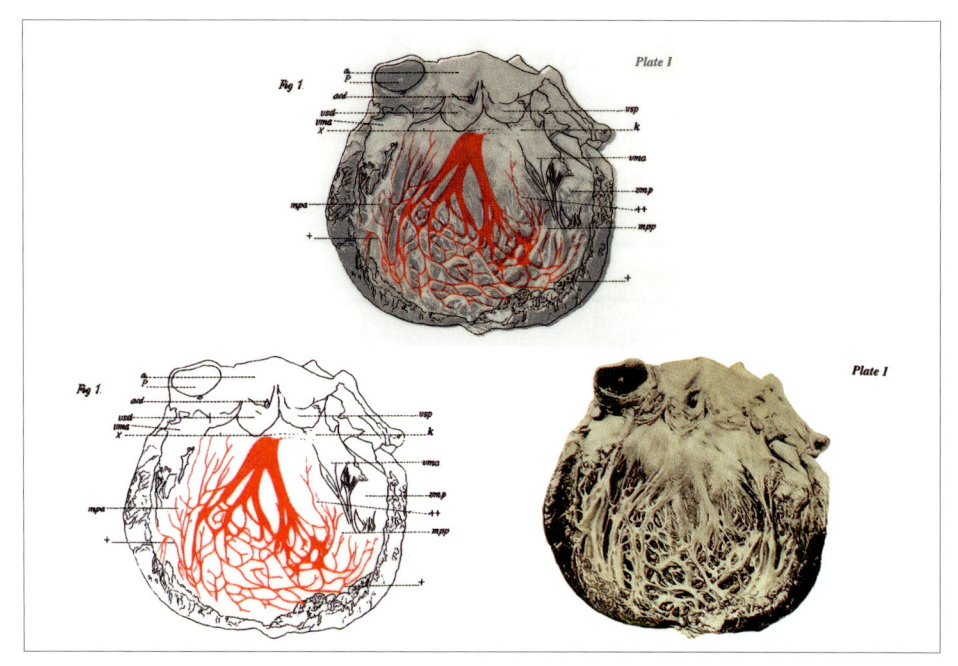

図3 ヒト心臓の左心室における左脚とPurkinje線維の分布

(Tawara S: The conduction system of the mammalian heart. Suma K, Shimada M(trans) Imperial College Press, 2000 より転載)

左脚は大きく3つにわかれ，Purkinje線維網(mmp)に移行している．Tawaraの原本では標本写真(Plate 1)の上にトレーシング・ペーパーが重ねられ，その上に脚とPurkinje線維の走行が赤インクで描かれている(Figure 1).

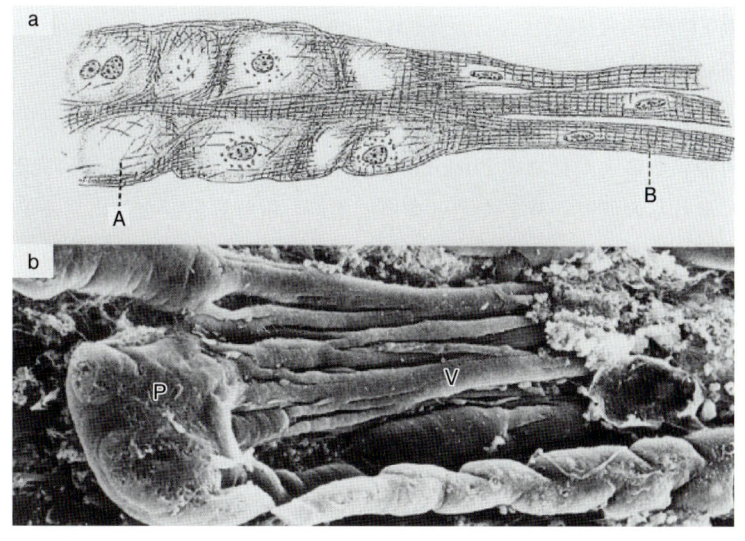

図4 Purkinje線維から心室筋への移行

(Suma K: Sunao Tawara: a father of modern cardiology. PACE **24**: 88-96, 2001, Figure 4 より転載)
a：Tawaraの原著における光学顕微鏡像スケッチ(ヒツジ)(文献6).
b：走査電子顕微鏡写真(ヤギ)(文献9).
A：Purkinje線維，B：心筋線維，P＝Purkinje線維，V＝一般心筋

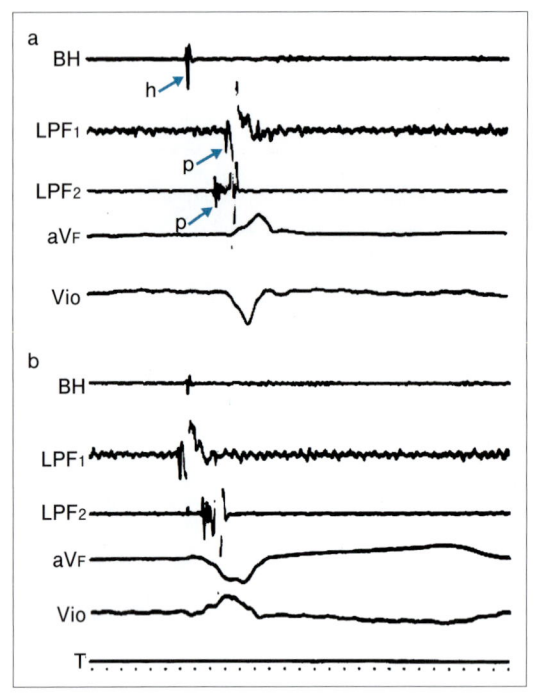

図5 イヌにおけるジギタリス誘発性不整脈

(Kastor JA, Spear JF, Moore EN: Localization of ventricular irritability by epicardial mapping: origin of digitalis-induced unifocal tachycardia from left ventricular Purkinje tissue. Circulation 45: 952-964, 1972, Figure 7 より転載)

a. 洞調律時には His 束電位(h), 左室後枝近位部 Purkinje 電位(p), 左室後枝遠位部 Purkinje 電位の順で興奮し，心室筋電位がそれに続いている．b. VT 時には左室後枝遠位部 Purkinje 電位から興奮が始まっている．

電位記録が可能になると，動物の Purkinje 組織を用いてさまざまな基礎研究がなされるようになった．それらの研究のほとんどは虚血，薬剤，電解質濃度などによる Purkinje 線維における伝導ブロックを観察することが目的で，頻脈の発生機序にかかわる Purkinje 線維の役割を追求するものではなかった．

1972 年，Kastor らはイヌにおいてジギタリスによって単形性心室頻拍(VT)を誘発し，その機序が左室の Purkinje 線維末梢からの異常自動能であることを示した[12]．彼らの示した図や(図5)，同部位からのペースマッピング所見などは，今日の電気生理学検査記録といっても遜色ないほどで感銘を受ける．その後，摘出した動物 Purkinje 組織を用いて，さまざまな条件下で異常自動能が生じることや，それが早期後脱分極や遅延後脱分極による撃発活動であることが数多く研究された[13-15]．1979 年には Spear らが陳旧性心筋梗塞 VT 患者から切除した心室筋を用いて，ヒトにおける Purkinje 線維や健常・虚血心筋の組織学的電気生理学的検討を行っている[16]．また，Watanabe らは U 波の成因が Purkinje 線維の再分極であるという説を唱えた[17]．確かに U 波は Purkinje 線維の再分極相に一致して出現し

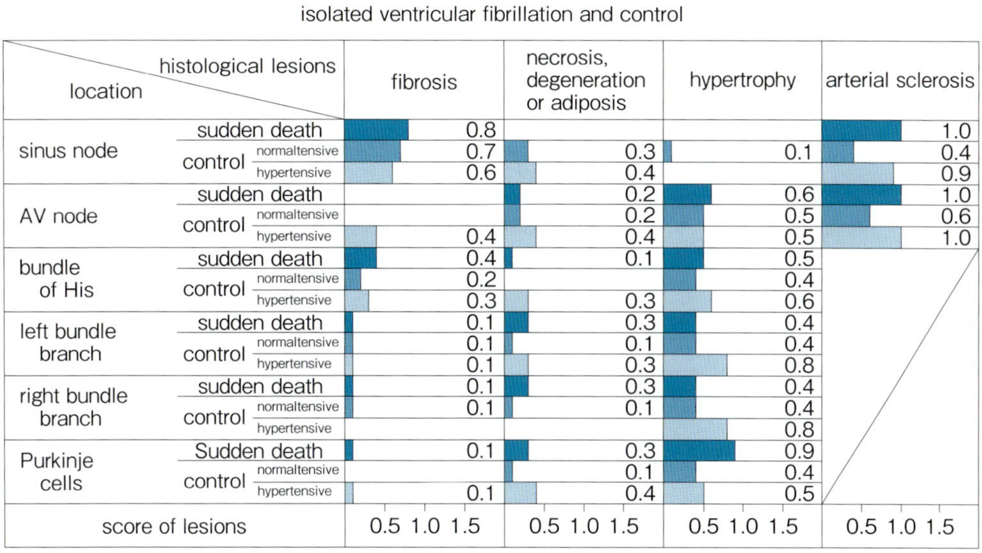

isolated ventricular fibrillation and control

location / histological lesions		fibrosis	necrosis, degeneration or adiposis	hypertrophy	arterial sclerosis
sinus node	sudden death	0.8			1.0
	control normaltensive	0.7	0.3	0.1	0.4
	control hypertensive	0.6	0.4		0.9
AV node	sudden death		0.2	0.6	1.0
	control normaltensive		0.2	0.5	0.6
	control hypertensive	0.4	0.4	0.5	1.0
bundle of His	sudden death	0.4	0.1	0.5	
	control normaltensive	0.2		0.4	
	control hypertensive	0.3	0.3	0.6	
left bundle branch	sudden death	0.1	0.3	0.4	
	control normaltensive	0.1	0.1	0.4	
	control hypertensive	0.1	0.3	0.8	
right bundle branch	sudden death	0.1	0.3	0.4	
	control normaltensive	0.1	0.1	0.4	
	control hypertensive			0.8	
Purkinje cells	Sudden death	0.1	0.3	0.9	
	control normaltensive		0.1	0.4	
	control hypertensive	0.1	0.4	0.5	
score of lesions		0.5 1.0 1.5	0.5 1.0 1.5	0.5 1.0 1.5	0.5 1.0 1.5

図6　心室細動による突然死症例の組織学的検討
（Okada R, Kawai S: Histopathology of the conduction system in sudden cardiac death. Jpn Circ J **47**: 573-580, 1983, Figure 6 より転載）
　特発性心室細動にて突然死した症例は年齢をマッチさせた対照群に比して Purkinje 細胞の肥大が多く認められた．

ているが，His-Purkinje 組織は体表心電図に現れるほどの心筋量は有していないため，その成因であるとは考えにくい．しかし，現在でも U 波の成因に関しては諸説がありいまだ解明されていない．

　Purkinje 組織の異常と突然死に関する病理学的検討は Okada ら[18]が 1983 年に報告している．彼らは突然死症例と年齢をマッチさせた非突然死例の刺激伝導系の組織を調べ，特発性心室細動（VF）による突然死群には Purkinje 細胞の異常（肥大）が多く認められたとしている（図6）．1984 年，臨床例において Purkinje 組織と不整脈の関連について記載したのは Suwa ら[19]である．彼らは特発性心室期外収縮（VPC）が左室内仮性腱索を有する症例に多いことや，特発性 VT が左室内仮性腱索を切除することで根治することを報告し，Yutani ら[20]は摘出した心筋組織に Purkinje 線維が認められることを報告した．これらの VPC や VT の機序は focal な Purkinje 起源のものであったと思われる．

　Purkinje 線維が関与するマクロリエントリー性 VT として bundle branch reentry が 1983 年 Touboul ら[21]によって報告され，1989 年 Caceres ら[22]によってまとめられた．1984 年，Veenstra らはイヌの乳頭筋において Purkinje 電位と心筋電位を記録し，その興奮伝播の特徴を調べた[23]．この乳頭筋における Purkinje 電位と心筋電位の連続的記録（図7）は，今日の臨床電気生理学検査における乳頭筋近傍の Purkinje 線維が関与するリエントリー性 VT の電位記録と酷似していて非常に興味深い[24]．

　VF と Purkinje 線維との関連もその頃から研究されはじめている．Damiano らはイヌの

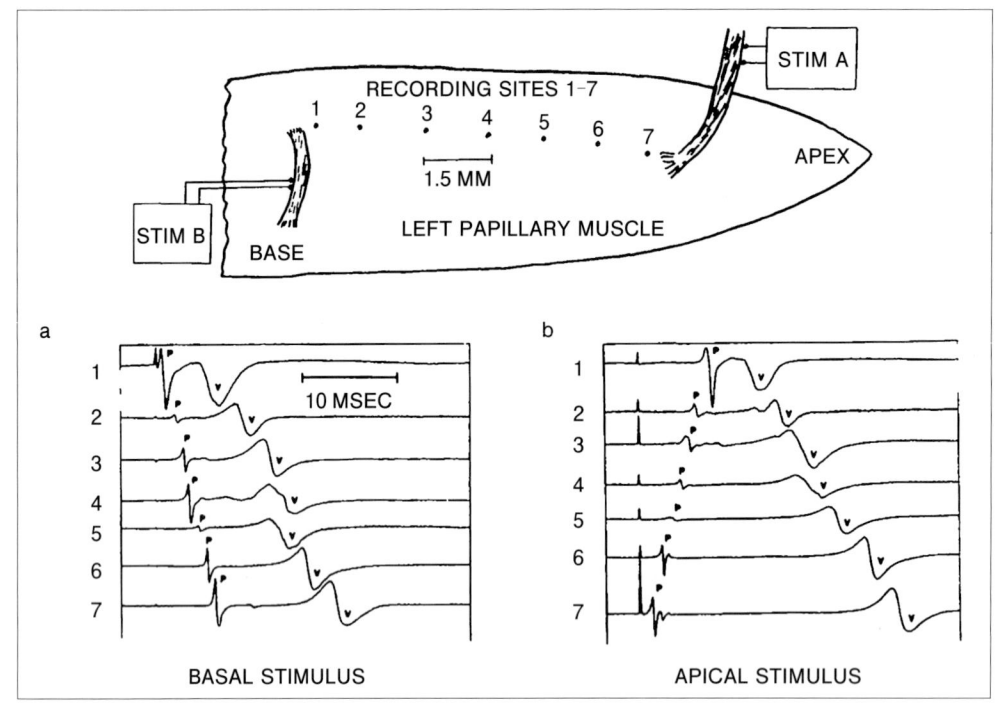

図7 イヌ左室乳頭筋における電位記録

(Veenstra RD, Joyner RW, Rawling DA: Purkinje and ventricular activation sequences of canine papillary muscle: effects of quinidine and calcium on the Purkinje-ventricular conduction delay. Circ Res **54**: 500-515, 1984, Figure 6 より転載)

多極電極を乳頭筋のPurkinje線維に沿って留置し，心尖部側あるいは基部側から刺激した．

　a. Purkinje-心筋接合部からの刺激ではPurkinje線維の興奮が速く，それに遅れて心筋の興奮伝播が認められる．

　b. 心尖部のPurkinje線維の選択的刺激では，Purkinje線維の興奮がPurkinje-心筋接合部において旋回し，心筋の興奮が戻ってきている．

心内膜側Purkinje線維網をLugol液で化学的にアブレーションすると，VF閾値が上昇することを示した(図8)[25]．

　カテーテルアブレーションがVT治療に普及するようになると，VTにおけるPurkinje線維の役割に関する研究が数多くなされるようになった．1993年にはNakagawaらがverapamil感受性特発性VTとPurkinje電位との関係を指摘し[26]，1994年にはGonzalezらがfocal Purkinje VTに関しても報告している[27]．さらに今世紀になると，特発性VFや虚血性心疾患における反復性VFがPurkinje組織を起源とするVPCをトリガーとして生じており，それを標的にしたカテーテルアブレーションによってVFが抑制可能なことが報告された[28,29]．実は，Purkinje電位を指標にしたVFに対するカテーテルアブレーションをはじめて発表したのはKautznerらである(図9)[30]．Purkinjeと同じチェコ出身のKautznerがこのことをはじめて報告したことは，Tawaraと同じ多くの日本人研究者がPurkinje組織の基礎研究や臨床研究に携わったことと同様感慨深い．

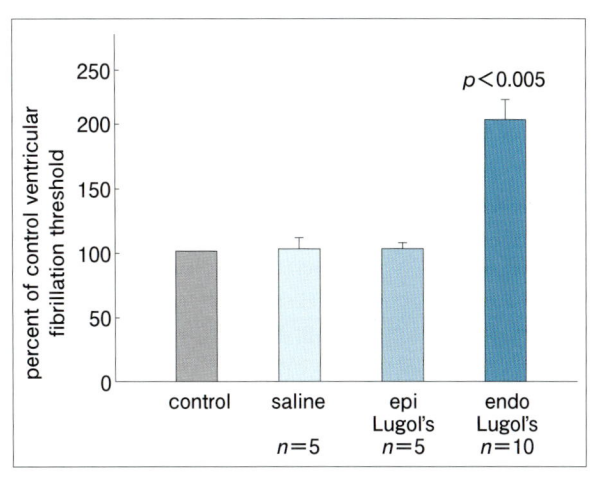

図8 イヌにおける Purkinje 線維網の化学的アブレーション後の心室細動閾値

〔Damiano RJ Jr, Smith PK, Tripp HF Jr, et al: The effect of chemical ablation of the endocardium on ventricular fibrillation threshold. Circulation **74**: 645-652, 1986, Figure 5 より転載〕

心内膜の Purkinje 線維網を Lugol 液で化学的にアブレーションすると，対照，生理食塩水，心外膜化学的アブレーションよりも VF 閾値が上昇した．

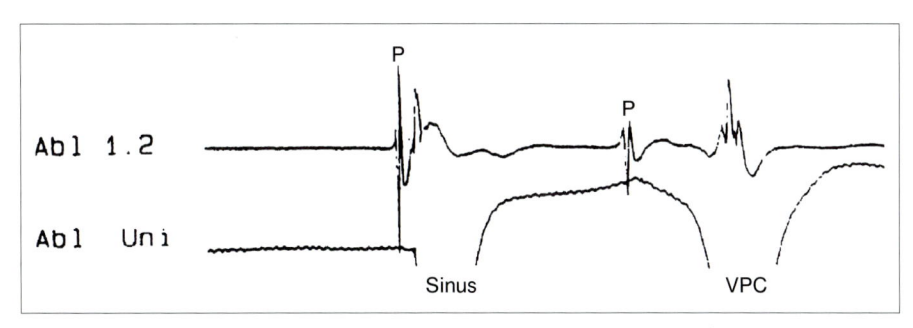

図9 short-coupled variant of torsades de pointe におけるカテーテルアブレーション成功部位

〔Kautzner J, Byteŝnik J: Catheter ablation of arrhythmogenic focus in "short-coupled" variant of torsade de pointes. PACE **23** (Pt-II): 717 (abstract), 2000 より改変〕

VF のトリガーとなる心室期外収縮(VPC)に先行して Purkinje 電位が記録されている．洞調律時にも QRS の前に Purkinje 電位が記録されている．

■ 文献 ■

1) Purkinje JE: Mikroscopisch-neurologische Beobachtungen. Arch Anat Physiol wiss Med **12**: 281-295, 1845.
2) Eliška O: Purkinje fibers of the heart conduction system: the history and present relevance of the Purkinje discoveries. Čas. Lék. Čes **145**: 329-335, 2006.
3) Suma K: Sunao Tawara: a father of modern cardiology. PACE **24**: 88-96, 2001.
4) Silverman ME, Grove D, Upshaw CB: Why does the heart beat? The discovery of the electrical system of the heart. Circulation **113**: 2775-2781, 2006.
5) Obermeier H: Ueber Structur und Textur der Purkinje'schen Faden. Arch Anat Physiol wiss Med

358-386, 1867.
6) Tawara S: Das Reizleitungssystem des Säugetierherzens. Eine anatomisch-histologische studie über das Atrioventricularbundel und die Purkinjeschen Faden. Gustav Fischer, 1906.
7) 須磨幸蔵，島田宗洋，島田達生（編著）．世界の心臓学を拓いた田原淳の生涯．ミクロスコピア出版会．考古堂書店（発売），2003．
8) His W Jr: Die Thatigkeit des embryonalen Herzens und deren Bedeutung fur die Lehre von der Herzbewegung beim Erwachsenen. Arbeiten aus der med. Klinik zu Leipzig. pp14-49, 1893.
9) Shimada T, Nakamura M, Kitahara Y, et al: Surface morphology of chemically designed Purkinje fibers in the goat heart. J Electron Micros **32**: 187-196, 1983.
10) Sunao Tawara（著），須磨幸蔵，島田宗洋，島田達生（共訳）：哺乳動物心臓の刺激伝導系：房室束とPurkinje 線維の解剖学的・組織学的研究．丸善，1990．
11) Tawara S: The conduction system of the mammalian heart. Suma K, Shimada M（trans）: Imperial College Press, 2000.
12) Kastor JA, Spear JF, Moore EN: Localization of ventricular irritability by epicardial mapping: origin of digitalis-induced unifocal tachycardia from left ventricular Purkinje tissue. Circulation **45**: 952-964, 1972.
13) Rosen MR, Gelband H, Hoffman BF: Correlation between effects of ouabain on the canine electrocardiogram and transmembrane potentials of isolated Purkinje fibers. Circulation **47**: 65-72, 1973.
14) Damiano BP, Rosen MR: Effects of pacing on triggered activity induced by early afterdepolarizations. Circulation **69**: 1013-1025, 1984.
15) Kimura S, Bassett AL, Kohya T, et al: Automaticity, triggered activity, and responses to adrenergic stimulation in cat subendocardial Purkinje fibers after healing of myocardial infarction. Circulation **75**: 651-660, 1987.
16) Spear JF, Horowitz LN, Hodess AB, et al: Cellular electrophysiology of human myocardial infarction. 1. Abnormalities of cellular activation. Circulation **59**: 247-256, 1979.
17) Watanabe Y, Toda H: The U wave and aberrant intraventricular conduction: further evidence for the Purkinje repolarization theory on genesis of the U wave. Am J Cardiol **41**: 23-31, 1978.
18) Okada R, Kawai S: Histopathology of the conduction system in sudden cardiac death. Jpn Circ J **47**: 573-580, 1983.
19) Suwa M, Hirota Y, Nagao H, et al: Incidence of the coexistence of left ventricular false tendons and premature ventricular contractions in apparently healthy subjects. Circulation **70**: 793-798, 1984.
20) Yutani C, Imakita M, Ishibashi-Ueda H, et al: Histopathological analysis of surgically resected myocardium in patients with sustained ventricular tachycardia. Acta Pathol Jpn **38**: 605-613, 1988.
21) Touboul P, Kirkorian G, Atallah G, et al: Bundle branch reentry: a possible mechanism of ventricular tachycardia. Circulation **67**: 674-680, 1983.
22) Caceres J, Jazayeri M, McKinnie J, et al: Sustained bundle branch reentry as a mechanism of clinical tachycardia. Circulation **79**: 256-270, 1989.
23) Veenstra RD, Joyner RW, Rawling DA: Purkinje and ventricular activation sequences of canine papillary muscle: effects of quinidine and calcium on the Purkinje-ventricular conduction delay. Circ Res **54**: 500-515, 1984.
24) Chen PS, Karagueuzian HS, Kim YH: Papillary muscle hypothesis of idiopathic left ventricular tachycardia. J Am Coll Cardiol **37**: 1475-1476, 2001.
25) Damiano RJ Jr, Smith PK, Tripp HF Jr, et al: The effect of chemical ablation of the endocardium on ventricular fibrillation threshold. Circulation **74**: 645-652, 1986.
26) Nakagawa H, Beckman KJ, McClelland JH, et al: Radiofrequency catheter ablation of idiopathic left

ventricular tachycardia guided by a Purkinje potential. Circulation **88**: 2607-2617, 1993.
27) Gonzalez RP, Scheinman MM, Lesh MD, et al: Clinical and electrophysiologic spectrum of fascicular tachycardias. Am Heart J **128**: 147-156, 1994.
28) Haïssaguerre M, Shah DC, Jaïs P, et al: Role of Purkinje conducting system in triggering of idiopathic ventricular fibrillation. Lancet **359**: 677-678, 2002.
29) Bänsch D, Oyang F, Antz M, et al: Successful catheter ablation of electrical storm after myocardial infarction. Circulation. **108**: 3011-3016, 2003.
30) Kautzner J, Bytešnik J: Catheter ablation of arrhythmogenic focus in "short-coupled" variant of torsade de pointes. PACE, **23** (Pt-II): 717 (abstract), 2000.

Q3 Purkinjeネットワークは多形性心室頻拍や心室細動のリエントリー回路になりえるか？

A Purkinjeネットワークの解剖組織学，電気生理学的特徴

　Purkinjeネットワークが多形性心室頻拍(PVT)/心室細動(VF)の発生や持続にどの程度関与するか，あるいは組織自体が回路を形成し得るか否かは，電気生理学者にとって長年の研究テーマである．この命題を考察するにあたって，最初にPurkinjeネットワークの解剖，電気生理学的特徴を理解する必要がある．左室刺激伝導系組織は図1に示すように心室中隔の心内膜側全体にわたって存在しており，複雑なネットワークを形成している．心電学では左脚は前枝と後枝の2本に分岐するとされるが，実際には中間枝を認識できる症例が多く，より複雑な様相を呈している．またその概観に個人差が大きいことが，古典的な病理学研究により明らかにされている(図2)[1]．左脚はその大きな枝から分かれてさらに細かな枝

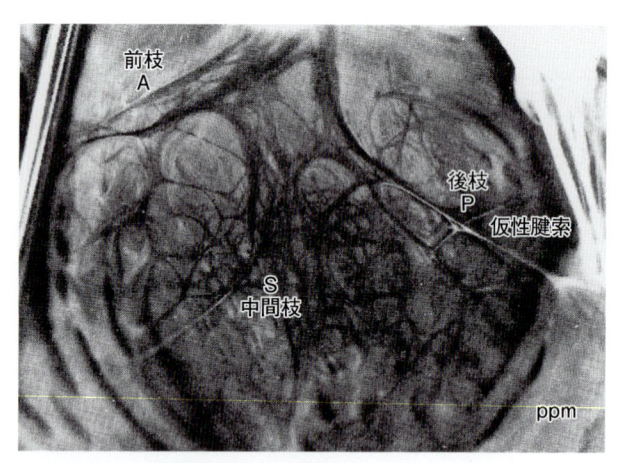

図1　左脚-Purkinjeネットワークの解剖(Lugol塗布)
　(Kulbertus HE, Demoulin JC: Pathogical basis of concept of left hemiblock. In Wellens HJJ, Lie KI, Janse MJ(eds): the conduction system of the Heart: structure, Function and Clinical Implications, Martinus Nijhoff Medical Division, 1978, p288, Figure 1より転載)
　左室心内膜側にLugolを塗布すると，グリコーゲンを多く含有する刺激伝導系組織は黒く染まって見える(イヌ左室標本)．左脚本幹から前枝，後枝に加えて，3本目の太い束枝(中間枝)を認識できる．後枝側には仮性腱索も認められる．

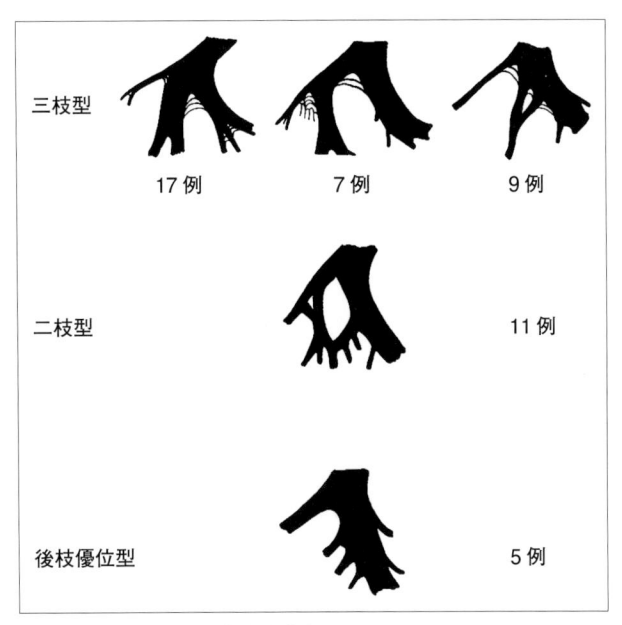

図2 ヒト49例の解剖所見（左脚の解剖学的分類）

(Kulbertus HE, Demoulin JC: Pathogical basis of concept of left hemiblock. *In* Wellens HJJ, Lie KI, Janse MJ(eds): the conduction system of the Heart: structure, Function and Clinical Implications, Martinus Nijhoff Medical Division, 1978, p288, Figure 1 より転載)

ヒトの病理組織学的検討にはヨードを用いることができないので，通常のHematoxylin-eosin染色を行い，できるだけ正確にスケッチした結果をまとめている．ヒトにおいても左脚の分枝は2枝型よりも3枝型の方が多く，またその走行，分枝の優位性にも個人差が認められる．

が縦横無尽に走っており，その先には多数のPurkinje-心室筋接合部(P-M junction)を観察することができる．また脚やPurkinje組織から後乳頭筋に向かって，心内膜表面から浮き上がった状態で連結する索状組織，すなわち仮性腱索も観察される．

健常なPurkinje線維は，心室筋と比較して伝導速度が速く，通常はいかに緻密なネットワークがあっても，リエントリー回路を形成することはない．その伝導速度が速いがゆえに，心室の興奮は心内膜から全周にわたってほぼ一斉に始まり，その興奮が次第に心外膜側に拡がっていく(図3)[2]．Purkinje線維とP-M Junctionを離断すると，その興奮の流れはまったく異なるものとなることがコンピューター・シミュレーションにより証明されている[2](図4)．正常心では，Purkinjeネットワークが心臓の同期的な電気的興奮，収縮に大きな貢献をしているといえる．しかし，Purkinje線維もいったん虚血，炎症などの病理過程に曝されると組織が大きく影響を受け，伝導速度の減少や活動電位持続時間の延長など，不整脈を発生させる素地が形成される(7章：107頁，8章：141頁参照)．

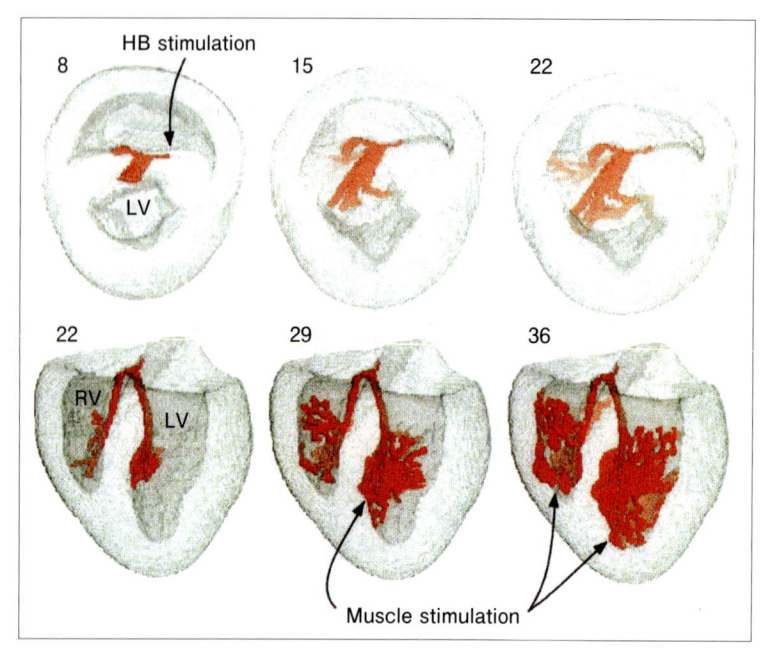

図3 刺激伝導系から心室筋への正常興奮伝播過程
―Berenfeld, Jalife の Computer simulation model を用いた検討―

(Berenfeld O, Jalife J: Purkinje-muscle reentry as a mechanism of polymorphic ventricular arrhythmias in a 3-dimensional model of the ventricles. Circ Res **82**: 1067, 1998, Figure 3 を改変)

His 束を刺激すると正常例ではその興奮が 30 msec 足らずで，Purkinje ネットワーク全体に伝播し，一部は作業心筋まで興奮させていることがわかる．各パネル左上の数字は刺激後の時間(msec)を表している．

B 多形性 VT，VF の発生や持続に Purkinje 線維が関与する可能性を示す臨床データ

　Purkinje 線維が VT や VF の発生や持続にある一定の役割をもつことは，臨床ではアブレーションの不整脈誘発性に対する効果により推測されている．8章図15(136頁)に示した症例では，心筋梗塞巣に残存した Purkinje 線維網をアブレーションすることにより，多形性 VT の誘発が不能となった．同様に Nogami ら[3]によると特発性 VF のトリガーとなる反復性多形性 VT は，Purkinje 組織の最早期興奮部位ではなく，Purkinje ネットワークのアブレーションにより抑制されると報告したがその結果，VF 誘発が不可能になったことから，少なくとも VF 発生初期の段階では Purkinje ネットワークがリエントリー回路の主幹を形成する可能性を指摘している．Haissaguerre ら[4]による特発性 VF 多数例の検討では，VF に前駆する多形性 VT 中に，各心拍前に Purkinje 電位が観察されるが，その形や心室波からの先行度が心拍ごとに変化することを示している．同様の現象は，Nogami ら(**図5**)や，われわれが経験した症例[5]でも確認されている．

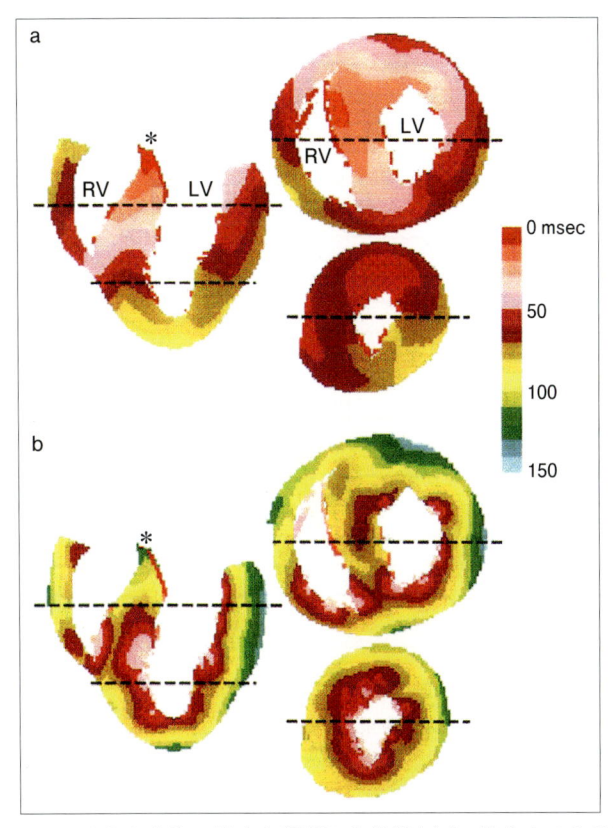

図4 Purkinje ネットワークと心室筋の結合を離断した状態(a)と 結合させた状態(b)の三次元的興奮伝播の違い(等時線マップ)
―Berenfeld, Jalife の Computer simulation model を用いた検討―

(Berenfeld O, Jalife J: Purkinje-muscle reentry as a mechanism of poly morphic ventricular arrhythmias in a 3-dimensional model of the ventricles. Circ Res **82**, 1068, 1998, Figure 4 より転載)

P-M junction を離断した条件設定では，His 束領域から始まる興奮は内膜側から外膜側まで同時に興奮が伝播していく．一方，通常の状態では刺激後瞬時にして，興奮が心内膜側全体に拡がり，次第に心外膜方向に伝播していくのがわかる．

C これまでの動物実験の報告

1) 心内膜化学的アブレーションの報告

これら臨床でのアブレーションの効果に類似した基礎実験データがある．VF 出現における Purkinje 線維の役割を観るために，心内膜側を Lugol 溶液や phenol で化学的アブレーションを行うと，VF 誘発が困難となり VF 閾値が有意に上昇することが示されている[6,7]．

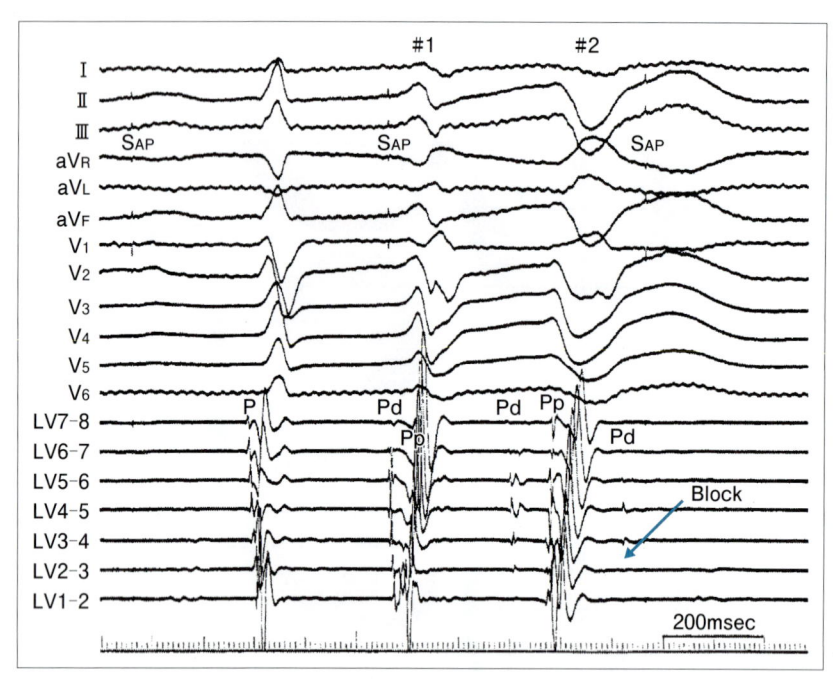

図5 特発性VF例における頻拍誘発時の心内電位記録

(Nogami A, Sugiyasu A, Kubota S, et al: Mapping and ablation of idiopathic ventricular fibrillation from the Purkinje system. Heart Rhythm 2: 649, 2005, Figure 3 より転載)

心房ペーシングにより多形性VT, VFが誘発されるが, この際はVT 3拍目にPurkinje線維から心室へのブロックで停止している. 心拍ごとのPurkinje電位の波形, 極性が異なっており, Purkinje電位と心室波(V波)との間隔も心拍ごとに変化する.

Pd：拡張期Purkinje電位, Pp：前収縮期Purkinje電位

Damianoら[6]は, イヌ心臓をも引いた *in vivo* 実験で, 心内膜側をLugol塗布することにより, いかなる電気生理学的あるいは組織学的な変化がもたらされるかを検討している. 組織学的にはLugol塗布により, 心内膜側のほんの0.5 mmの浅い組織のみ壊死を起こすが, それより深い部分では構造は保たれていた. すなわち, 心内膜側のPurkinje組織は傷害を受けるが, それより深層の作業心筋はほとんど影響を受けないことが理解できる. これに相応して, 心電図では完全房室ブロックとなり, 心室からの補充調律となる. 一方, 心室筋電位はLugol塗布前後で変化なく, また心内膜から心外膜への貫壁性伝導時間も延長しない. また, 心室細動閾値はコントロールでは平均26±2から, Lugol塗布後には53±6 mAに上昇し, 2頭ではVF誘発が不可能となった.

2) Purkinjeネットワーク, P-M junctionを含めたリエントリー性頻拍モデル

かなり以前よりPurkinje線維が関与するリエントリーの成立には, P-M junctionが重要な役割を担う可能性が指摘されている[8,9]. Purkinje線維から心室筋への興奮伝導は一方向

性にブロックされやすい，すなわち Purkinje→心室筋方向は，逆方向に比べ，興奮伝導の safety factor が低い．その原因として次のようなメカニズムが考えられる．

ひとつは Purkinje 線維と心室筋細胞の間のカップリングが疎であること[10]，その結果，両細胞間の電気緊張性影響が少なく，不応期のばらつきなど組織の電気生理学的な差異が残るためにブロックが起きやすい．

次に Purkinje 線維という 1 本の筋束から心室筋という三次元的に拡がる筋塊に伝播する際には sink to source mismatch により興奮伝導が途絶しやすくなる[8,9]．したがって，Purkinje 線維，P-M junction，心室筋にまたがったリエントリー回路が形成されやすい．

一方，傷害された Purkinje 線維網内でリエントリーが成立しえることも実験的には証明されている[11]（➡Q6）*．

3） 最近の実験報告

VF 中の興奮パターンの研究に関しては VF 持続時の心内膜側から心外膜側にかけての 3 次元的な興奮パターンを検討した実験報告が散見される．Newton ら[12]は，プランジ電極を用いて，左室自由壁の興奮伝播過程を 2 分間持続したイヌ VF で検討している．その結果，心内膜側の興奮は，心外膜側と比較してより速く，伝導ブロックは主に心外膜側で発生することがわかった．また，心内膜側に向かう伝搬が認められないことから，VF のドライバーとなる早い興奮は Purkinje 線維から発生する可能性を指摘している．同様に発生後 20 分経過した VF 時の心内膜，心外膜間の興奮の頻度を比較した報告では[13]，やはり心内膜側の興奮頻度が外膜側よりも速く，これが全体的なリズムを支配していた．

さて，近年持続する VF 中の Purkinje 線維の興奮パターンを検討し，VF の持続に Purkinje 線維が重要な役割を担っていることを示した画期的な論文が報告された[14]．Tabereaux らは VF を誘発後の 10 分間の心内膜局所電位を詳細にマッピングしているが，VF 中に認められた 1,018 個の Purkinje 線維が関与した興奮前面のうち，543 個が心室筋から Purkinje 線維に伝導する伝播様式（図 6），142 個は逆に Purkinje 線維から心室筋に興奮が拡がる伝播様式（図 7）を示した．さらに残りの 342 個は Purkinje 線維からの巣状興奮を示していた．したがって VF 発生後の初期 10 分間では Purkinje 線維の電気的活動度は高く，心室筋からの逆行伝導のみならず，Purkinje 線維から心室筋への順行伝導が認められることから，VF の維持に本線維が関与することを強く示唆している．

実際に Purkinje ネットワーク，多数の P-M junction など刺激伝導系の解剖学的特徴を取り入れた，Berenfeld，Jalife らのコンピューター・シミュレーション・モデル[2]でも Purkinje 組織あるいは P-M junction は VF の誘発のみならず，VF 発生初期段階におけるリエントリーの形成に貢献しうることが示された．

---

* ➡Q6（195 頁）：心筋梗塞後に発生する Purkinje 線維関連不整脈は？

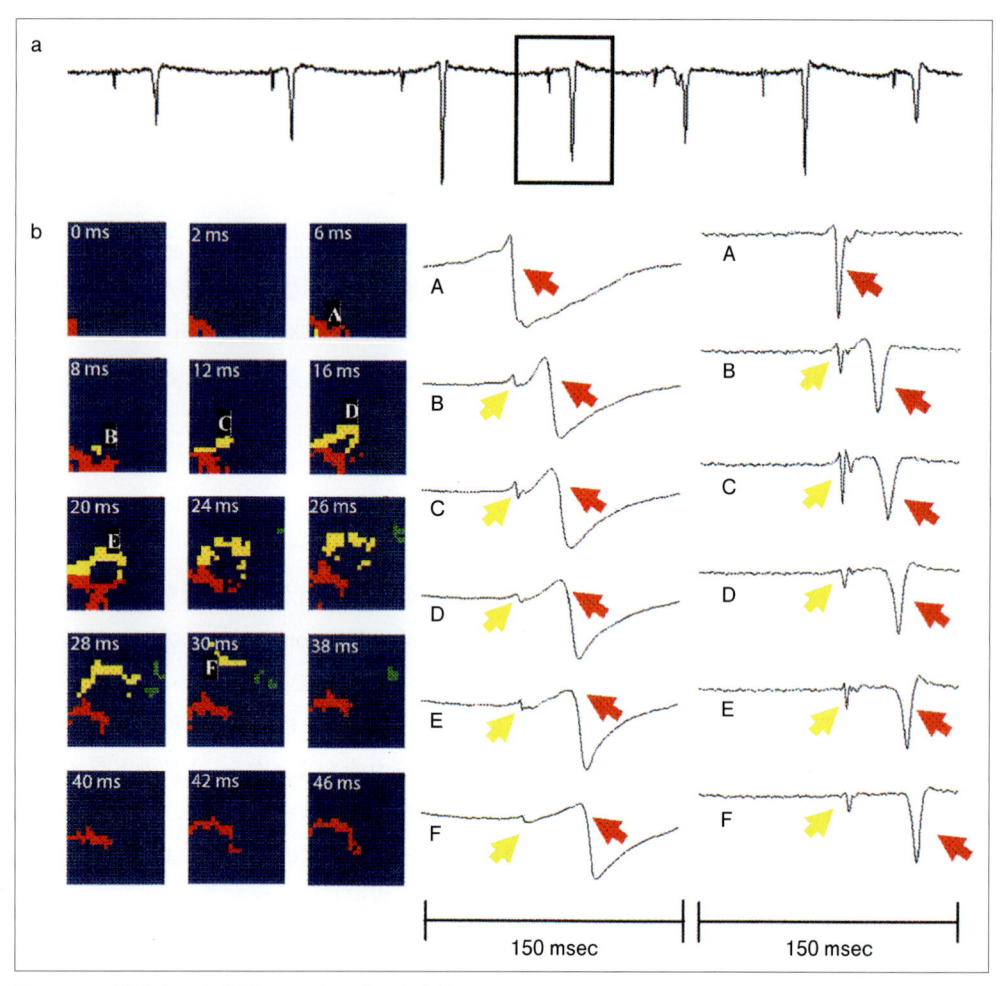

図6　VF持続中の心内膜マッピング―心室筋からPurkinje networkへの伝播パターン

(Tabereaux PB, Walcott GP, Rogers JM, et al: Activation patterns of Purkinje fibers during long-dutration ventricular fibrillation in an isolated canine heart model. Circulation **116**: 1116, 2007, Figure 3 より転載)

　a. VF中の1.5秒の心電図例でカッコ内のマッピングデータをbに示す.
　b. 心室筋の興奮(赤点と赤矢印)がPurkinje組織に逆伝導し,瞬時にしてPurkinjeネットワーク(黄点と黄矢印)に興奮が拡がっている.

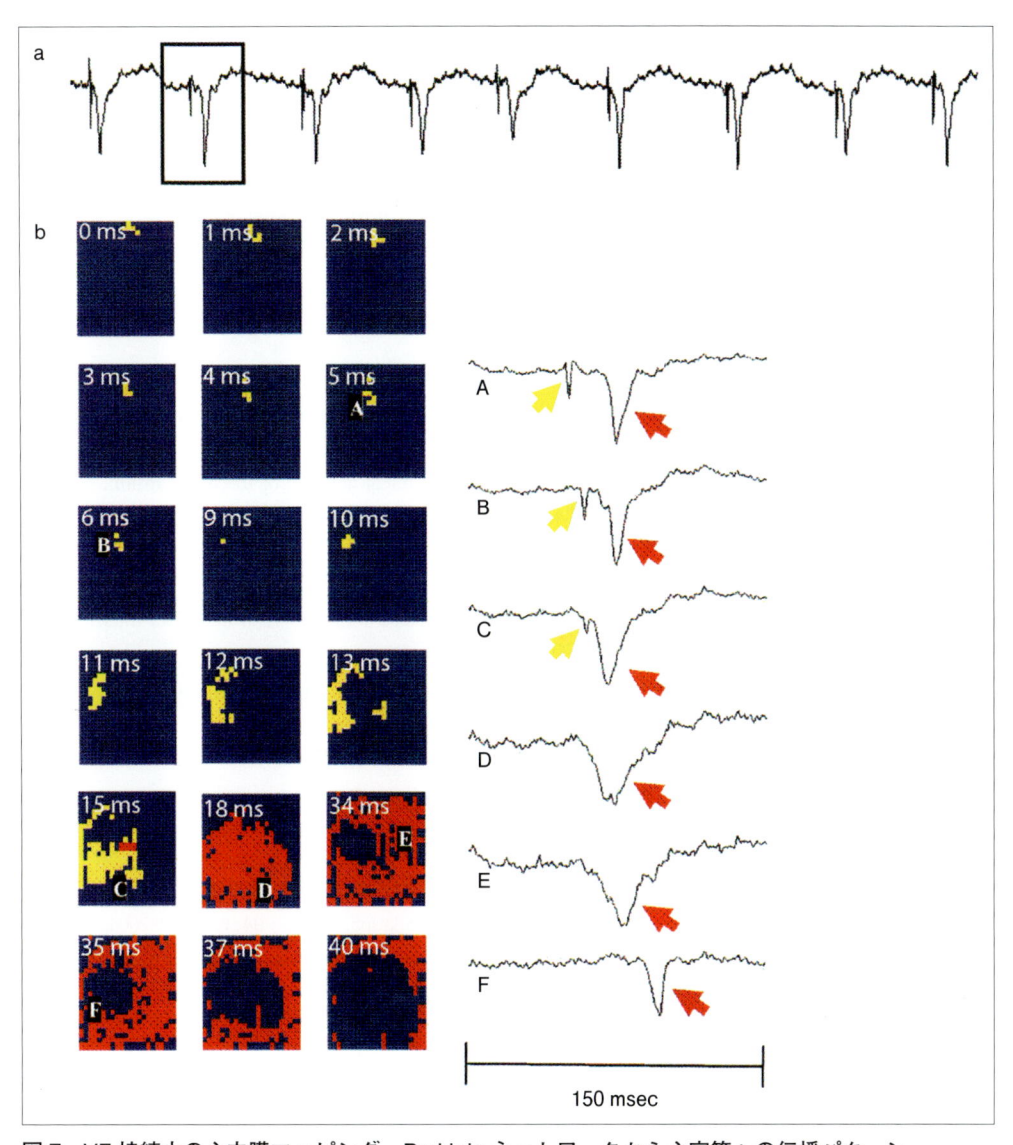

図7 VF持続中の心内膜マッピング—Purkinjeネットワークから心室筋への伝播パターン

(Tabereaux PB, Walcott GP, Rogers JM, et al: Activation patterns of Purkinje fibers during long-dutration ventricular fibrillation in an isolated canine heart model. Circulation **116**: 1117, 2007, Figure 5 より転載)

a. 図6と同様にVF中の1.5秒の心電図例でカッコ内のマッピングデータをbに示す.
b. Purkinjeネットワーク(黄点と黄矢印)の興奮が心室筋(赤点と赤矢印)に順行性に伝播している.

文献

1) Kulbertus HE, Demoulin JC: Pathogical basis of concept of left hemiblock. *In* Wellens HJJ, Lie KI, Janse MJ(eds): the conduction system of the Heart: structure, Function and Clinical Implications, Martinus Nijhoff Medical Division, 1978, p288, Figure 1
2) Berenfeld O, Jalife J: Purkinje-muscle reentry as a mechanism of polymorphic ventricular arrhythmias in a 3-dimensional model of the ventricles. Circ Res **82**: 1063-1077, 1998.
3) Nogami A, Sugiyasu A, Kubota S, et al: Mapping and ablation of idiopathic ventricular fibrillation from the Purkinje system. Heart Rhythm **2**: 646-649, 2005.
4) Haissaguerre M, Shoda M, Jais P, et al: Mapping and ablation of idiopathic ventricular fibrillation. Circulation **106**: 962-967, 2002.
5) Kobayashi Y, Iwasaki Y, Miyauchi Y, et al: The role of Purkinje fibers on the emergence of an incessant form of polymorphic ventricular tachycardia or ventricular fibrillation associated with ischemic heart disease. J Arrhythmia **24**: 200-208, 2008.
6) Damiano RJ, Smith PK, Tripp HF, et al: The effect of chemical ablation of the endocardium on ventricular fibrillation threshold. Circulation **74**: 645-652, 1986.
7) Janse MJ, Kleber AG, Cappuci A, et al: Electrophysiological basis for arrhythmias caused by acute ischemia: role of the subendocardium. J Moll Cell Cardiol **18**: 339-355, 1986.
8) Mendes C, Mueller WJ, Uriguiaga X: Propagation of impulses across the Purkinje fiber-muscle junctions in the dog heart. Circ Res **26**: 135-150, 1970.
9) Gilmour RF, Watanabe M: Dynamics of circus movements reentry across canine Purkinje fiber-muscle junctions. J Physiol (london) **476**: 473-485, 1994.
10) Quan W, Rudy Y: Unidirectional block and reentry of cardiac excitation. A: model study. Circ Res **66**: 367-382, 1990.
11) Friedman PL. Stewart R, Wit AL: Spontaneous and induced cardiac arrhythmias in subendocardial Purkinje fibers surviving extensive myocardial infarction. Circ Res **33**: 612-626, 1973.
12) Newton JC, Smith WM, Ideker RE: Estimated global transmural distribution of activation rate and conduction block during porcine and canine ventricular fibrillation. Cir Res **94**: 836-842, 2004.
13) Worley SJ, Swain JL, Colavita PG, et al: Development of an endocardial-epicardial gradient of activation rate during electrically induced, sustained ventricular fibrillation in dogs. Am J Cardiol **55**: 813-820, 1985.
14) Tabereaux PB, Walcott GP, Rogers JM, et al: Activation patterns of Purkinje fibers during long-dutration ventricular fibrillation in an isolated canine heart model. Circulation **116**: 1113-1119, 2007.

Q4 仮性腱索(false tendon)が左室特発性心室頻拍のリエントリー回路を形成するか否か？

　Verapamil 感受性左室特発性心室頻拍(ILVT)のリエントリー回路に仮性腱索(false tendon)が含まれるか否かは，長年にわたって論争の的であった．1996 年の *Circulation* にオクラホマ・グループの Thakur ら[1]はカテーテルアブレーションのセッションの際に経食道心エコーを記録し，ILVT 全例に左室後壁から中隔に伸びる仮性腱索を確認しており，また仮性腱索付着部位近傍の心室中隔からの高周波通電によりアブレーションに成功している．一方，ILVT 以外の対照症例 671 例のうち，仮性腱索が確認できたのは 34 例(5%)に過ぎないことから，仮性腱索が ILVT リエントリー回路に含まれる可能性を強く示唆している．その考えに反旗を翻したのが台湾の Lin らであり，*Circulation* 同月号にその論文[2]が掲載された．それによると，ILVT 18 例中 17 例で仮性腱索が認められたが，対照群(PSVT 例)40 例中 35 例で同様にその存在が確認され，ILVT で特異的に存在する構造物ではないとしている．さらに，ILVT アブレーション成功部位が，仮性腱索走行から離れていることから本構造物は bystander である可能性が高いと結論している．

　それ以降，ILVT と仮性腱索との関係を検討したまとまった報告は認められないが，いくつか興味ある症例報告がされており，これらを紹介しながら ILVT における仮性腱索の役割について考察したい．

A 仮性腱索の構造，組織

　仮性腱索(false tendon)は報告によりその呼称名が異なる．古くから"moderate band"，"anomalous band"，"fibromuscular band"，"muscular band"などと呼ばれた時期があったが，近年は仮性腱索が一般的となっている．仮性腱索は心室内に不偏的に認められる構造物であるが，"true tendon"(真の腱索)とは異なり房室弁とは結合しない．したがって，弁器官とはみなされないわけである．はるか昔に Turner ら[3]が指摘したように，その正体は心内膜側に発生した心筋組織束と考えられてきた．その後，Tawara らは仮性腱索が刺激伝導系の特殊心筋によって構成されており，左脚組織の一部と考えられると報告した．組織学的には全く異なる観察がなされたわけであるが，現在でもこの点で混乱している部分がある．

　Lotkowski ら[4]は胎児，新生児，成人ら 45 例のヒト仮性腱索を組織学的に検討している．彼らが観察した仮性腱索組織は，主に心筋組織と結合織により構成されており，特に腱索末

端部では結合織の割合が高かったと報告している．血管も豊富に分布しているらしい．また特に成人例では組織割合の個人差が大きく，心内膜との結合部では心筋組織が疎になる現象も確認された．刺激伝導系の組織は胎児心でしばしば観察されるが，成人で同定されるのは稀であるという．これとは対照的にヒトあるいは動物心において，仮性腱索には刺激伝導系組織が豊富に含まれるとする報告も多数認められる[5-7]．

Abdullaら[5]は剖検例で仮性腱索の組織学的評価を行っているが，仮性腱索は心室中隔（左脚近傍）を起点としており，腱索内は作業心筋と比較して小さく，細く，おおまかに分布した筋束によって構成されている．中心にはその栄養血管である小動脈が存在しHis束構造に非常に類似している（図1）ことから，仮性腱索はHis束あるいは左脚から心室腔内に伸びた刺激伝導系構造物ではないかと推測している．

同様の病理学的報告が本邦から発信されている．Suwaら[6]はアブレーション治療が一般的でなかった時代にILVT（右脚ブロック，上方軸型）を有する若年例に対して外科治療を適応した．心室頻拍の起源と考えられる左室下壁心尖部よりの領域で術前に心エコーで確認された仮性腱索の一端が存在しており，これを剥離しその病理標本を詳細に観察している．これによると，腱索の大部分はPurkinje線維で構成されているが，興味深いことにその一部に線維化や単核細胞浸潤が認められたという（図8-5：146頁）．Purkinje線維は縦方向に走行しており心内膜組織に結合していることも確認している．仮性腱索の剥離と付着部周辺の冷凍凝固によりILVTの根治に成功したことより，SuwaらはILVTの発生に仮性腱索が関与する可能性を示唆している．

このように報告により，仮性腱索の組織学的実態が大きく異なるが，この理由として考えられるのは，仮性腱索の組織自体が多様性に富んでおり，同一種内でもその存在部位や腱索のサイズによってもその構成組織が異なる可能性が考えられる．また光学顕微鏡の精度や，電子顕微鏡を併用しているか否かによっても組織診断に影響を与える可能性がある．

B 仮性腱索がILVT回路の一部である可能性

仮性腱索が真にILVT回路に含まれるか否かについては，いまだ結論が得られていない．冒頭に示したように，ILVT症例で，心エコー検査による仮性腱索検出率が高いということだけでは，その傍証としては弱いと考える．しかし，ILVTの電気生理学的メカニズムを考慮すると，頻拍中に拡張期電位（P1やPdと呼ばれている電位）を生み出す組織は，電気的に周囲組織から隔絶された一定以上の長さや幅のある構造物である必要がある．左室内膜側のこの領域でそのような構造物といえば，仮性腱索（Purkinjeネットワーク上の腱索様組織を含む）以外にはなかなか思いつかないことも事実である．

Leutmerら[8]は，連続483例の病理解剖により，仮性腱索の頻度，その付着部位を検討している（表1）．その結果，265例（55％）に仮性腱索が認められ，その内複数の腱索が認めら

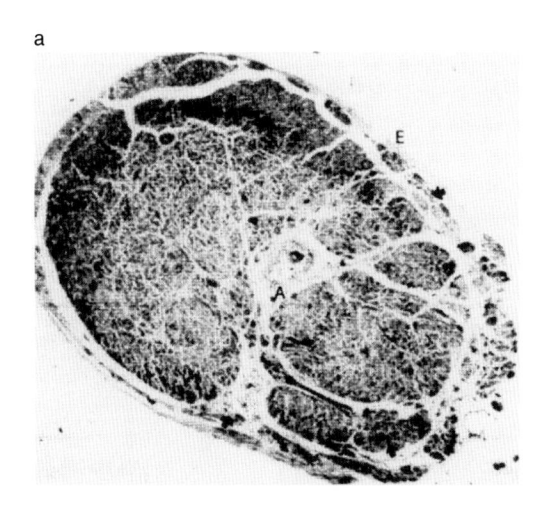

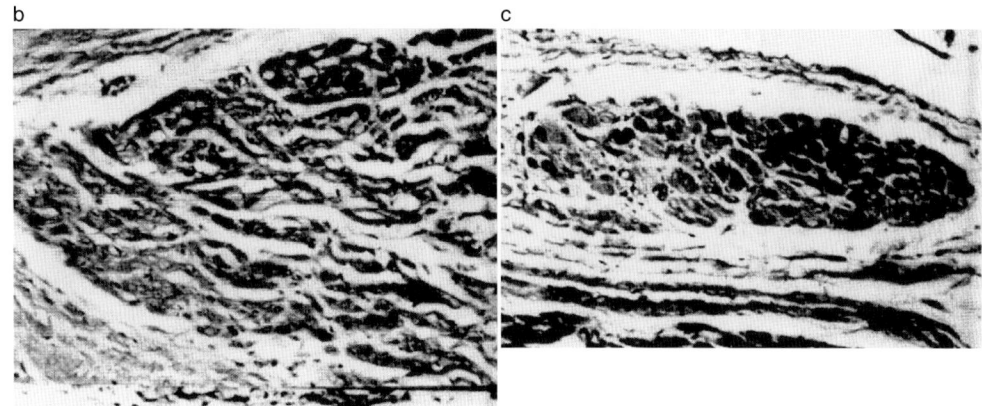

図1 仮性腱索の光顕組織像：His束との対比

(Abdulla AK, Frustaci A, Martinez JE, et al: Echocardiography and pathology of left ventricular "False Tendons". Chest **98**: 129-132, 1990, Figure 2, 3 より転載)

　a：仮性腱索の光顕像(250倍)：中心部は動脈が走っており，その周囲に刺激伝導系細胞，心筋細胞などが観察される
　b：His束の光顕像(250倍)
　c：仮性腱索の光顕像(250倍)：同様な細胞構造様式をもつ

れた100例を加算し計414本の腱索の局在のうち，全体の2/3を占める66％が中隔から後乳頭筋に伸びる腱索であった．その他，前後乳頭筋間を橋渡しするものや(12％)，中隔-前乳頭筋間(11％)などさまざまであった．ILVTのアブレーションが左室後中隔や一部後壁で成功するものが多いことは，この仮性腱索の局在部位と矛盾しない．

　共同研究者のMaruyamaら[9]は電気生理学的検査(EPS)で左室に縦方向に留置した多電極カテーテル(20極)から，頻拍中に全周期を網羅する拡張期連続電位を記録しえた，ILVTの1例を報告している．そのカテーテルの留置部位の透視記録と，術前に記録した心エコー図(心尖部四腔像)を**図2**に示す．2方向透視像でわかるように，多電極カテーテルは左室心

表1 左室内仮性腱索の局在とその頻度

部位	心尖部	中間部	心基部	計(%)
後乳頭筋-心室中隔	15	79	178	272(66)
前乳頭筋-後乳頭筋	5	43	1	49(12)
前乳頭筋-心室中隔	14	30	3	47(11)
左室自由壁-心室中隔	23	14	1	38(9)
左室自由壁-左室自由壁	3	0	0	3(1)
その他	1	3	1	5(1)

(Luetmer PH, Edwards WD, Seward JB, et al: Incidence and distribution of left ventricular false tendons: an autopsy study of 483 normal human hearts. J Am Coll Cardiol **8**: 179-183, 1986, Figure 1 より改変)

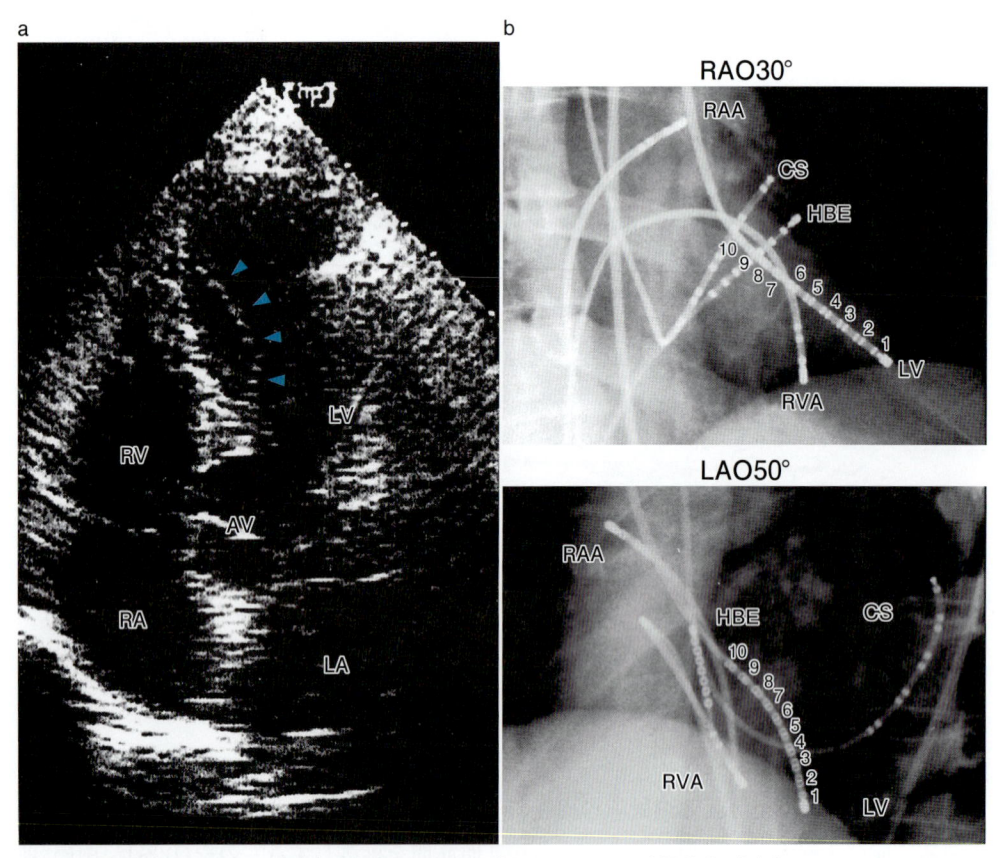

図2 仮性腱索の心エコー像(a)と左室マッピングカテーテルの透視像(LV)(b)

(Maruyama M, Tadera T, Miyamoto S, et al: Demonstration of the reentrant circuit of verapamil-sensitive idiopathic ventricular tachycardia: direct evidence for macroreentry as the underlying mechanism. J Cardiovasc Electrophysiol **12**: 968-972, 2001, Figure 1 より抜粋)

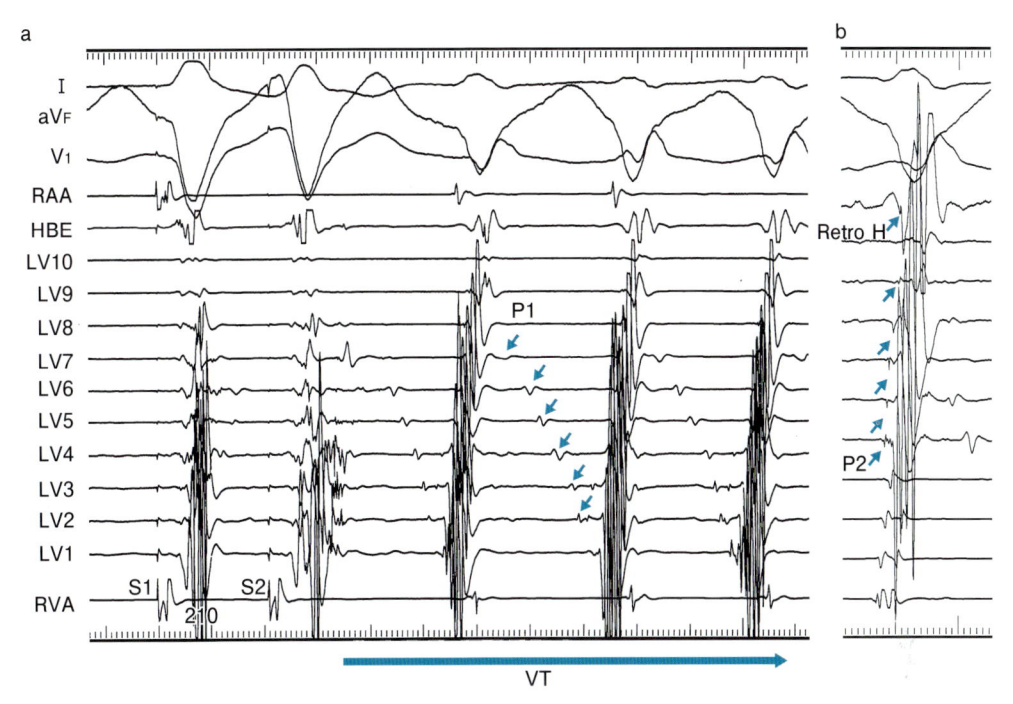

図3 左室中隔に留置した20極カテーテルにより記録した拡張期電位

(Maruyama M, Tadera T, Miyamoto S, et al: Demonstration of the reentrant circuit of verapamil-sensitive idiopathic ventricular tachycardia: direct evidence for macroreentry as the underlying mechanism. J Cardiovasc Electrophysiol **12**: 968-972, 2001, Figure 1, 2 より抜粋)

a. ILVT誘発時の心内記録：拡張期全体にダルなP1電位を認める．
b. QRS波直前にスパイキーなP2電位を認める．

室中隔に縦方向に留置されているのがわかる．一方，心エコーではその領域に一致して，左室中隔に沿って縦方向に仮性腱索が存在することが見てとれる．実際に記録された心内電位は図3に示すように，頻拍中には比較的近位の電極(LV8)から，遠位(心尖部方向)に向かって伝播する低振幅で比較的ダルな拡張期電位が観察される．Maruyamaらは，ペーシングによるこの電位組織の選択的捕捉に成功し，concealed entrainmentを確認したことから，この組織が頻拍リエントリー回路に含まれることは明らかである(図4)．またアブレーション・セッション中に経食道心エコーを用いて，そのガイド下に仮性腱索の心室中隔付着部を高周波通電することにより，アブレーションに成功した症例報告も認められる[10]．前述した外科治療によるILVT根治例の報告なども併せて，症例報告レベルでは仮性腱索がILVT回路の一部を構成することを支持する報告が散見される．

共同研究者のTaniguchiらは，ILVT 5例においてCARTOシステムを用いて，頻拍中に左室内電位マッピングを行った(図5)[11]．頻拍中に比較的ダルな波形として観察される拡張期電位(P1，Pd電位)を認めた箇所を黄色のタグで示す．またスパイキーな波形として認める前収縮期電位(P2，Pp電位)を認める箇所を白色のタグで示している．His-Purkinje組織

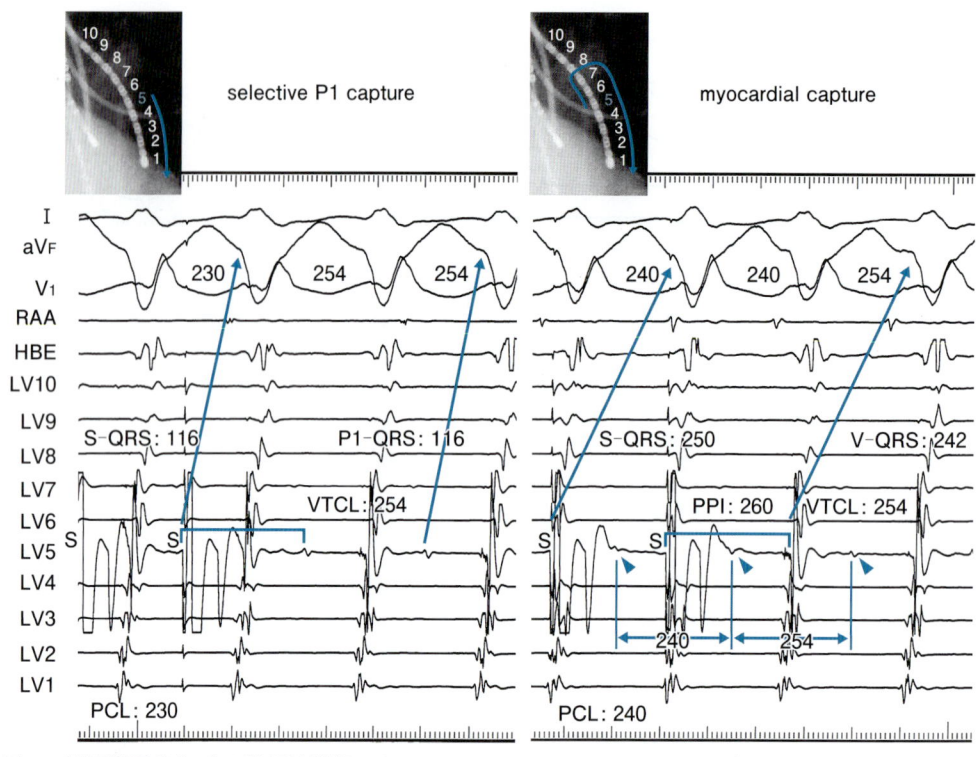

図4 拡張期電位（P1）の選択的捕捉による concealed entrainment の記録（心筋捕捉との比較）

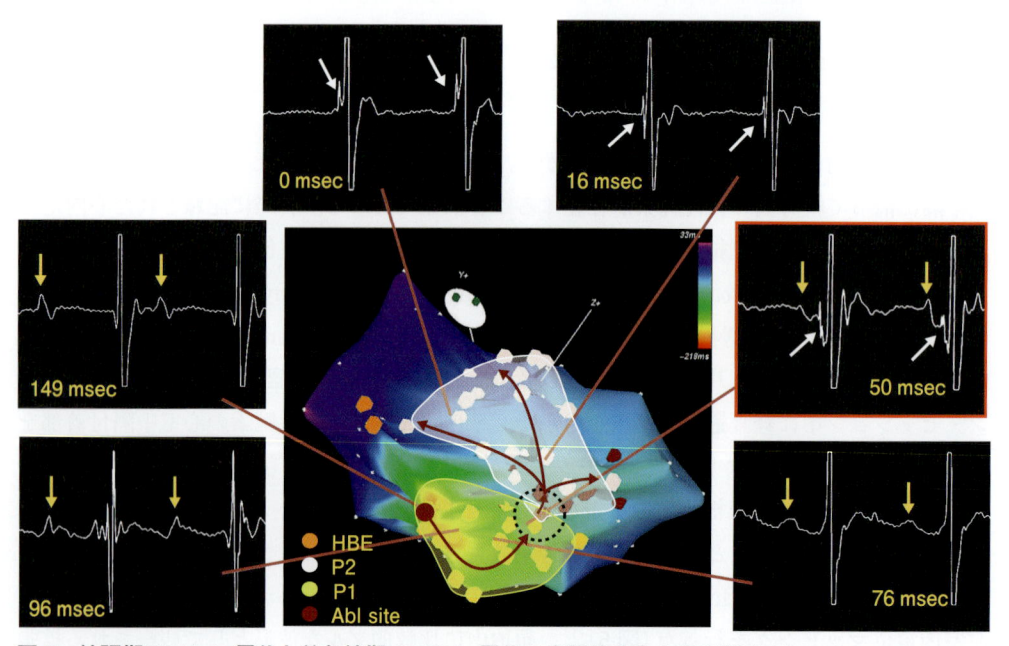

図5 拡張期 Purkinje 電位と前収縮期 Purkinje 電位の空間的分布と興奮順序（谷口ら）

の興奮を反映すると考えられるP2電位は心基部を除く心室中隔全体にわたって認められるのに対し，P1電位は左室後下壁から心室中隔に渡って比較的広範囲に存在することがわかる．またP1電位の興奮は左室後下壁から中隔方向に伝播しているのがわかる．これは前述した仮性腱索の好発局在部位と一致しているが，ひとつ矛盾する点は仮性腱索を反映する電位とするには記録できる幅が広すぎることである．P1電位が幅広く記録できる理由として，後乳頭筋から放射状に伸びる複数の仮性腱索の電位を拾っている可能性が考えられるが（事実，P2にもbystander電位が多く含まれることが確認されている），その真の原因の解明には今後の検討が待たれる．他の4例でも多少の差はあっても，大まかなP1記録領域は本例と一致していた．すなわち，P1は後下壁から中隔に向かって横方向の伝播を示し，心尖部から心基部への縦方向に伝播するP2電位と対照的である．

C まとめ

仮性腱索がILVT回路に含まれるか否かという問いに対しては，現時点ではそうである可能性は高いが，確定ではないと答えるのが妥当であろう．頻拍中に拡張期電位が比較的広範囲で記録しうるメカニズムを解明することが今後の重要な課題と考えられる．

文献

1) Thakur RK, Klein GJ, Sivaram CA, et al: Anatomic substrate for idiopathic left ventricular tachycardia. Circulation **93**: 497-501, 1996.
2) Lin FC, Wen MS, Wang CC, et al: Left ventricular fibromuscular band is not a specific substrate for idiopathic left ventricular tachycardia. Circulation **93**: 525-528, 1996.
3) Turner W: A human heart with moderate bands in the left ventricle. J Anat Physiol **27**: 19-20, 1983.
4) Lotkowski D, Grzybiak M, Kozlowski D, et al: A microscopic view of false tendons in the left ventricle of the human heart. Folia Morphol (Warsz) **56**: 31-39, 1997.
5) Abdulla AK, Frustaci A, Martinez JE, et al: Echocardiography and pathology of left ventricular "False Tendons". Chest **98**: 129-132, 1990.
6) Suwa M, Yoneda Y, Nagao H, et al: Surgical correction of idiopathic paroxysmal ventricular tachycardia possibly related to left ventricular false tendon. Am J Cardiol **64**: 1217-1220, 1989.
7) Sharov VG, Beskrovnova NN, Kryzhanovsky SA, et al: Ultrastructure of Purkinje cells in the subendocardium and false tendons in early experimental myocardial infarction complicated by fibrillation in the dog. Virchows Arch B Cell Pathol Ind Mol Pathol **52**: 131-139, 1989.
8) Luetmer PH, Edwards WD, Seward JB, et al: Incidence and distribution of left ventricular false tendons: an autopsy study of 483 normal human hearts. J Am Coll Cardiol **8**: 179-183, 1986.
9) Maruyama M, Tadera T, Miyamoto S, et al: Demonstration of the reentrant circuit of verapamil-sensitive idiopathic ventricular tachycardia: direct evidence for macroreentry as the underlying mechanism. J Cardiovasc Electrophysiol **12**: 968-972, 2001.
10) Merliss AD, Seifert MJ, Collins RF, et al: Catheter ablation of idiopathic left ventricular tachycardia associated with a false tendon. Pacing Clinical Electrophysiol **19**: 2144-2146, 1996.

11) Taniguchi H, Miyauchi Y, Kobayashi Y, et al: Reentrant curcuit of verapamil-sensitive idiopathic left ventricular tachycardia as revealed by electroanatomic mapping during the tachycardia. American Heart Association Scientific Session 2004 (New Orleans).

Topic

■ カテーテルアブレーション時における仮性腱索の観察

図1は3D-CTとelectroanatomic mapを合成したCARTOMERGE™像である．

左心室内腔の構造物を観察する目的で心尖部および中隔は切り取ってある（clipping plane）．内腔には前乳頭筋（APM）と後乳頭筋（PPM）が認められるが，APMの手前に前壁から始まり心尖部自由壁に終わる仮性腱索（FT）と，APMの根部に始まり下壁に沿うように存在するFTが認められる．構造物をわかりやすくする目的で色を付けてあるが，その色はelectroanatomic mapの洞調律時activation mapをCT像に投影した（3D map data projection）ものであり，実際にそれらの構造物の興奮時間を表示しているものではない．

本症例は，VTに先行する後枝Purkinje電位（PFP）記録部位でアブレーションに成功したfocal Purkinje VT症例であり，FTは無関係であったが，ある程度の大きさをもったマクロリエントリーVTではこのようなFTが回路の一部となっている可能性もある．今後，カテーテルアブレーション時に心内腔の構造物を観察して，心内電位やアブレーション部位と比較することによりそれは明らかになるものと期待できる．心腔内超音波とのリアルタイム合成画像であるCARTO-SOUND™などが活用されるようになれば，さらに詳細なアブレーション部位と左室腔内構造物との関連が観察可能になるであろう．

（野上昭彦）

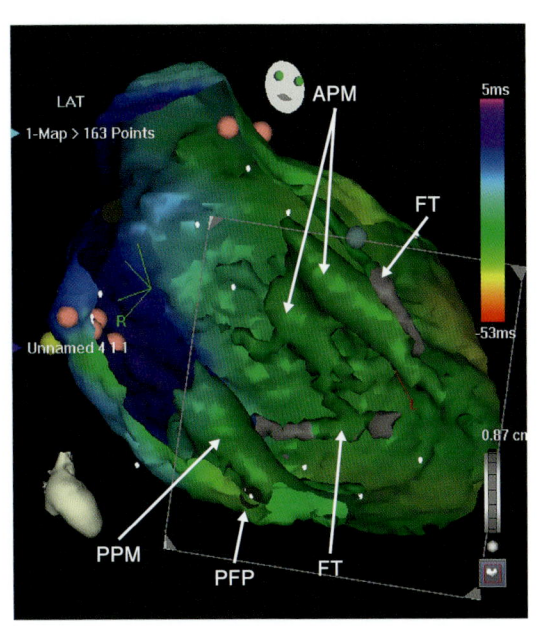

図1　CARTOMERGE™像（3D-CT像とelectroanatomic mapとの合成）における内腔の観察

Q5 Purkinje線維はなにゆえ虚血に耐性をもつのか？

心筋梗塞モデルを用いた動物実験では，刺激伝導系の中でもHis束からPurkinje組織にかけて，心房筋，心室筋を含むその他の組織と比較して，虚血に耐性のあることが示されている．

A Bagdonasによる実証

Bagdonasらは[1]，この点について既に1960年に詳細に報告している．彼らは上行大動脈クランプによるイヌ心筋虚血モデルを用いて，心臓の各領域(心房筋，His束，右脚，左脚，Purkinje-乳頭筋接合部，心室筋)の電位を，虚血前後で観察し，その変化を検討している(実験シェーマ：図1)．その代表例を図2に示すが，大動脈をクランプした後に最初に現れ

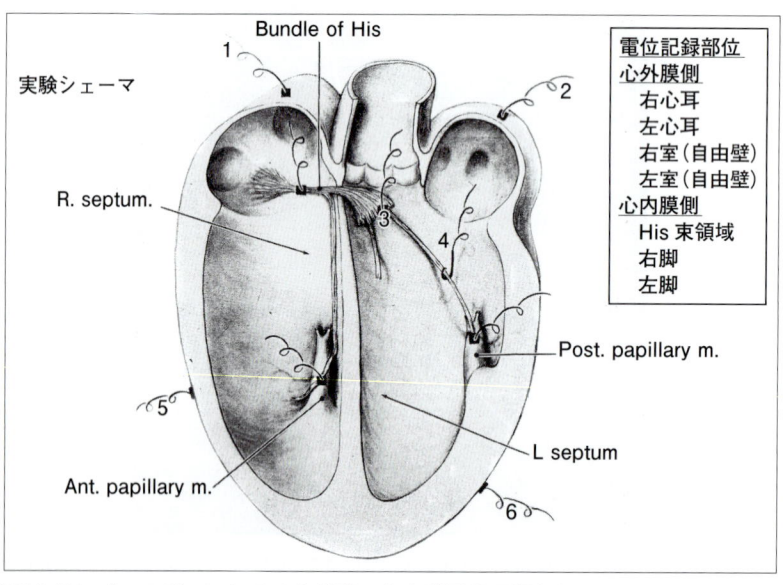

図1　大動脈クランプ・モデルにおける心外膜，心内膜電位記録部位
(Bagdonas AA, Sruckey JH, Piera J, et al: Effects of ischemia and hypoxia on the specialized conduction system of the canine heart. Am Heart J **61**: 206-218, 1960, Figure 1より転載)

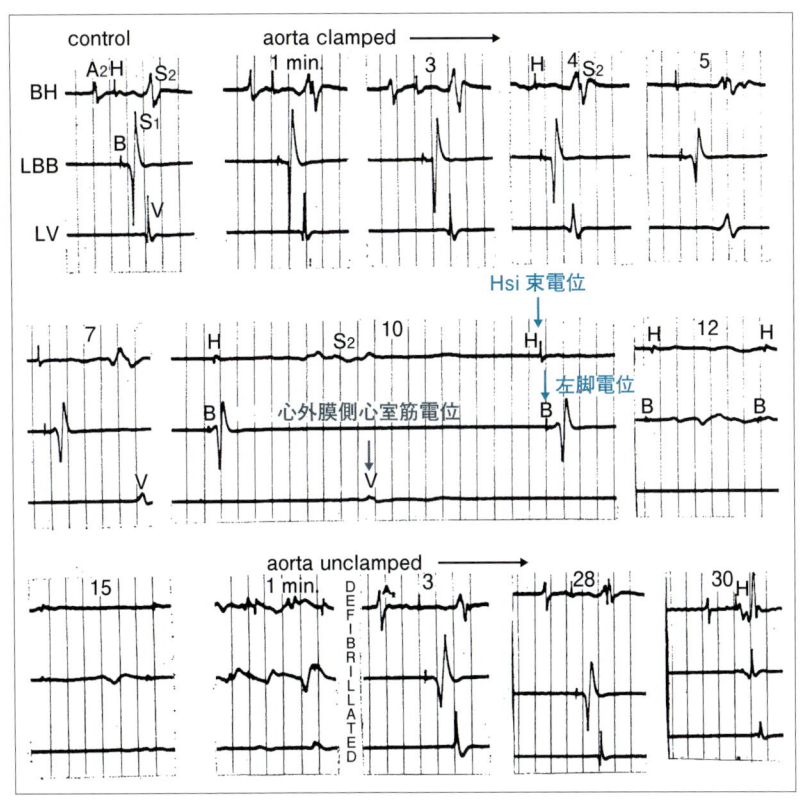

図2　大動脈クランプ後の記録各部位電位の変化

(Bagdonas AA, Sruckey JH, Piera J, et al: Effects of ischemia and hypoxia on the specialized conduction system of the canine heart. Am Heart J **61**: 206-218, 1960, Figure 2 より転載)

　る変化はA-H間隔の延長，すなわち房室結節内の伝導遅延である．その後，心房波の振幅が次第に減高してくるが，その時点でもHis束からPurkinje線維の電位には変化を認めず，また伝導時間もクランプ前と比較して延長していない．心室電位も次第に減高してくるが，その後12分が経過した段階で心室細動(VF)に移行している．VFに移行しても，His束や左脚の電位は依然としてしっかりと観察しえる．また，別の実験では虚血時間を延長しているが，His束電位は20分で観察しえなくなるのに対し，Purkinje電位はその後もしばらくの間は認識可能であった．

　このように，脚からPurkinje組織は心房作業心筋，心室作業心筋よりも明らかに虚血に対して耐性を有しており，さらにHis束よりも強いことがわかる．これとは別に，50%窒素ガスを用いた低酸素モデルでは，His束以下刺激伝導系組織は長時間，全く影響を受けないことが示された．したがって，Purkinje線維は低酸素の環境下でも生残できることが理解できるが，長期的には虚血が持続することによってもたらされるpHや電解質などの生化学的要因により，組織が傷害されるのかもしれない．

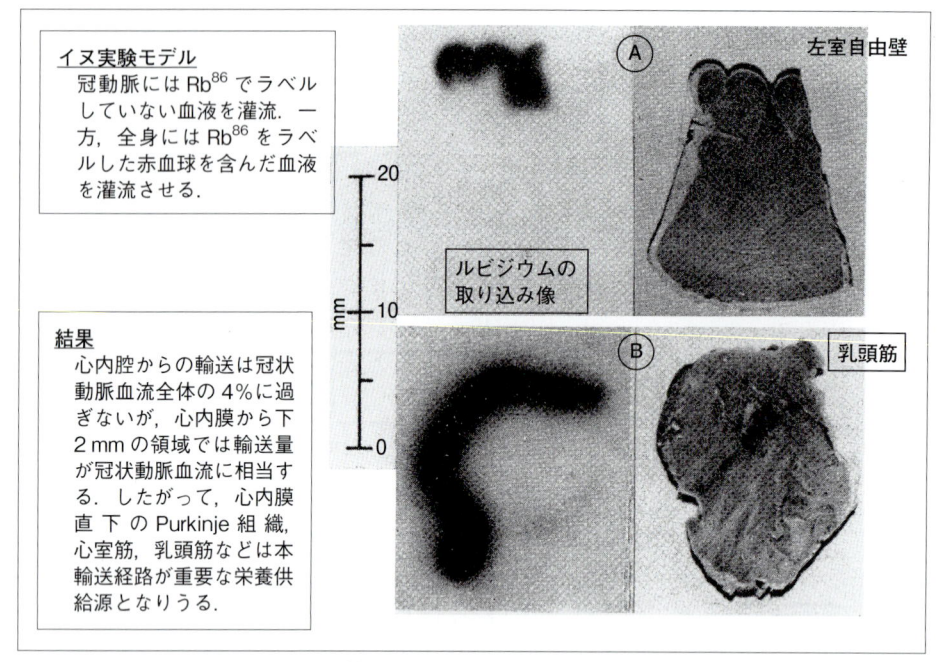

図3　心室腔内からのルビジウム（Rb86）の心筋への取り込み

（Boineau JP, Cox JL ; Slow ventricular activation in acute myocardial infarction : a source of re-entrant premature ventricular contractions. Circulation **48** : 702-713, 1934 より転載）

B 虚血に耐性をもつ理由

　それでは Purkinje 線維はなぜ，虚血に耐性をもつのか？　古くから，急性心筋虚血時には心外膜側の興奮伝搬が早期に障害されるのに対して，心内膜側では比較的長時間伝導が温存されることが指摘されてきた[2,3]．その理由のひとつとして，心腔内に灌流する血液からの酸素，栄養補給が挙げられる[4,5]．

　Myers ら[6]は独自のイヌ実験モデルを開発し，心腔内を灌流する血液から心内膜側心筋組織への赤血球の浸透を観察している（図3）．冠動脈には通常の血液を灌流する一方，全身にはルビジウム（Rb86）をラベルした赤血球を含んだ血液を灌流させた後に心筋への Rb86 の取り込みを観ているが，図3に示すように左室心尖部（上段），乳頭筋（下段）ともに心内膜側にルビジウムが取り込まれており，またその深達度は約5mm に及ぶことがわかる．

　彼らの実験結果をまとめると心内腔からの輸送は冠動脈血流全体の4％にすぎないが，心内膜から下2mm の領域では輸送量が冠動脈血流に相当する．したがって，心内膜直下の Purkinje 組織，心室筋，乳頭筋などは本輸送経路が重要な栄養供給源となりうると結論している．

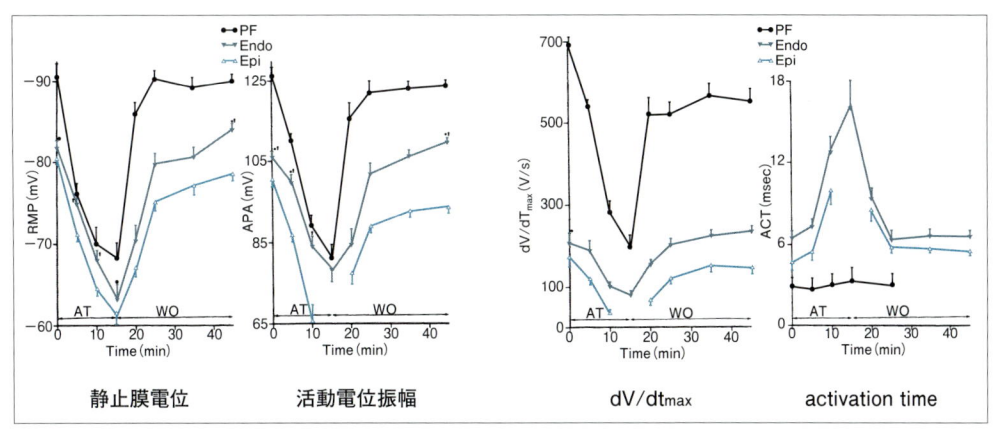

図4 修飾 Tyrode 液灌流後の活動電位指標の変化と wash-out 後の回復過程
　―Purkinje 組織，心内膜下作業心筋，心外膜下作業心筋の比較

(Gilmour RF, Zupes DP: Different electrophysiological responses of canine endocardium and epicardium to combined hyperkalemia, hypoxia and acidosis. Circ Res **46**: 814-825, 1980, Figure 4, 6 より転載)

　一方，灌流血液の影響を除外した *in vitro* 研究では，Purkinje 線維の虚血耐性には受動的な要因よりも，Purkinje 組織自体の構造的な要因のほうが，より強く関与する可能性を指摘している．Gilmour ら[7]はイヌ右室組織を採取し，低酸素に加えて，梗塞に伴う代謝異常を再現した修飾 Tyrode 液（高カリウム，アシドーシス）を灌流し，Purkinje 組織，心内膜側心筋，乳頭筋，心外膜側心筋の反応を観察した．その結果，心外膜側心筋は Purkinje 組織，心内膜心筋と比較して，修飾 Tyrode 液灌流後の活動電位振幅と活動電位第0相の立ち上がり速度（dV/dt$_{max}$）の減少度が有意に大きく，また activation time の延長度も大であった（図4）．さらに灌流開始後15分には心外膜側心筋の大部分は刺激に反応しなくなったが，Purkinje 組織はすべての例で，また心内膜側心筋の大部分は興奮可能であった．その後，修飾 Tyrode 液を wash-out し，通常の Tyrode 液を灌流すると Purkinje を含む心内膜側組織の活動電位指標はほぼ元に復したのに対し，心外膜側心筋は傷害が残存した．一方，心内膜側に位置するが，表面に Purkinje 組織の被覆のない乳頭筋は心外膜側と同様な反応を示した．このことから，Purkinje 組織は作業心筋に比べて，虚血に強い構造を有していることが示唆される．

　Purkinje 組織下の心内膜側心筋の興奮性が保持された原因として筆者らは，心筋組織が Purkinje 組織からの電気緊張性効果（electrotonic effect）を受けているためと推測している．Purkinje 線維の虚血に強い構造的要因としては，これまでに豊富な glycogen 貯蓄，筋線維の希薄さなどが指摘されている[8]．その結果，筋線維の豊富な心室筋と比較して，酸素あるいはエネルギー需要が低くなることが虚血耐性につながるのであろう．

文献

1) Bagdonas AA, Sruckey JH, Piera J, et al: Effects of ischemia and hypoxia on the specialized conduction system of the canine heart. Am Heart J **61**: 206-218, 1960.
2) Boineau JP, Cox JL: Slow ventricular activation in acute myocardial infarction: a source of re-entrant premature ventricular contractions. Circulation **48**: 702-713, 1934.
3) Scherlag BJ, El-Sherif N, Hope R, et al: Characterization and localization of ventricular arrhythmias resulting from myocardial ischemia and infarction. Circ Res **35**: 372-383, 1974.
4) Friedman PL, Stewart JR, Fenaglio JJ, et al: Survival of subendocardial Purkinje fibers after extensive myocardial infarction in dogs: in vitro and in vivo correlations. Circ Res **33**: 597-611, 1973.
5) Lazzara R, El-Sherif N, Scherlag BJ: Electrophysiological properties of canine Purkinje cells in one-day-old myocardial infarction. Circ Res **33**: 722-734, 1973.
6) Myers WW, Honig CR: Amount and distribution of Rb^{86} transported into myocardium from ventricular lumen. Am J Physiol **211**: 739-745, 1966.
7) Gilmour RF, Zupes DP: Different electrophysiological responses of canine endocardium and epicardium to combined hyperkalemia, hypoxia, and acidosis. Circ Res **46**: 814-825, 1980.
8) Fenoglio JJ, Albala A, Silva FG, et al: Structural basis of ventricular arrhythmias in human myocardial infarction: a hypothesis. Hum Pathol **7**: 547-563, 1976.

Q6 心筋梗塞後に発生するPurkinje線維関連不整脈は？
―動物実験により明らかにされたメカニズム

　急性心筋虚血に対する反応は，心室筋細胞とHis-Purkinje組織では大きく異なることが知られている．Purkinje線維は心内膜直下に位置しており，心腔内の豊富な血流がPurkinje細胞に栄養分を直接もたらすことによって，心筋虚血からプロテクトされている[1,2]．またPurkinje線維はエネルギー需要の高い細胞内のmyofilamentが疎であり，またエネルギー源であるglycogenを多く含んでいることにより，虚血による影響が作業心筋に比較して小さい．しかしながら，これらによっても虚血から完全に守られているわけではなく，Purkinje組織自体も少なからず虚血の影響を受けることが報告されている[2-4]．電子顕微鏡による検討では，細胞質内の空胞変性(lipid droplets)，細胞自体の大小不同，ミトコンドリアの膨隆，空胞化などが進むことが知られる(図1，2)．また電気生理学的には，Purkinje細胞の活動電位は虚血に曝されることにより静止膜電位が上昇する．これに伴い脱分極0相の立ち上がり速度(Vmax)や振幅が減少する[4-6](図3)．その結果，虚血急性期においても，Purkinje線維そのものが不整脈基質を獲得することになる．

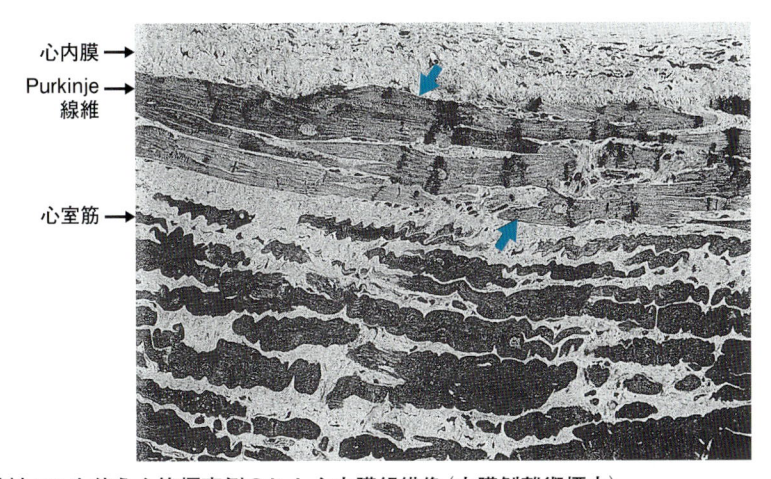

図1　持続性VTを伴う心筋梗塞例のヒト心内膜組織像(内膜剝離術標本)
(Fenoglio JJ, Pham TD, Harken AH, et al: Recurrent sustained ventricular tachycardia: structure and ultrastructure of subendocardial regions in which tachycardia originates. Circulation **68**: 518-533, 1983, Figure 4 より転載)
　矢印で示すPurkinje線維はその構造が保たれているが，その下層に存在する作業心筋細胞は広範囲に変性し，著明な線維化を伴っている．

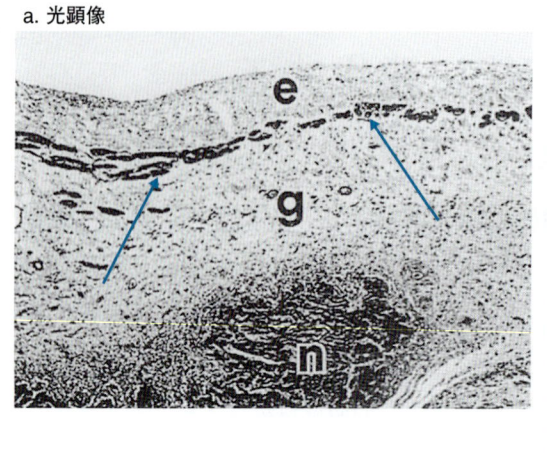

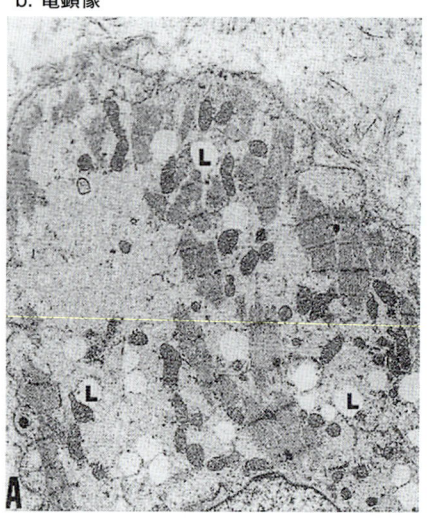

図2 右室梗塞モデルにおける心内膜側生残 Purkinje 線維

(Sugi K, Karagueuzian HS, Fishbein MC, et al: Celular electrophysiologic characteristics of surviving subendocardial fibers in chronically infarcted right ventricular myocardium susceptible to inducible sustained ventricular tachycardia. Am Heart J **114**: 559-569, 1987, Figure 6, 7 より抜粋)

a. 光顕像では心内膜下の Purkinje 線維の構造は比較的保たれているが，それよりも深層に存在する心筋細胞は広範囲に壊死を起こしている．b. 電顕像では生残 Purkinje 細胞に多数の空胞変性 (lipid droplets: L) が観察される．

e：心内膜肥厚，矢印：生残 Purkinje 線維

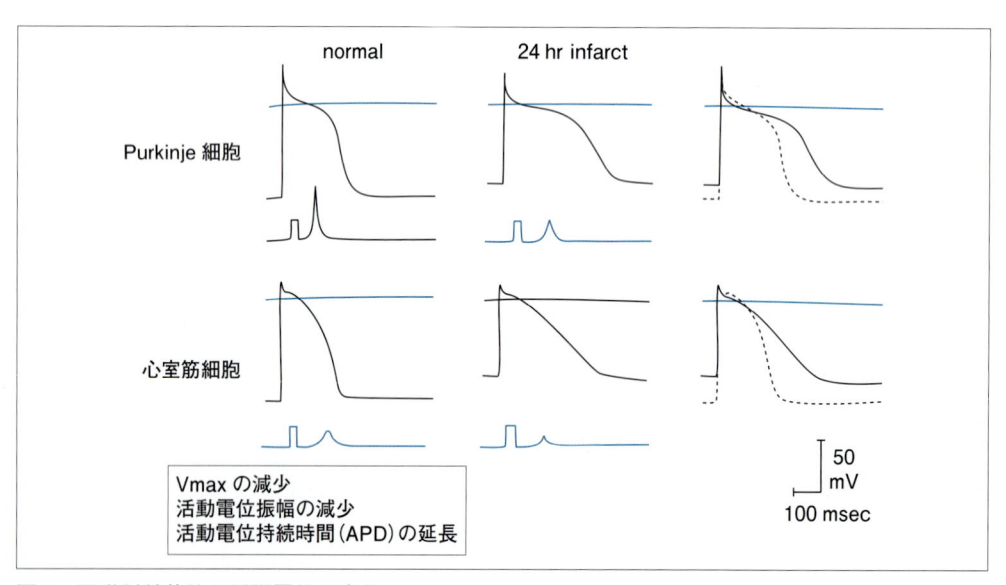

図3 冠動脈結紮後の活動電位の変化

冠動脈結紮後は心室筋細胞のみならず，Purkinje 組織においても静止膜電位の上昇，Vmax の減少，活動電位振幅の減少，活動電位持続時間の延長が認められ，不整脈基質を獲得する．

A 梗塞急性期第 1 相の不整脈メカニズム
Purkinje 線維の役割

　心筋梗塞各病期における不整脈の出現機序は，古くから Harris の冠動脈結紮モデルを用いて検討されてきた[7]．心筋梗塞急性期における細胞レベルでの催不整脈要因は多彩である．低酸素，アシドーシス，細胞外カリウム濃度の上昇，細胞内カルシウム濃度の上昇，細胞内エネルギー貯蓄の枯渇，その他カテコラミンなどの体液性因子の放出があげられる[8]．その中でも，特に細胞外カリウム濃度の上昇の程度は空間的にばらつきが強く[9]，散在性に静止膜電位の上昇，活動電位持続時間の短縮をきたす．また静止膜電位上昇の程度により，急速な内向き Na 電流が抑制されるか，完全に消失することになる．これにより，梗塞心筋，あるいはその辺縁の組織で，散在性に組織興奮性の低下，伝導遅延，伝導ブロックが出現し，リエントリーが起きやすい環境を形成するという．事実，これまで心筋梗塞作成後 10～20 分以内に出現する(超)急性期不整脈〔期外収縮，心室頻拍(VT)，心室細動(VF)を含む〕のメカニズムは，主に傷害心室筋を旋回路とするリエントリーと考えられてきた[10,11]．**図 4** に示すようにブタ冠動脈結紮後，4 分後に出現した VT と VF の心外膜側からのマッピングでは，VT は直径 2 cm ほどのマクロリエントリーがそのメカニズムであるが，VF ではより小さいサイズのリエントリーが同時に多数存在する，すなわち multiple wavelet を形成しているという．

　一方，梗塞急性期の心室性不整脈が心拍数に依存すること，すなわち心拍数が速いほど不整脈出現頻度が高いこと[12]，また α あるいは β 交感神経受容体刺激により不整脈が誘発されること[13,14]などから，急性期不整脈のもうひとつの機序として，遅延後脱分極(delayed afterdepolarization；DAD)による撃発活動の存在が指摘されている[8]．梗塞巣あるいはその周囲に認められる障害電流やアシドーシスによって早期後脱分極(early afterdepolarization；EAD)が発生しやすくなることから，本メカニズムも急性期不整脈発生に一定の役割をはたしていることが示唆される[15]．

　さて，近年まで梗塞急性期の心室性不整脈発生における Purkinje 線維の関与は明らかではなかった．1997 年に Arnar ら[16]イヌ冠動脈結紮モデルに多数の Plunge 電極を用いて，梗塞作成後急性期に発生する不整脈の三次元的マッピングを行い，その結果を報告した．Plunge 電極すなわち，心外膜から穿刺し心内膜側までの電位を同時記録できる電極を用いて，実際に発生する不整脈の最早期興奮部位とその興奮の拡がりの過程を観察した．実験モデルでの左前下行枝，梗塞巣，Plunge 電極刺入部位を**図 5** に示すが，梗塞巣とその周囲(トワイライト・ゾーン)の興奮を網羅できるようなデザインになっている．そのマッピングの記録から，梗塞急性期に自然発生する不整脈の発生源とメカニズムを検討した結果を**表 1** に示す．なお，Plunge 電極により記録される心筋層は内膜側より，① Purkinje 層，②心内膜層，③中央心筋層，④心外膜層に分類される．

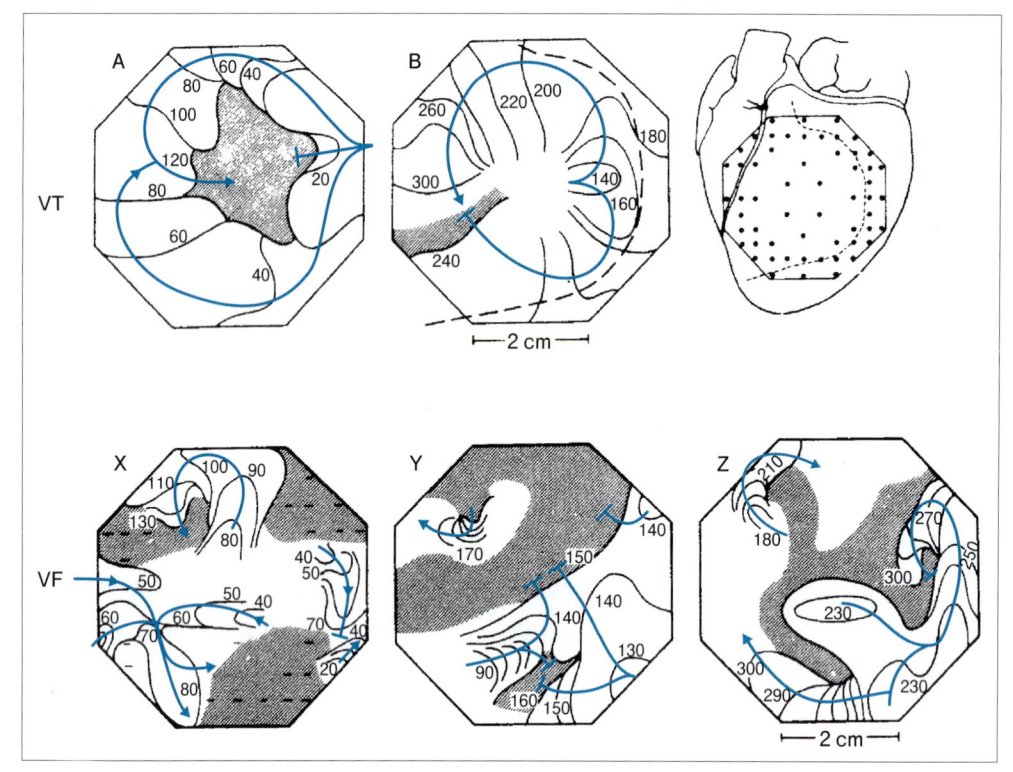

図4 ブタ冠動脈結紮後数分後に出現したVT, VFのマッピング所見

(Janse MJ, van Capelle FJ, Morsink H, et al: Flow of injury current and patterns of excitation during early ischemia in isolated porcine and canine hearts: Evidence for two different arrhythmogenic mechanisms. Circ Res **47**: 151-165, 1980 より改変)

上段VT中のマッピングでは一定のリエントリー回路を形成しているが，下段VF中のマッピングでは同時に複数の興奮前面が存在し，multiple waveletの様相を呈している．

　ここでPurkinje層であることの定義は冠動脈結紮前後ともにPurkinje電位が確認されることであり，またPurkinje起源であることの定義はVT時の記録でPurkinje電位が心電図QRSよりも先行することが条件となっている．実験に用いられた49頭中18頭(37.5%)で，梗塞発症後30分以内にVTが観察された．18頭に観察された全25 VTを詳細に検討すると，そのうち20 VT(80%)が巣状興奮のパターンを示し，さらにその3/4にあたる15 VTがPurkinje線維起源の不整脈であり，これが急性期不整脈起源の大半を占めていた．その他の領域から発生する巣状興奮は少数派であり，またリエントリー機序と同定できたのは，3例のみ(12%)であったことも特筆に値する．またこの実験では巣状興奮の電気生理学的メカニズムを検討しているが，心房ペーシング周期と心室性不整脈発生時の連結期が正の相関を示したことから(図6)，遅延後脱分極(DAD)の可能性が高いと結論している．

　さて，本研究と以前のHarrisモデルを用いた研究結果[10,11]とは，その急性期心室不整脈の発生メカニズムが異なるが，この理由は明らかではない．Arnarら[16]は梗塞急性期の不

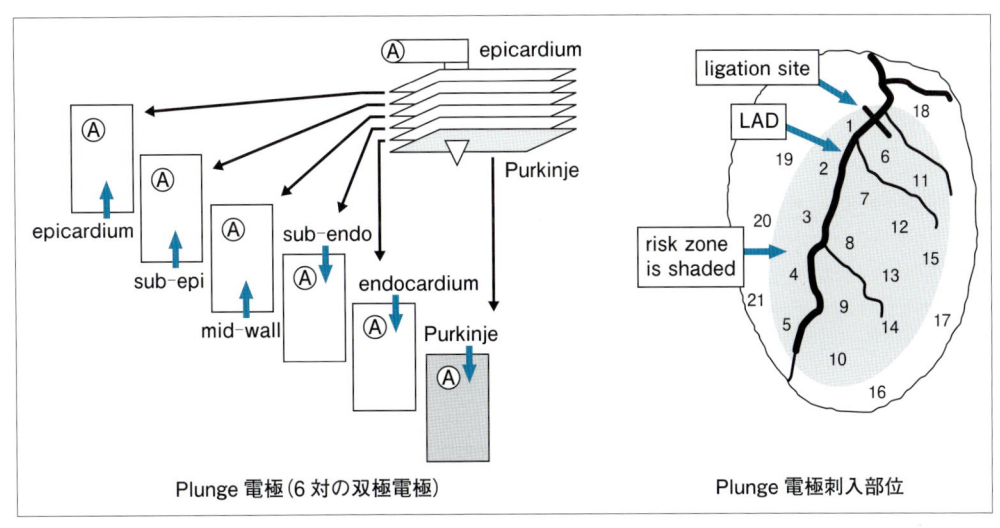

図5 LAD結紮モデルにおけるPlunge電極を用いた不整脈源の検討―結紮30分後に出現する心室性不整脈

(Arnar DO, Bullinga JR, Martins JB: Role of the Purkinje system in spontaneous ventricular tachycardia during acute ischemia in a canine model. Circulation **96**: 2421-2429, 1997, Figure 1, 2 より転載)

左図はPlunge電極の形状を示す。左室を貫壁性にマッピングできるデザインとなっている。右図は梗塞範囲とPlunge電極刺入部位を示す。Plunge電極は梗塞巣のみならず，健常部との境界部にも留置されマッピングしている。

表1 冠動脈結紮後に自然発生したVTのメカニズムと不整脈発生部位

メカニズム	発生部位	n	%
巣状 （自動能亢進）		20	80
	Purkinje	15	60
	endocardium	1	4
	midmyocardium	2	8
	epicardium	2	8
リエントリー		3	12
メカニズム不明		2	8

(Arnar DO, Bullinga JR, Martins JB: Role of the Purkinje system in spontaneous ventricular tachycardia during acute ischemia in a canine model. Circulation **96**: 2421-2429, 1997 より改変)

整脈発生時期を詳細に分析するとIa（2～8分）とIb（12～30分）に分けられるとしており，その時期によって不整脈機序が異なる可能性を指摘している。Purkinje線維起源の巣状興奮は超急性期後期，すなわちIb期に認めやすいとのことである。

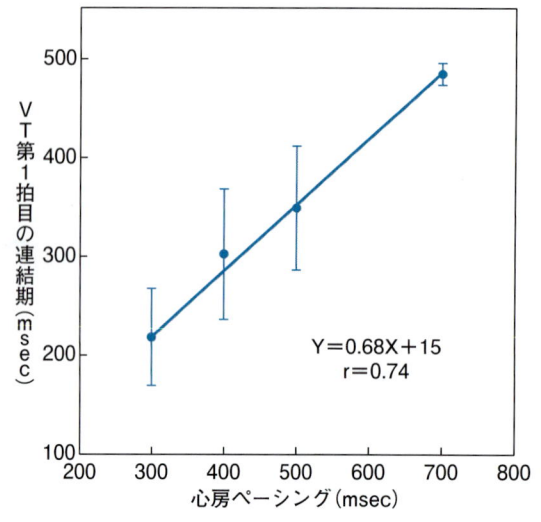

図6 心房ペーシング周期と誘発不整脈連結期との関係
(Arnar DO, Bullinga JR, Martins JB: Role of the Purkinje system in spontaneous ventricular tachycardia during acute ischemia in a canine model. Circulation **96**: 2421-2429, 1997, Figure 11 より転載)
　心房ペーシング周期とVT第1拍目の連結期は正の相関を示すことから，撃発活動がその機序と考えられる．

B　梗塞急性期第2相の不整脈メカニズム
Purkinje線維の役割

　心筋梗塞急性期の範疇に入る不整脈出現相として，実験モデルでは梗塞発症から6〜72時間経過した時期に心室性不整脈が認められる第2相がある．この時期に自然発生するVTは，頻拍周期が長短さまざまである．またペーシングに対する反応として，頻回ペーシングにより頻拍が停止することなく，ペーシング終了後にoverdrive suppressionを認める．また早期刺激を用いても頻拍を誘発，停止しえないなど[12,17]，電気生理学的には異常自動能の性質を有している．また頻拍中のマッピングでは心外膜の生残心室筋か，心内膜側の生残Purkinje線維が頻拍起源となることが示されている[6,17,18]．したがって，教科書的にはこの病期の心室性不整脈のメカニズムとして，同部位の異常自動能か撃発活動の可能性が高いとされる．これを臨床に当てはめると，梗塞急性期でも発症から1日以上経過した比較的安定した時期に観察される，accelerated idioventricular rhythm(AIVR)に相当する不整脈と考えられる．

　しかしながら，臨床現場ではこの時期に観察される心室性不整脈は一様ではなく，多彩な様相を呈することはしばしば経験されるところである．事実，心筋梗塞モデルにおいても，この時期はさまざまなリエントリー性頻拍が誘発されることが知られている．そのひとつに

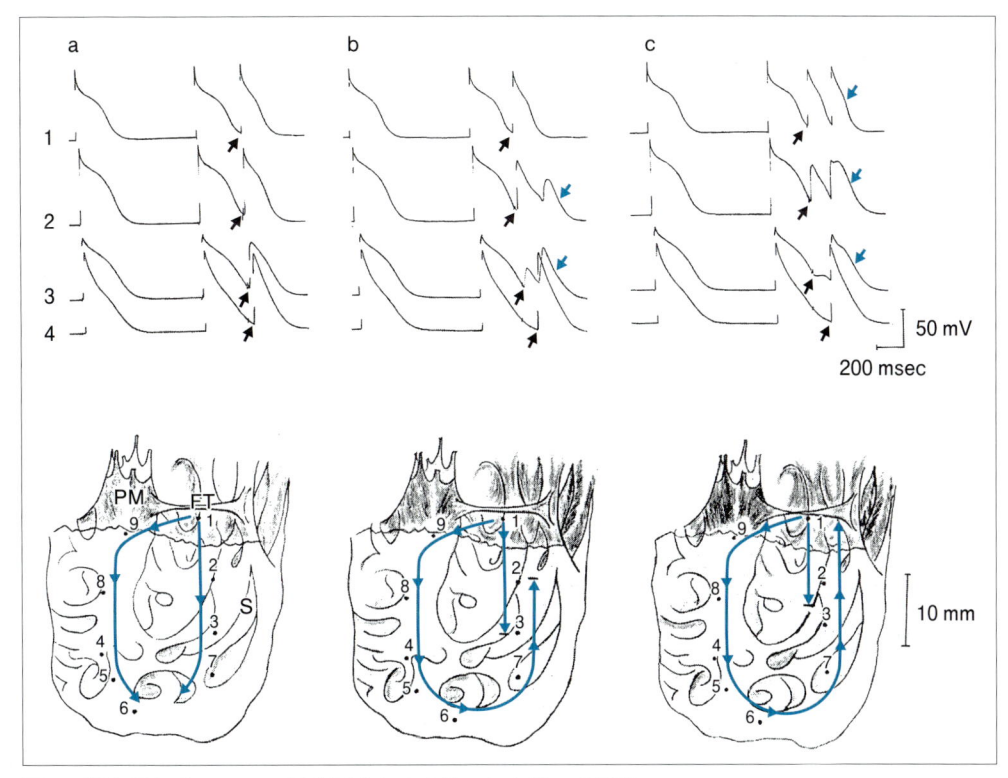

図7 梗塞部生残 Purkinje 網を回路とするリエントリーの誘発

(Friedman PL, Stewart JR, Moore EN: Spontaneous and induced cardiac arrhythmias in subendocardial Purkinje fibers surviving extensive myocardial infarction in dogs. Circ Res **33**: 612-626, 1973, Figure 10, 11 より改変して転載)

冠動脈結紮24時間後に摘出した心内膜側組織を Tyrodo 液で灌流し,心基部健常部 Purkinje 線維からの早期刺激により生残 Purkinje 網を回路の一部とするリエントリーが誘発されている.

生残心外膜心筋を旋回路とするリエントリーが挙げられるが[19],これと独立した誘発性不整脈メカニズムとして,傷害 Purkinje 線維を含む心内膜側に限局したリエントリー回路の存在が推測されている[18,20].Friedman らは[18],冠動脈結紮から24時間経過したイヌ心内膜組織を Tyrode 液で灌流し,心基部側の健常 Purkinje 線維から早期刺激を加えることにより,梗塞部生残 Purkinje ネットワークを回路とするリエントリーの誘発に成功している(図7).

C 再灌流不整脈と Purkinje 線維

これまで述べてきたように,虚血性不整脈についてはそのメカニズム解明の努力が十分なされてきたといえるが,再灌流不整脈については最近まで不明な点が多かった.しかし,近

表2 虚血からの再灌流時に自然発生したVTの不整脈発生部位

メカニズム	発生部位	n	%
巣状 (自動能亢進)		19	100
	Purkinje	11	58
	endocardium	2	11
	midmyocardium	1	5
	epicardium	5	26

(Arnar DO, Martins JB: Purkinje involvement in arrhythmias after coronary artery reperfusion. Am J Physiol Heart Circ Physiol **282**: H1189-H1192, 2002, Table 1 より改変)

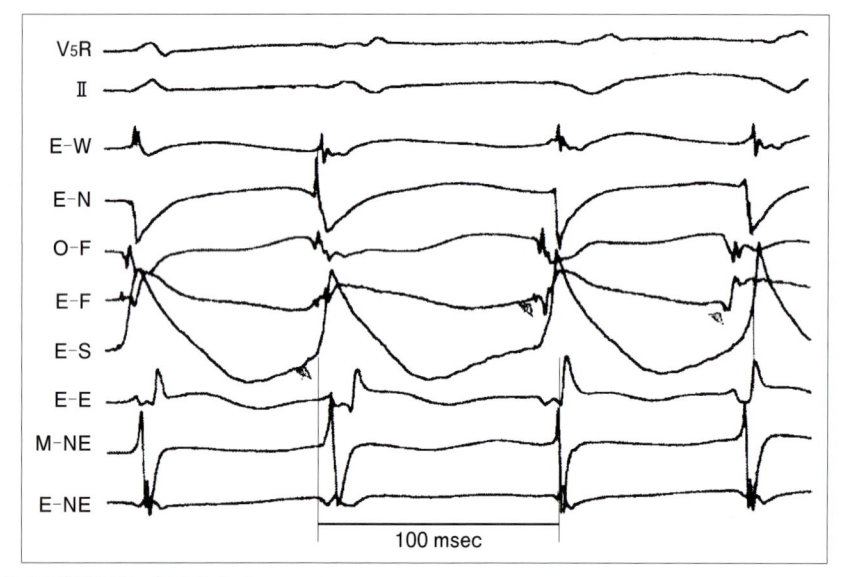

図8 虚血再灌流時に認められたVT

(Arnar DO, Martins JB: Purkinje involvement in arrhythmias after coronary artery reperfusion. Am J Physiol Heart Circ Physiol **282**: H1189-H1192, 2002, Figure 1 より転載)
　心内膜側より記録した電位ではPurkinje電位が先行している．

年になって実験モデルの確立に伴って，多くのことが明らかになってきた．以前は再灌流不整脈も，遅延伝導を原因とするリエントリーが主なメカニズムと考えられていた[21]．一方Pogwitzらは[22]詳細な三次元的マッピングにより，再灌流不整脈もそのうちの75%は心内膜側を起源とする非リエントリー性機序により成立することを示した．また，VTから，VFに移行していくことが多いことも併せて報告している．これに呼応して再灌流不整脈のメカニズムとして，リエントリーは否定的であり[23]，早期後脱分極(EAD)[24,25]や遅延後脱分極(DAD)[14]といった自動能の更新が不整脈発生の主役を演じることが報告されている．

Arnarらは[26]やはり前述したPlunge電極を用いたマッピングにより，再灌流不整脈の起源をより詳細に検討している．その結果は，対象となったイヌ23頭のうち，19頭(83%)で再灌流1分以内にVTが発生した．そのうち11頭(58%)ではVFに移行したという．また

同様にマッピングによる頻拍発生起源の検討では，やはり11頭(58％)でPurkinje線維から発生していた(表2)．

代表的な記録を図8に示すが，体表心電図QRS波に先行して，Purkinje電位が記録されていることがわかる．さて，Arnarらによれば，再灌流不整脈の特徴のひとつとして，VTの起きはじめの段階では，トリガーとなる心室期外収縮の起源が複数認められ，これらが競合しあって，次第に多形性VTからVFへ移行していくことを指摘している．臨床現場で認められる不整脈に照らし合わせると，この多形性頻拍は梗塞急性期－亜急性期，特に冠動脈血行再建術後で観察されるelectrical stormの出現様式に非常によく似ている(図7-6：118頁参照)．同様にXingら[27]も再灌流不整脈の起源がPurkinje線維あるいは心内膜側からの巣状興奮により惹起されることを報告しており，特に再灌流障害の程度が強いものほどVFに移行する頻度が高いとのことである．

文献

1) Friedman PL, Stewart JR, Fenoglio JJ Jr, et al: Survival of endocardial Purkinje fibers after extensive myocardial infarction in dogs. Circ Res **33**: 597-611, 1973.
2) Fenoglio JJ, Pham TD, Harken AH, et al: Recurrent sustained ventricular tachycardia: structure and ultrastructure of subendocardial regions in which tachycardia originates. Circulation **68**: 518-533, 1983.
3) Fenoglio JJ, Albala A, Silva FG, et al: Structural basis of ventricular arrhythmias in human myocardial infarction: A hypothesis. Hum Pathol **7**: 547-563, 1976.
4) Sugi K, Karagueuzian HS, Fishbein MC, et al: Cellular electrophysiologic characteristics of surviving subendocardial fibers in chronically infarcted right ventricular myocardium susceptible to inducible sustained ventricular tachycardia. Am Heart J **114**: 559-569, 1987.
5) Ren XL, Hoffman BF: Reversibility of electrophysiologic abnormalities of subendocardial Purkinje fibers induced by ischemia. J Cardiovasc Electrophysiol **5**: 412-421, 1994.
6) Lazzara R, El-Sherif N, Scherlag BJ: Electrophysiological properties of canine Purkinje cells in one-day-old myocardial infarction. Circ Res **33**: 722-734, 1973.
7) Harris AS: Delayed development of ventricular ectopic rhythms following experimental coronary occlusion. Circulation **1**: 1318-1328, 1950.
8) Karagueuzian H, Mandel WJ: Electrophysiologic mechanisms of ischemic ventricular arrhythmias: Experimental and clinical correlations. *In* Mandel WJ ed: Cardiac Arrhythmiuas 3rd ed pp563-603, J. B. Lippencott Co, 1995.
9) Plleg A, Mitamura H, Price R, et al: Extracellular potassium ion dynamics and ventricular arrhythmias in the canine heart. J Am Coll Cardiol **13**: 941-950, 1989.
10) Janse MJ, van Capelle FJ, Morsink H, et al: Flow of injury current and patterns of excitation during early ischemia in isolated porcine and canine hearts: evidence for two different arrhythmogenic mechanisms. Circ Res **47**: 151-165, 1980.
11) Janse MJ, Kelber AG: Electrophysiological changes and ventricular arrhythmias in the early phase of regional myocardial ischemia. Circ Res **49**: 1069-1081, 1981.
12) Scherlag BJ, El-Sherif N, Hope R, et al: Characterization and localization of ventricular arrhythmias resulting from myocardial ischemia and infarction. Circ Res **35**: 372-383, 1974.
13) Priori SG, Yamada KA, Corr PB: Influence of hypoxia on adrenergic modulation of triggered activity

in isolated adult canine myocytes. Circulation **83**: 248-259, 1991.
14) Molina-Viamonte V, Anyukhovsky EP, Rosen MR: An alph-1 adrenergic receptor subtype is responsible for delayed afterdepolarizations and triggered activity during simulated ischemia and reperfusion of isolated canine Purkinje fibers. Circulation **84**: 1732-1740, 1991.
15) Rozanki GJ, Witt RC: Early afterdepolarization and triggered activity in rabbit cardiac Purkinje fibers recovering from ischemic-like condition: role of acidosis. Circulation **83**: 1352-1360, 1991.
16) Arnar DO, Bullinga JR, Martins JB: Role of the Purkinje system in spontaneous ventricular tachycardia during acute ischemia in a canine model. Circulation **96**: 2421-2429, 1997.
17) Dangman KH, Dresdner KP, Zaim S: Automatic and triggered impulse initiation in canine subepicardial ventricular muscle cells from border zones of 24-hour transmural infarcts: New mechanisms for malignant cardiac arrhythmias. Circulation **78**: 1020-1030, 1988.
18) Friedman PL, Stewart JR, Moore EN: Spontaneous and induced cardiac arrhythmias in subendocardial Purkinje fibers surviving extensive myocardial infarction in dogs. Circ Res **33**: 612-626, 1973.
19) El-Sherif N, Mehra R, Gough WB, et al: Ventricular activation patterns of spontaneous and induced ventricular rhythms in canine one-day old-myocardial infarction. Evidence for focaland reentrant machanisms. Circ Res **51**: 152-166, 1982.
20) Karagueuzian HS, Fenoglio JJ, Weiss MB, et al: Coronary occlusion and reperfusion: effects on subendocardial fibers. Am J Physiol **238**: H581-H593, 1980.
21) Downar E, Janse MJ, Durrer D. The effect of acute coronary occlusion on subepicardial transmembrane potentials in the intact porcine heart. Circulation **63**: 217-224, 1977.
22) Pogwizd SM, Corr PB: Reentrant and nonreentrant mechanisms contribute to arrhythmogenesis during early ischemia: results using three dimensional mapping. Circ Res **61**: 352-372, 1987.
23) Mudorck DK, Loeb JB, Euler DE, et al: Electrophysiology of coronary reperfusion: a mechanism for reperfusion arrhythmia. Circulation **61**: 175-182, 1980.
24) Rozanski GJ, Witt RC: Alterations in reperfusion of cardiac Purkinje fibers recovering from ischemic-like conditions: genesis of early afterrepolarizations. J Cardiovasc Electrophysiol **4**: 134-143, 1993.
25) Vera Z, Pride HP, Zipes DP: Reperfusion arrhythmias: role of early afterdepolarizations studied by monophasic action potential recordings in the intact canine heart during autonomically denervated and stimulated status. J Cardiovasc Electrophysiol **6**: 532-543, 1995.
26) Arnar DO, Martins JB: Purkinje involvement in arrhythmias after coronary artery reperfusion. Am J Physiol Heart Circ Physiol **282**: H1189-H1192, 2002.
27) Xing D, Martins JB: Myocardial ischemia-reperfusion damage impacts occurrence of ventricular fibrillation in dogs. Am J Physiol **280**: H684-H692, 2001.

Q7 Purkinje 不整脈における日本人研究者の貢献は？

　Purkinje 線維の関与した不整脈の研究に果たした日本人の役割は大きい．PubMed で Purkinje と ventricular tachycardia/fibrillation で臨床論文を検索すると，その約 1 割は日本人研究者のものである．さらに動物実験やコンピュータを用いた基礎研究を含めるとその数はさらに増える．わが国からの Purkinje 不整脈に関する臨床論文が多い理由のひとつは日本には，虚血性 VT に比して特発性 VT が多いからであろう．米国では持続性 VT のうち約 1 割が特発性のものであるのに対し，わが国においては約 2 割以上が特発性 VT とされている．

A Purkinje から Tawara へ

　Purkinje 線維の機能をはじめて明らかにしたのは Tawara の業績である[1]．Purkinje 自身は Purkinje 線維を発見したものの，その機能に関しては解明できなかった．Purkinje は Purkinje 組織をはじめ軟骨組織と考え，後に筋肉組織としたが，その機能は運動に関連したものと考えていたようである．その後 Purkinje 組織の役割に関する数々の仮説が出されたが，それらをすべて否定し，刺激伝導にかかわる組織であることをはじめて記載したのが Tawara である．Tawara は心臓標本の連続切片を光学顕微鏡で観察することで，その機能を推察したが，心電図もない時代に心臓標本のみからその機能を突き止めたことは驚くべきことである．後に心電計の発明者 Einthoven は自身のノーベル賞受賞が Tawara の業績なしには不可能であったと述べているが，心電図の発明によって洞結節から心室筋に至る刺激伝導系に関する Tawara の仮説がようやく証明されたといえる．

B Purkinje 線維と心疾患

　Purkinje 線維の異常と心疾患に関しては，Okada ら[2]が 1983 年に報告している．彼らは突然死症例と年齢をマッチさせた非突然死例の刺激伝導系の組織を調べ，突然死群には Purkinje 線維の異常（肥大，線維化）が多く認められたとしている．
　1984 年，臨床例において Purkinje 線維と不整脈の関連について記載したのは Suwa ら[3,4]

である．彼らは特発性の心室期外収縮（VPC）が左室内仮性腱索を有する症例に多いことや特発性 VT が左室内仮性腱索を切除することで根治することを報告し，その機序に Purkinje 線維が関与している可能性を推察した．実際 Yutani ら[5]は特発性 VT の手術例において，摘出した心筋組織に Purkinje 線維が認められることを報告している．

1988 年，Ohe ら[6]は verapamil 感受性特発性左室 VT の臨床と電気生理学的特徴をまとめ，右脚ブロック・左軸偏位型に加え右脚ブロック・右軸偏位型の頻拍も存在することを報告した．また同年，Okumura ら[7,8]は頻拍中にエントレインメント刺激を施行することで，この VT には遅伝導部位を有するリエントリー回路が存在していることを推察した．

C Purkinje 電位とカテーテルアブレーション

その後，頻脈の治療にカテーテルアブレーションが導入されて，verapamil 感受性特発性左室 VT にも応用されるようになったが，1993 年，Nakagawa ら[9]がはじめてアブレーション成功部位と Purkinje 電位との関係を示した．それまでは最早期興奮心筋電位部位やペースマッピングの一致部位にアブレーションを行うことが主流であったが，彼らはそのような部位よりも拡張期 Purkinje 電位が記録される部位が成功部位であることを報告した．また，その頃 Goseki ら[10]，Aizawa ら[11]もアブレーション成功部位に関する研究を報告している．

また 1997 年，Nishizaki ら[12]は頻拍中に心房からエントレインメント刺激を行い，記録された Purkinje 電位とエントレインメントとの関係を報告した．Tomokuni ら[13]，Sasano ら[14]，Sato ら[15]，Miyauchi ら[16]もアブレーション成功部位に記録される拡張期電位に関してその電気生理学的特徴に関して報告している．また Washizuka ら[17]は頻拍回路と Purkinje 線維網の関連に関して考察し，Tsuchiya ら[18]は以前に報告された成功部位よりも基部側でより早い拡張期 Purkinje 電位が記録されることをまとめた．

さらに Aiba ら[19,20]および Nogami ら[21]らは頻拍中の拡張期 Purkinje 電位が中隔において連続的に記録できることを示した．また Tada ら[22]や Nogami ら[21]は，アブレーション成功後に拡張期 Purkinje 電位が洞調律中に QRS の後方に出現することを示し，その結果から頻拍回路が異常 Purkinje 組織を含むある程度の大きさを有したマクロリエントリーであることを推察している．

Watanabe ら[23]，Nogami ら[24]は，右脚ブロック・右軸偏位型の verapamil 感受性特発性左室 VT も左脚前枝領域の拡張期 Purkinje 電位を標的にしたカテーテルアブレーションが可能であることを報告した．2000 年には，Shimoike ら[25]がきわめて narrow な QRS 波形を呈する上部中隔型の特発性左室 VT を報告した．彼らはこの頻拍はリエントリーではなく異常自動能によると述べているが，後にわれわれ[26]は，そのようなタイプ（上部中隔型）の verapamil 感受性リエントリー性 VT も存在することを報告した．さらにわれわれ[27,28]は verapamil 感受性特発性左室 VT を，左脚後枝領域型，左脚前枝領域型，上部中隔型の 3 種

に分類している.

　以上の臨床研究から本頻拍の機序がマクロリエントリーであることが推察されるようになったが，その回路の全体像に関してはまだ不明であった．2001年，Yanoら[29]はelectro-anatomical mappingシステムを用いて頻拍回路を調べようと試みた．またMaruyamaら[30]は左室中隔基部側から左室中隔心尖部側につながる仮性腱索を有する症例において，頻拍の全周期にわたる連続電位をはじめて記録し，マクロリエントリー回路の全体像を示した．一方，頻拍回路の電気生理学的特徴や遅延伝導部位の薬剤感受性に関しては，Tsuchiyaら[31]やOkumuraら[32]が詳細に研究し報告している.

D Purkinje線維に関する最近の研究

　近年ではPurkinje線維が関与する特発性VT以外の不整脈も報告されるようになり，それらに関する日本人研究者の研究も目立っている．2005年，われわれ[33]は，特発性心室細動(VF)の起こりはじめがPurkinje線維網でのリエントリーであることを報告した．またEnjojiら[34]やOkadaら[35]は，虚血性心筋症における治療抵抗性反復性VFの治療にPurkinje電位を指標にしたカテーテルアブレーションが有効であることを報告している．心筋梗塞患者においてもverapamil感受性特発性左室VTと同様のVTが起こりうることが，Hayashiら[36]やMorishimaら[37]によって報告された．Nagaiら[38]は，誘発不能症例においてpilsicainide静注後に頻拍の誘発がきわめて容易になることを報告し，Tsuchiyaら[39]は多形性VTがpilsicainide静注によって単形性VT化することを報告した.

　これらの報告はPurkinje線維の関与する多形性VTと左室脚枝VTとの関係や，頻拍回路とPurkinje線維網との関係を考えるうえで非常に興味深い．実際われわれ[40]は，Purkinje電位を指標にしたカテーテルアブレーションが成功したVFと単形性VTの双方を有する虚血性心筋症の剖検例において，アブレーション成功部位に一致して中隔と後乳頭筋を結ぶ仮性腱索が存在し，その内部にPurkinje細胞が存在することを報告している.

　Kobayashiら[41]は心筋梗塞に合併したVF stormにおいて梗塞部位近傍のPurkinje電位を指標にした広範なアブレーションによってVF stormが抑制されるだけではなく，誘発もされなくなったことから，これらのVFの機序がPurkinje線維網と多数のPurkinje-心筋接合部を含んだリエントリーであることを推察している.

E まとめ

　以上に記載できた以外にも，日本人研究者による数々のPurkinje研究がなされており，それによりPurkinje不整脈の解明が進んだ．今後も新たな研究者による新たなPurkinje不

整脈の研究がなされることが期待される．

■ 文献 ■

1) Tawara S: Das Reizleitungssystem Des Säugetierherzens (*The Conduction System of the Mammalian Heart*) Gustav Fischer, 1906.〔Suma K, Shimada M,（trans）: Imperial College Press, 2000.〕
2) Okada R, Kawai S: Histopathology of the conduction system in sudden cardiac death. Jpn Circ J **47**: 573-580, 1983.
3) Suwa M, Hirota Y, Nagao H, et al: Incidence of the coexistence of left ventricular false tendons and premature ventricular contractions in apparently healthy subjects. Circulation **70**: 793-798, 1984.
4) Suwa M, Yoneda Y, Nagao H, et al: Surgical correction of idiopathic paroxysmal ventricular tachycardia possibly related to left ventricular false tendon. Am J Cardiol **64**: 1217-1220, 1989.
5) Yutani C, Imakita M, Ishibashi-Ueda H, et al: Histopathological analysis of surgically resected myocardium in patients with sustained ventricular tachycardia. Acta Pathol Jpn **38**: 605-613, 1988.
6) Ohe T, Shimomura K, Aihara N, et al: Idiopathic sustained left ventricular tachycardia-clinical and electrophysiologic characteristics. Circulation **77**: 560-568, 1988.
7) Okumura K, Matsuyama K, Miyagi H, et al: Entrainment of idiopathic ventricular tachycardia of left ventricular origin with evidence for reentry with an area of slow conduction and effect of verapamil. Am J Cardiol **62**: 727-732, 1988.
8) Okumura K, Yamabe H, Tsuchiya T, et al: Characteristics of slow conduction zone demonstrated during entrainment of idiopathic ventricular tachycardia of left ventricular origin. Am J Cardiol **77**: 379-383, 1996.
9) Nakagawa H, Beckman KJ, McClelland JH, et al. Radiofrequency catheter ablation of idiopathic left ventricular tachycardia guided by a Purkinje potential. Circulation **88**: 2607-2617, 1993.
10) Goseki Y, Okishige K, Satoh T, et al: Radiofrequency catheter ablation for ventricular tachycardia with a right bundle branch block pattern and left axis deviation. Jpn Circ J **59**: 829-832, 1995.
11) Aizawa Y, Chinushi M, Naitoh N, et al: Catheter ablation of ventricular tachycardia with radiofrequency currents, with special reference to the termination and minor morphologic change of reinduced ventricular tachycardia. Am J Cardiol **76**: 574-579, 1995.
12) Nishizaki M, Arita M, Sakurada H, et al: Demonstration of Purkinje potential during idiopathic left ventricular tachycardia: a marker for ablation site by transient entrainment. Pacing Clin Electrophysiol **20**: 3004-3007, 1997.
13) Tomokuni A, Igawa O, Yamanouchi Y, et al: Idiopathic left ventricular tachycardia with block between Purkinje potential and ventricular myocardium. Pacing Clin Electrophysiol **21**: 1824-1827, 1998.
14) Sasano T, Satake S, Azegami K, et al: Diastolic potentials observed in idiopathic left ventricular tachycardia. Jpn Circ J **63**: 917-923, 1999.
15) Sato M, Sakurai M, Yotsukura A, et al: Diastolic potentials in verapamil-sensitive ventricular tachycardia: true potentials or bystanders of the reentry circuits? Am Heart J **138**: 560-566, 1999.
16) Miyauchi Y, Kobayashi Y, Ino T, et al: Identification of the slow conduction zone in idiopathic left ventricular tachycardia. Pacing Clin Electrophysiol **23**: 481-487.
17) Washizuka T, Chinushi M, Niwano S, et al: Structure of the reentrant circuit of idiopathic left ventricular tachycardia: new insights into the role of the Purkinje network. J Electrocardiol **33**: 195-198, 2000.
18) Tsuchiya T, Okumura K, Honda T, et al: Significance of late diastolic potential preceding Purkinje potential in verapamil-sensitive idiopathic left ventricular tachycardia. Circulation **99**: 2408-2413,

1999.
19) Aiba T, Suyama K, Matsuo K, et al: Mid-diastolic potential is related to the reentrant circuit in a patient with verapamil-sensitive idiopathic left ventricular tachycardia. J Cardiovasc Electrophysiol **9**: 1004-1007, 1998.
20) Aiba T, Suyama K, Aihara N, et al: The role of Purkinje and pre-Purkinje potentials in the reentrant circuit of verapamil-sensitive idiopathic LV tachycardia. Pacing Clin Electrophysiol **24**: 333-344, 2001.
21) Nogami A, Naito S, Tada H, et al: Demonstration of diastolic and presystolic Purkinje potentials as critical potentials in a macroreentry circuit of verapamil-sensitive idiopathic left ventricular tachycardia. J Am Coll Cardiol **36**: 811-823, 2000.
22) Tada H, Nogami A, Naito S, et al: Retrograde Purkinje potential activation during sinus rhythm following catheter ablation of idiopathic left ventricular tachycardia. J Cardiovasc Electrophysiol **9**: 1218-1224, 1998.
23) Watanabe I, Kunimoto S, Kondo K, et al: Radiofrequency catheter ablation of coexistent atrioventricular reciprocating tachycardia and left ventricular tachycardia originating in the left anterior fascicle. Jpn Circ J **63**: 223-227, 1999.
24) Nogami A, Naito S, Tada H, et al: Verapamil-sensitive left anterior fascicular ventricular tachycardia: results of radiofrequency ablation in six patients. J Cardiovasc Electrophysiol **9**: 1269-1278, 1998.
25) Shimoike E, Ueda N, Maruyama T, et al: Radiofrequency catheter ablation of upper septal idiopathic left ventricular tachycardia exhibiting left bundle branch block morphology. J Cardiovasc Electrophysiol **11**: 203-207, 2000.
26) Nogami A: Idiopathic left ventricular tachycardia: assessment and treatment. Card Electrophysiol Rev **6**: 448-457. Review, 2002.
27) Nogami A: Ablation of idiopathic left ventricular tachycardia. In Wood MA, Huang SKS (eds): Catheter Ablation of Cardiac Arrhythmia: Principles and Practical Approach. Elsevier, pp491-509, 2006.
28) Nogami A, Tada H: Idiopathic left ventricular tachycardias. In Wilber DJ, Packer DL, Stevenson WG (eds): Catheter Ablation of Cardiac Arrhythmias: Basic Concepts and Clinical Applications. Blackwell/Futura, pp298-313, 2008.
29) Yano K, Keida T, Suzuki K, et al: Okishige K. Catheter ablation of idiopathic left ventricular tachycardia with multiple breakthrough sites guided by an electroanatomical mapping system. J Interv Card Electrophysiol **5**: 211-214, 2001.
30) Maruyama M, Tadera T, Miyamoto S, et al: Demonstration of the reentrant circuit of verapamil-sensitive idiopathic left ventricular tachycardia: direct evidence for macroreentry as the underlying mechanism. J Cardiovasc Electrophysiol **12**: 968-972, 2001.
31) Tsuchiya T, Okumura K, Honda T, et al: Effects of verapamil and lidocaine on two components of the re-entry circuit of verapamil-sensitive idiopathic left ventricular tachycardia. J Am Coll Cardiol **37**: 1415-1421, 2001.
32) Okumura K, Tsuchiya T: Idiopathic left ventricular tachycardia: clinical features, mechanisms and management. Card Electrophysiol Rev **6**: 61-67, Review, 2002.
33) Nogami A, Sugiyasu A, Kubota S, et al: Mapping and ablation of idiopathic ventricular fibrillation from the Purkinje system. Heart Rhythm **2**: 646-649, 2005.
34) Enjoji Y, Mizobuchi M, Shibata K, et al: Catheter ablation for an incessant form of antiarrhythmic drug-resistant ventricular fibrillation after acute coronary syndrome. Pacing Clin Electrophysiol **29**: 102-105, 2006.
35) Okada T, Yamada T, Murakami Y, et al: Mapping and ablation of trigger premature ventricular contractions in a case of electrical storm associated with ischemic cardiomyopathy. Pacing Clin Electro-

physiol **30**: 440-443, 2007.
36) Hayashi M, Kobayashi Y, Iwasaki Y, et al: Novel mechanism of postinfarction ventricular tachycardia originating in surviving left posterior Purkinje fibers. Heart Rhythm **3**: 908-918, 2006.
37) Morishima I, Nogami A, Tsuboi H, et al: Verapamil-sensitive left anterior fascicular ventricular tachycardia associated with a healed myocardial infarction: changes in the delayed Purkinje potential during sinus rhythm. J Interv Card Electrophysiol **22**: 233-237, 2008.
38) Nagai T, Suyama K, Shimizu W, et al: Pilsicainide-induced verapamil sensitive idiopathic left ventricular tachycardia. Pacing Clin Electrophysiol **29**: 549-552, 2006.
39) Tsuchiya T, Nakagawa S, Yanagita Y, et al: Transition from Purkinje fiber-related rapid polymorphic ventricular tachycardia to sustained monomorphic ventricular tachycardia in a patient with a structurally normal heart: a case report. J Cardiovasc Electrophysiol **18**: 102-105, 2007.
40) Nogami A, Kubota S, Adachi M, et al: Electrophysiologic and histopathologic findings of the ablation sites for ventricular fibrillation in a patient with ischemic cardiomyopathy. J Interv Card Electrophysiol **24**: 133-137, 2009
41) Kobayashi Y, Iwasaki Y, Miyauchi Y, et al: The role of Purkinje fibers in the emergence of an incessant form of polymorphic ventricular tachycardia or ventricular fibrillation associated with ischemic heart disease. J Arrhythmia **4**: 200-208, 2009.

Q8 動物種によるPurkinje分布の違いは？

A 動物種によるPurkinje分布の違いに関する研究

1845年，Purkinje[1]はヒツジ，ウシ，ブタ，ウマの心内膜腔にPurkinje線維網を発見したが，ヒト，イヌ，ウサギの心臓では発見できなかった．その後の数十年間，ほとんどの解剖学者はヒトにおいては胎児・新生児以外を除きPurkinje線維はないとしていた．

1906年，Tawara[2]によってすべての哺乳類と鳥類にPurkinje線維が存在することが示されたが，ヒトにおけるPurkinje線維の形態は有蹄目とは異なり，また肉眼ではわかりにくいとも記載している．1867年，Obermeier[3]はウシなどの大哺乳類において，Purkinje線維は心内膜下のみではなく，心筋内にも分布していることを報告している．現在では，有蹄目および鳥類のPurkinje線維は心内膜下で分岐した後，心室筋を貫き心室筋内に分布，互いに吻合しているのに対し，ヒトを含む非有蹄目のPurkinje線維は心室筋層には進入していないことがわかっている．蹄のない動物種にはヒト・サルなどの霊長目，イヌ・ネコなどの食肉目，ウサギなどの重歯目がある．

Oosthoekら[4]はウシにおける刺激伝導系の免疫組織学的検討を行い，右心室自由壁のPurkinje線維網は3次元的構造を有し，心外膜から2mmの部位にまで到達していることを示した（図1）．Ansariら[5]はヒツジ左心室におけるPurkinje線維の走行を詳細に調べ，心室筋全層にわたってPurkinje線維が存在していること，心内膜下のPurkinje線維網は多角形構造を有し，乳頭筋周囲に分布していることを示した（図2）．Kimら[6]はブタを用いた実験で心室細動（VF）および心室頻拍（VT）の維持に乳頭筋周囲のPurkinje網でのマクロ・リエントリーが重要であることを報告している（図3）．Hollandら[7]はブタにおいてPurkinje線維が左室自由壁において心内膜から心外膜に向かって走行していることを報告し，虚血時のQRS波形とともに検討した（図4）．また，Tranum-Jensenら[8]はブタにおいて心筋内にPurkinje線維が存在することと，心筋との間に薄い細胞（移行細胞）があることを示した（図5）．Purkinje線維と作業心筋の間に移行細胞が存在するかどうかは現在でも議論がある．Tranum-Jensenら[8]はウサギには移行細胞の層がPurkinje線維と心筋間に存在するとした（図6）．また，Oosthoekら[4]はウシには小さな移行細胞があるが，その他の哺乳類にはそのようなものはないとし，Ansariら[5]もヒツジには移行細胞はなかったとしている．

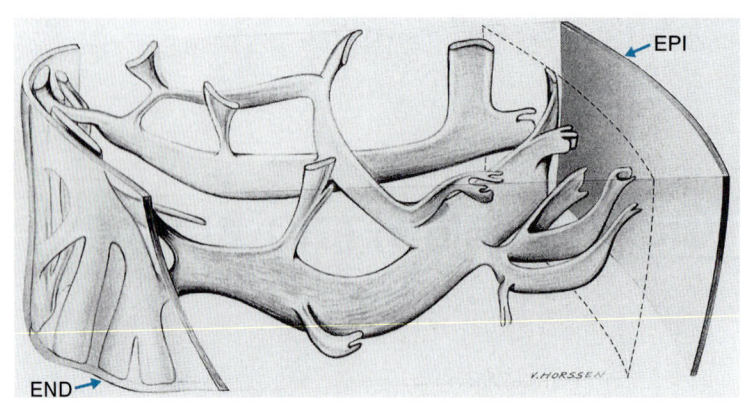

図1 ウシ右心室自由壁におけるPurkinje線維走行シェーマ
(Oosthoek PW, Virágh S, Lamers WH, et al: Immunohistochemical delineation of the conduction system. II: the atrioventricular node and Purkinje fibers. Circ Res **73**: 482-491, 1993, Figure 6 より転載)
 Purkinje線維網は3次元的構造を有し，心外膜から2mmの部位にまで到達していた．
 EPI：心外膜，END：心内膜

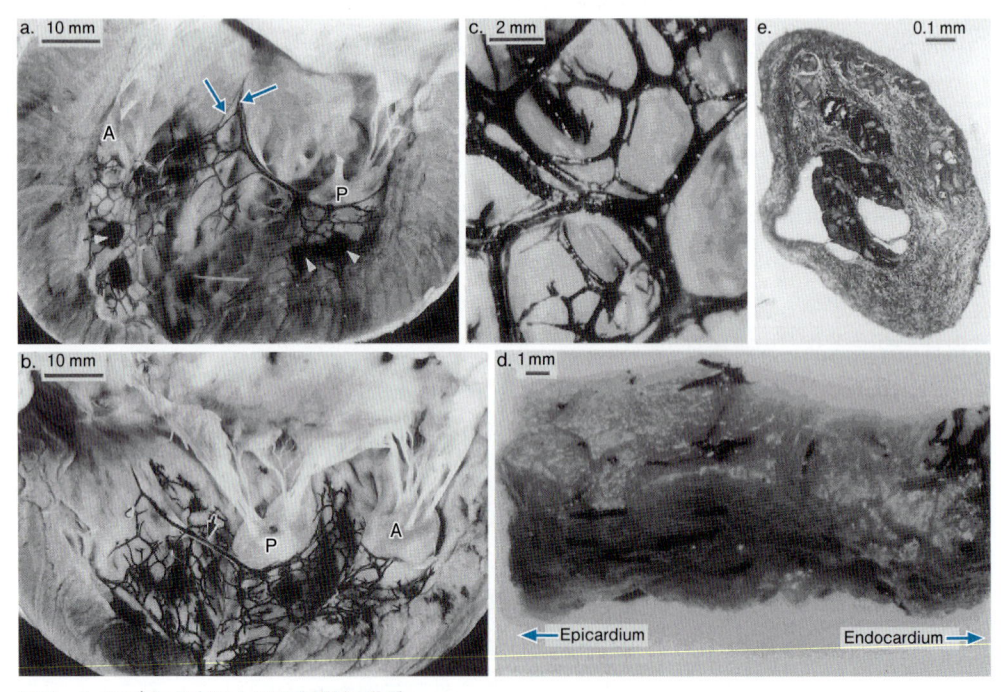

図2 ヒツジ左心室における刺激伝導系
(Ansari A, Ho SY, Anderson RH: Distribution of the Purkinje fibres in the sheep heart. Anat Rec **254**: 92-97, 1999, Figure 2 より転載)
 a. 左脚は前枝と後枝に分かれる(arrow)．b. 乳頭筋周囲にPurkinje線維は分布している．中隔から後乳頭筋根部に走行する仮性腱索内部にもPurkinje線維が存在している．c. 心内膜下においてPurkinje網は多角形の形状を有する．d. 心室筋全層にわたってPurkinje線維が存在している．e. 仮性腱索を切開するとその内部にもPurkinje線維が存在していた．
 A：前乳頭筋，P：後乳頭筋

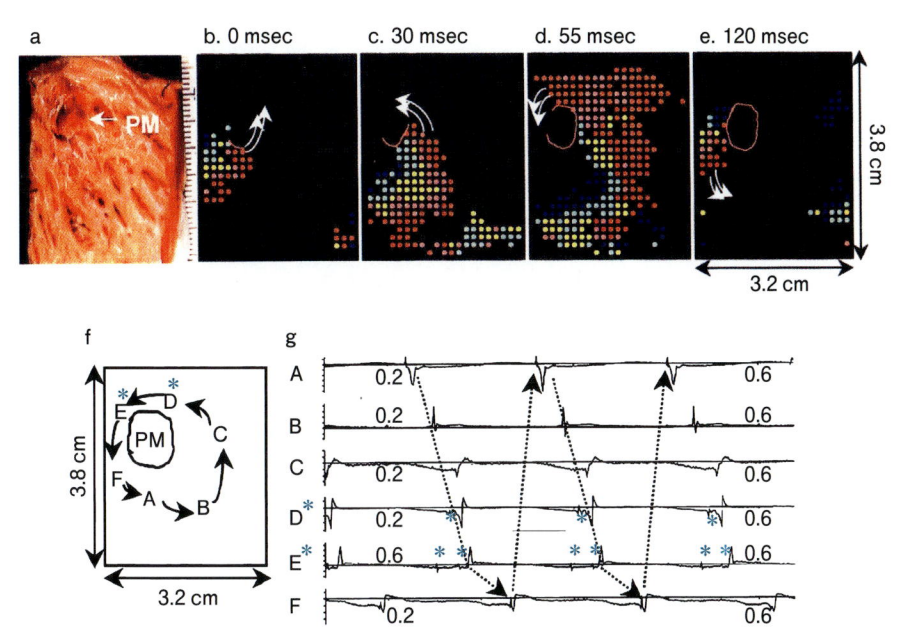

図3 ブタ摘出心筋において乳頭筋にアンカーされる VT リエントリー回路と心室筋電位に先行する Purkinje 電位

(Kim YH, Xie F, Yashima M, et al: Role of papillary muscle in the generation and maintenance of reentry during ventricular tachycardia and fibrillation in isolated swine right ventricle. Circulation **100**: 1450-1459, 1999, Figure 3 より抜粋)

a-e. VT 中にリエントリー回路の興奮前面は乳頭筋にアンカーされ，その周囲を反時計方向に旋回していた．f-g. 電位記録では乳頭筋周囲(図中 D，E 部分)からは心室筋電位に先行する先鋭な Purkinje 電位(＊)が記録された．

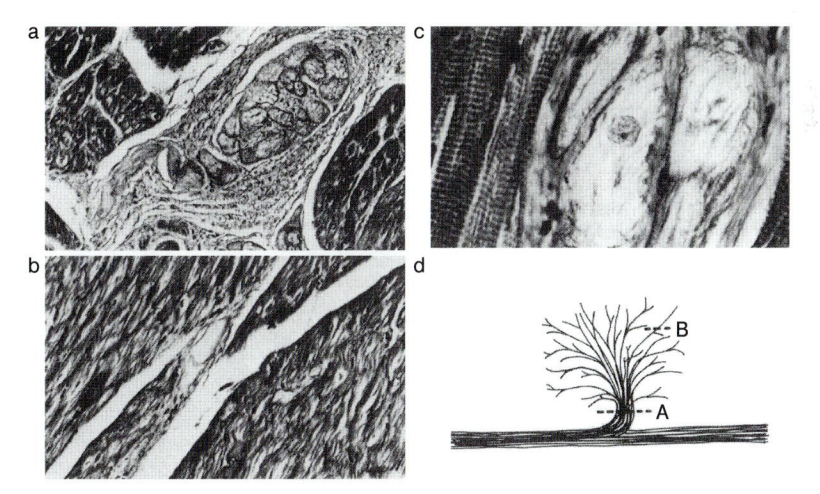

図4 ブタ左心室壁における Purkinje 線維の走行

(Holland RP, Brooks H: The QRS complex during myocardial ischemia. An experimental analysis in the porcine heart. J Clin Invest **57**: 541-550, 1976 より転載)

a. 周囲を厚い結合識に覆われる心内膜下 Purkinje 線維．b. 心外膜下に認められた2本の Purkinje 線維．c. Purkinje 線維と近傍の作業心筋．d. 左室心筋内に進入する Purkinje 線維シェーマ．

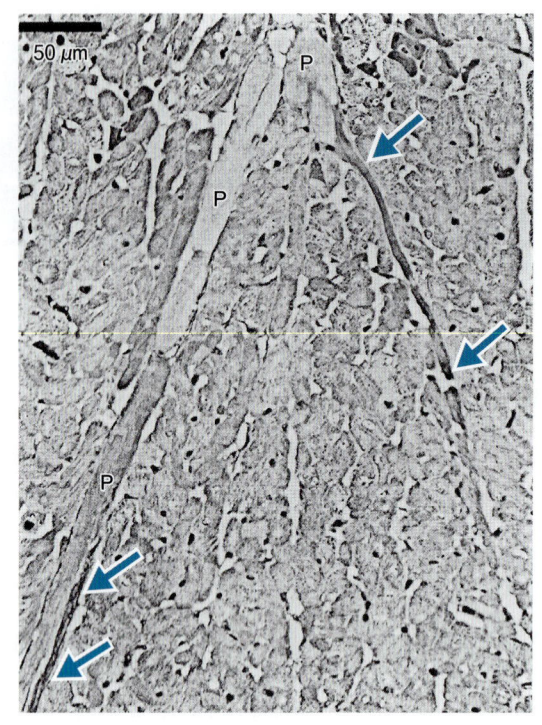

図5 ブタにおける心筋内 Purkinje 線維と移行細胞
(Tranum-Jensen J, Wilde AA, Vermeulen JT, et al: Morphology of electrophysiologically identified junctions between Purkinje fibers and ventricular muscle in rabbit and pig hearts. Circ Res **69**: 429-437, 1991, Figure 9 より転載)
心筋内 Purkinje 線維(P)から分岐する薄い細胞束(矢印)が認められた．

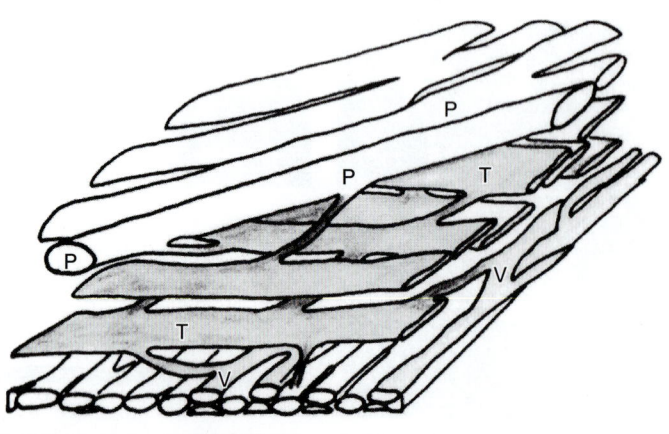

図6 ウサギにおける Purkinje-心筋接合部のシェーマ
(Tranum-Jensen J, Wilde AA, Vermeulen JT, et al: Morphology of electrophysiologically identified junctions between Purkinje fibers and ventricular muscle in rabbit and pig hearts. Circ Res **69**: 429-437, 1991, Figure 10 より転載)
P：Purkinje 線維，T：移行細胞，V：心室筋

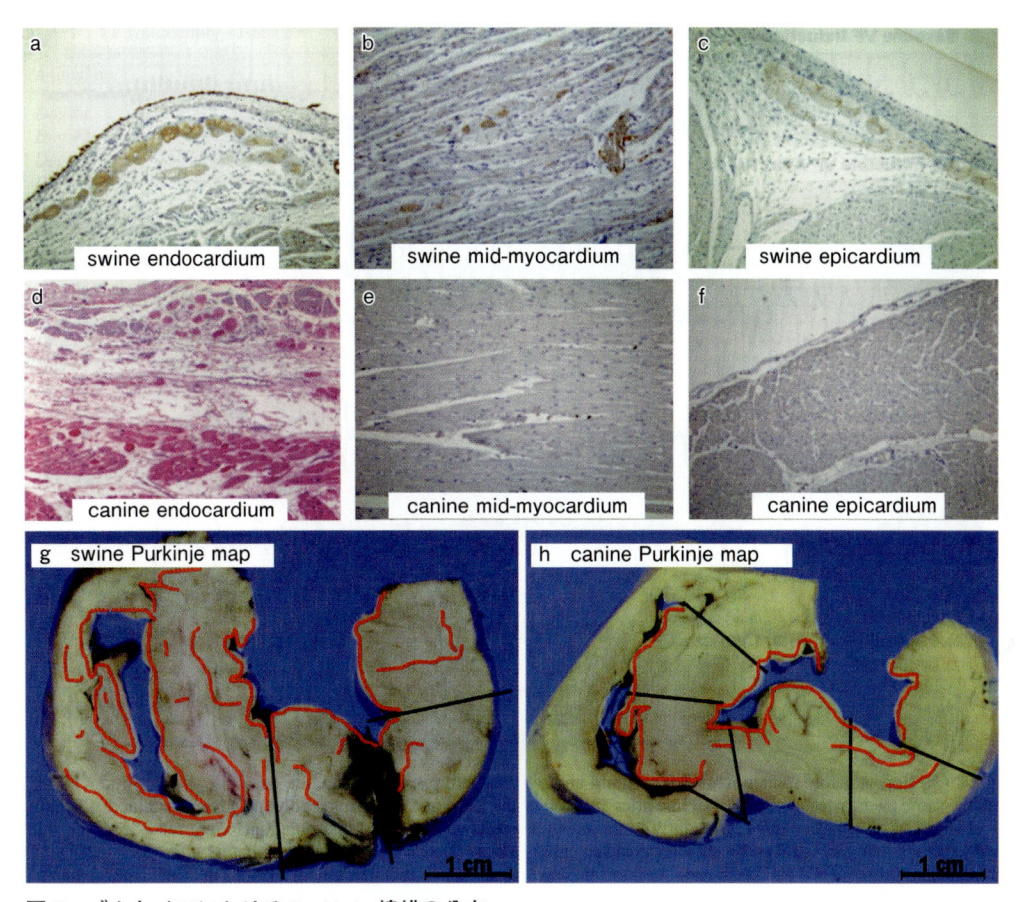

図7 ブタとイヌにおける Purkinje 線維の分布

(Pak HN, Kim GI, Lim HE, et al: Both Purkinje cells and left ventricular posteroseptal reentry contribute to the maintenance of ventricular fibrillation in open-chest dogs and swine: effects of catheter ablation and the ventricular cut-and-sew operation. Circ J **72**: 1185-1192, 2008, Figure 5 より転載)

a-f. Connexin 40 免疫染色. d. HE 染色. ブタにおいては Purkinje 細胞が心室筋全層にわたって存在しているのに対して, イヌにおいては心内膜下表面にのみ限局している. f-g. Purkinje 線維の分布を赤線で示した.

B 有蹄目, 非有蹄目哺乳類, 鳥類の Purkinje 線維の走行の違い

有蹄目のブタと非有蹄目のイヌにおける Purkinje 線維の走行の違いに関しては, Pak ら[9]が免疫染色を行い詳細に検討している. ブタにおいては Purkinje 線維が心室筋全層にわたって存在しているのに対して, 非有蹄目のイヌにおいては心内膜下表面にのみ限局していた(図7). さらに彼らはウサギおよびイヌにおいては後乳頭筋をカテーテルアブレーションすると VF 維持が抑制されたのに対し, ブタにおいては抑制されないことを示し, その理由は Purkinje 線維の貫壁性分布の違いによると推察している(図8)[10,11]. Allison ら[12]は VF

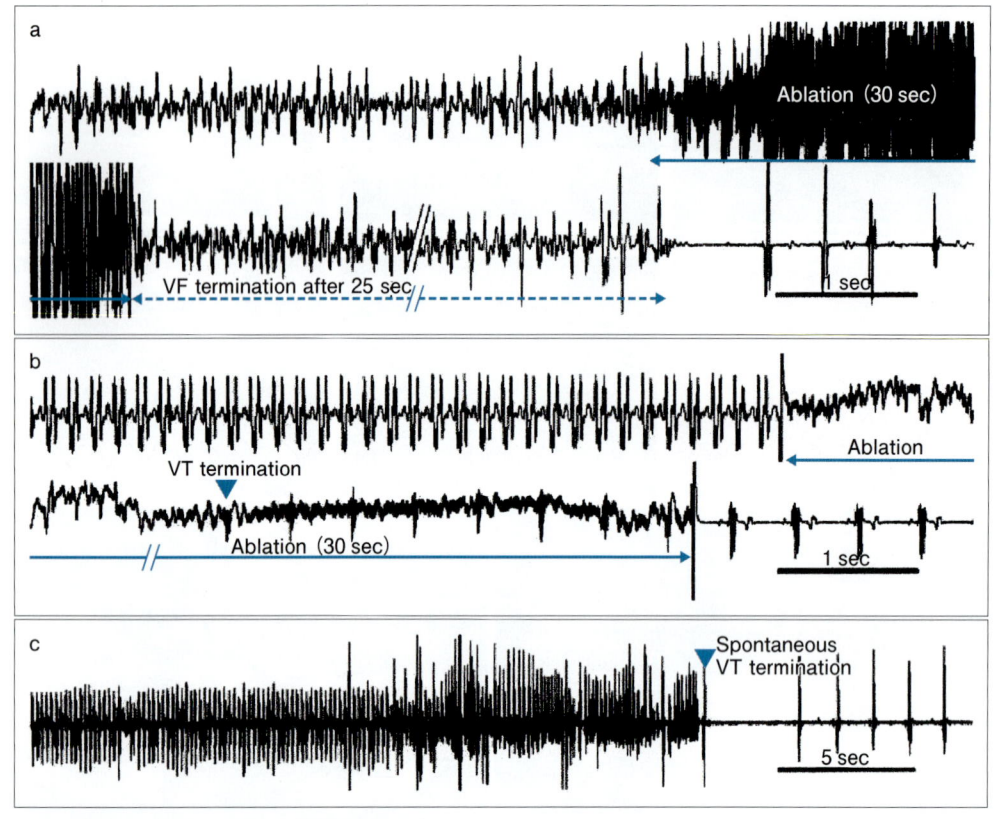

図8 ウサギ灌流心における前乳頭筋アブレーション

(Pak HN, Oh YS, Liu YB, et al: Catheter ablation of ventricular fibrillation in rabbit ventricles treated with beta-blockers. Circulation **108**: 3149-3156, 2003 より転載)

a. 前乳頭筋に対する高周波通電25秒後にVFが停止した．b. 前乳頭筋に対する高周波通電中にVTが停止した．c. アブレーション後，誘発VFは非持続化した．

中に左心室の貫壁性マッピングを行い，ブタにおいては細動波周期が時間を経ても貫壁性に同じであったのに対して，イヌにおいては6分後には心内膜側に比べて心外膜側の細動波周期が長くなっていることを示した(図9)．このことも有蹄目と非有蹄目におけるPurkinje線維の貫壁性分布の違いによるものと考えられる．

有蹄目においてPurkinje線維が心筋内部に侵入している理由は不明であるが，Oosthoekら[4]はウシのQRS幅が90 msecしかないことから，大きな心臓における心室筋興奮時間を短縮させるためではないかと推察している．近年，分子生物学的に偶蹄目と起源が同じであることがわかったクジラのQRS幅が150-200 msecと体重に比較してきわめて短いこともこの推論と矛盾しない(図10, 11)[13,14,15]．

鳥類においては右房室弁輪にPurkinje線維輪が存在している[16]．房室結節下後側に始まる右房室弁輪枝はPurkinje線維輪として右房室弁輪を周回した後，左室流出路冠尖部に至り，左側His束につながっている(図12)．右房室弁輪のPurkinje線維輪の役割は右房室弁

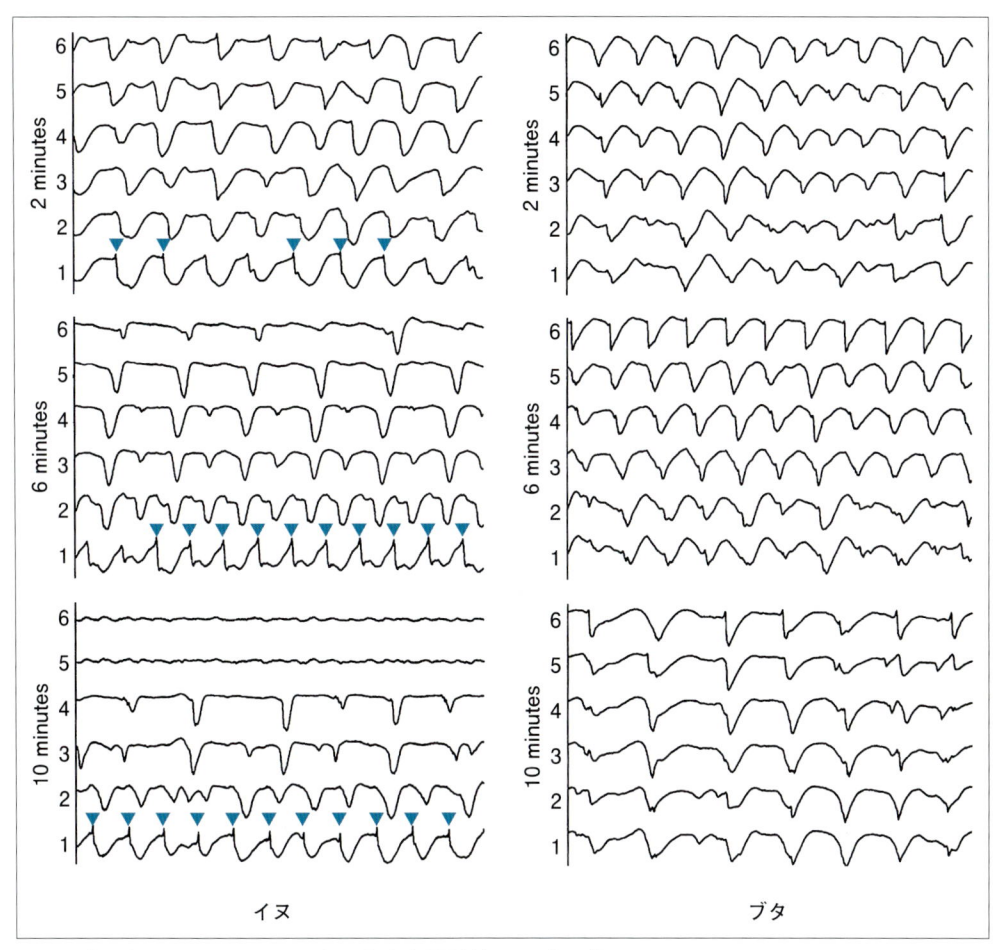

図9 ブタとイヌにおける VF 中の左心室貫壁性マッピング

(Allison JS, Qin H, Dosdall DJ, et al: The transmural activation sequence in porcine and canine left ventricle is markedly different during long-duration ventricular fibrillation. J Cardiovasc Electrophysiol **18**: 1306-1312, 2007, Figure 2 より転載)

ブタにおいては VF 発生後 10 分間の経過を通じて細動波周期が貫壁性に同じであった．一方，イヌにおいては 6 分後には心外膜側の細動波周期が長くなっていたのに対して，心内膜側では短いままで Purkinje 電位が心筋電位に先行していた(矢印)．電極 1 が心内膜側，電極 6 が心外膜側．

輪逆流を防ぐためと推察されている．心室流出路に向かう刺激伝導系がヒトにおいても遺存し，不整脈起源となっている可能性がある．Kurosawa ら[17]は正常心において右脚分枝部分から流出路に向かう dead-end tract が存在していることを報告している．また，特発性の冠尖 VT[18]あるいは大動脈・僧帽弁輪連続起源 VT[19]においてしばしば記録される先鋭な電位がそのような組織に関連している可能性も指摘されている．

突然死する動物における Purkinje 線維も研究されている．Olkowski ら[20]は正常ニワトリと突然死したニワトリの Purkinje 線維を調べ，突然死ニワトリの Purkinje 線維には空胞変

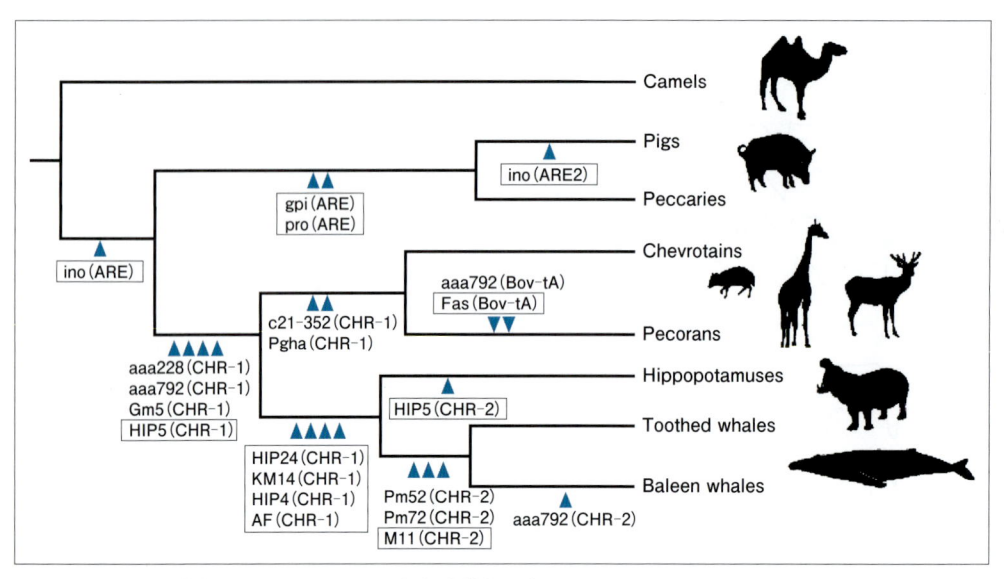

図10 分子生物学的に明らかになった水中哺乳類の起源

(Nikaido M, Rooney AP, Okada N: Phylogenetic relationships among cetartiodactyls based on insertions of short and long interpersed elements: hippopotamuses are the closest extant relatives of whales. Proc Natl Acad Sci USA **96**: 10261-10266, 1999, Figure 7 より抜粋)

クジラは偶蹄目の動物種と同じ起源で，カバなどと近い動物種であることがわかった．図中の陸上哺乳類はすべて偶蹄目であり，奇蹄目（ウマ，サイなど）や非有蹄目の動物種はさらに離れた起源となる．蹄のあるなしやその数が遺伝発生学的に規定されており，また心臓の刺激伝導系にも関連している事実はきわめて興味深い．

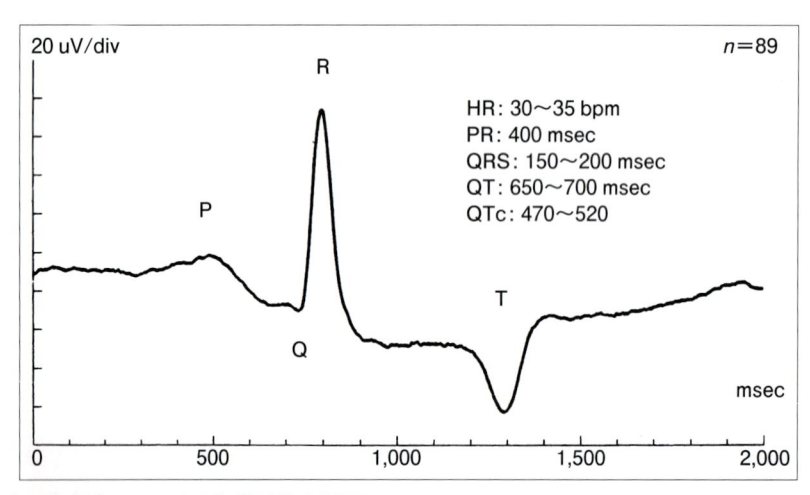

図11 ザトウクジラにおける加算平均心電図

(Meijler FL, Wittkampf FH, Brennen KR, et al: Electrocardiogram of the humpback whale (Megaptera novaeangliae), with specific reference to atrioventricular transmission and ventricular excitation. J Am Coll Cardiol **20**: 475-479, 1992, Figure 3 より転載)

心拍数30から35拍/分の心電図を加算平均した．QRS時間は150〜200 msecであり，推定体重30,000 kg，推定心重量150〜180 kgに比して著しく短いと思われる．

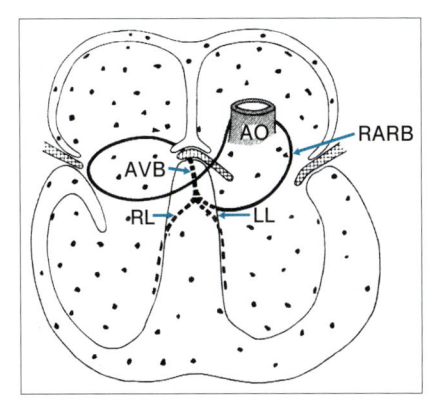

図12　鳥類における刺激伝導系のシェーマ

(Vassall-Adams PR: The development of the atrioventricular bundle and its branches in the avian heart. J Anat **134** (Pt 1): 169-183, 1982, Figure 1 より転載)

鳥類においては右房室弁輪にPurkinje線維輪が存在している．Purkinje線維輪は第3の脚枝(右房室弁輪枝)として，房室結節下後側にはじまる．右房室弁輪を周回した後，左室流出路冠尖部に分布し，左側His束につながり，8の字型を呈する．

AVB＝房室結節，RL＝右脚，LL＝左脚，RARB＝右房室弁輪枝

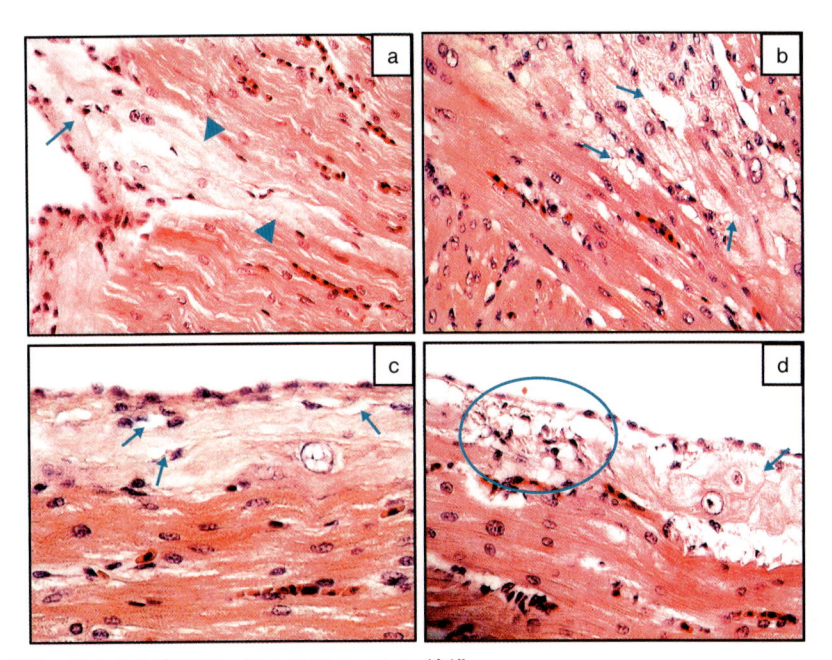

図13　正常ニワトリと突然死ニワトリのPurkinje線維

(Olkowski AA, Wojnarowicz C, Nain S, et al: A study on pathogenesis of sudden death syndrome in broiler chickens. Res Vet Sci **85**: 131-410, 2008, Figure 5 より転載)

a．正常ニワトリの心内膜下Purkinje線維(矢印)と心筋内Purkinje線維(矢頭)．b-d．突然死したニワトリのPurkinje線維には空胞変性，細胞浸潤，クロマチン凝集(矢印)，アポトーシス(円)が認められた．

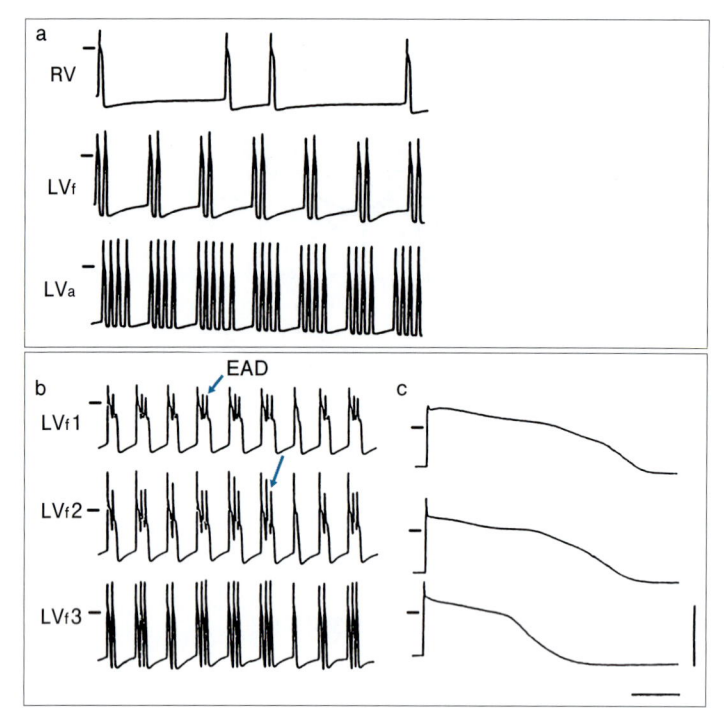

図14 遺伝的に不整脈死する German shepherd dog において記録された Purkinje 線維からの早期後脱分極

(Gilmour RF Jr, Moïse NS: Triggered activity as a mechanism for inherited ventricular arrhythmias in German shepherd Dogs. J Am Coll Cardiol **27**: 1526-1533, 1996, Figure 1 より転載)

 a. 右室(RV), 左室自由壁(LVf), 左室前壁(LVa)からの自発調律.
 b. LVf の Purkinje 線維から記録された早期後脱分極(EAD). LVf1 から LVf2 は 8 mm, LVf3 は 13 mm 離れている.
 c. EAD がないときの各所の活動電位.

性, 細胞浸潤, クロマチン凝集, アポトーシスが認められたと報告している(図13). Gilmour ら[21]は遺伝的に VF から突然死をきたすイヌ(German shepherd)において, VF 発生が Purkinje 組織からの撃発活動による早期後脱分極で生じていることを報告した(図14). さらに Mérot ら[22]は K チャネルブロッカーに対する反応から, I_{Ks} 異常がこの突然死イヌの本態であることを推察している.

動物種による Purkinje 線維分布の違いを考察することは心室性不整脈モデルを研究するうえできわめて重要である.

文献

1) Purkinje JE: Mikroscopisch-neurologische Beobachtungen. Arch Anat Physiol wiss Med **12**: 281-295, 1845.
2) Tawara S: Das Reizleitungssystem Des Säugetierherzens (*The Conduction System of the Mammalian Heart*) Gustav Fischer, 1906. [Suma K, Shimada M, (trans) Imperial College Press, 2000.]
3) Obermeier H: Ueber Structur und Textur der Purkinje'schen Faden. Arch Anat Physiol wiss Med 358-386, 1867.
4) Oosthoek PW, Virágh S, Lamers WH, et al: Immunohistochemical delineation of the conduction system. II : the atrioventricular node and Purkinje fibers. Circ Res **73**: 482-491, 1993.
5) Ansari A, Ho SY, Anderson RH: Distribution of the Purkinje fibres in the sheep heart. Anat Rec **254**: 92-97, 1999.
6) Kim YH, Xie F, Yashima M, et al: Role of papillary muscle in the generation and maintenance of re-entry during ventricular tachycardia and fibrillation in isolated swine right ventricle. Circulation **100**: 1450-1459, 1999.
7) Holland RP, Brooks H: The QRS complex during myocardial ischemia. An experimental analysis in the porcine heart. J Clin Invest **57**: 541-550, 1976.
8) Tranum-Jensen J, Wilde AA, Vermeulen JT, et al: Morphology of electrophysiologically identified junctions between Purkinje fibers and ventricular muscle in rabbit and pig hearts. Circ Res **69**: 429-437, 1991.
9) Pak HN, Kim GI, Lim HE, et al: Both Purkinje cells and left ventricular posteroseptal reentry contribute to the maintenance of ventricular fibrillation in open-chest dogs and swine: effects of catheter ablation and the ventricular cut-and-sew operation. Circ J **72**: 1185-1192, 2008.
10) Pak HN, Oh YS, Liu YB, et al: Catheter ablation of ventricular fibrillation in rabbit ventricles treated with beta-blockers. Circulation 108: 3149-3156, 2003.
11) Pak HN, Kim YH, Lim HE, et al: Role of the posterior papillary muscle and porcine potentials in the mechanism of ventricular fibrillation in open chest dogs and Swine: effects of catheter ablation. J Cardiovasc Electrophysiol **17**: 777-783, 2006.
12) Allison JS, Qin H, Dosdall DJ, et al: The transmural activation sequence in porcine and canine left ventricle is markedly different during long-duration ventricular fibrillation. J Cardiovasc Electrophysiol **18**: 1306-1312, 2007.
13) Shimamura M, Yasue H, Ohshima K, et al: Molecular evidence from retroposons that whales form a clade within even-toed ungulates. Nature **388**: 666-670, 1997.
14) Nikaido M, Rooney AP, Okada N: Phylogenetic relationships among cetartiodactyls based on insertions of short and long interpersed elements: hippopotamuses are the closest extant relatives of whales. Proc Natl Acad Sci USA **96**: 10261-10266, 1999.
15) Meijler FL, Wittkampf FH, Brennen KR, et al: Electrocardiogram of the humpback whale (Megaptera novaeangliae), with specific reference to atrioventricular transmission and ventricular excitation. J Am Coll Cardiol **20**: 475-479, 1992.
16) Vassall-Adams PR: The development of the atrioventricular bundle and its branches in the avian heart. J Anat **134** (Pt 1): 169-183, 1982.
17) Kurosawa H, Becker AE: Dead-end tract of the conduction axis. Int J Cardiol **7**: 13-20, 1985.
18) Ouyang F, Fotuhi P, Ho SY, et al: Repetitive monomorphic ventricular tachycardia originating from the aortic sinus cusp: electrocardiographic characterization for guiding catheter ablation. J Am Coll Cardiol **39**: 500-508, 2002.
19) Tada H, Ito S, Naito S, et al: Idiopathic ventricular arrhythmia arising from the mitral annulus: a dis-

tinct subgroup of idiopathic ventricular arrhythmias. J Am Coll Cardiol **45**: 877-886, 2005.
20) Olkowski AA, Wojnarowicz C, Nain S, et al: A study on pathogenesis of sudden death syndrome in broiler chickens. Res Vet Sci **85**: 131-410, 2008.
21) Gilmour RF Jr, Moïse NS: Triggered activity as a mechanism for inherited ventricular arrhythmias in German shepherd Dogs. J Am Coll Cardiol **27**: 1526-1533, 1996.
22) Mérot J, Probst V, Debailleul M, et al: Electropharmacological characterization of cardiac repolarization in German shepherd dogs with an inherited syndrome of sudden death: abnormal response to potassium channel blockers. J Am Coll Cardiol **36**: 939-947, 2000.

あとがき

　このたび，Purkinje 線維が関与する頻脈性不整脈に特化した，書籍『プルキンエ不整脈』を野上昭彦先生とともに執筆できたことは望外の喜びです．Purkinje 不整脈をテーマとして取り上げることになったのは，ある時野上先生から Purkinje 線維関連不整脈の研究会を立ち上げようと相談されたことに端を発しています．研究会の話はその後立ち消えになりましたが，Purkinje 不整脈に関して，今後の研究の基調あるいはテーマとなりうるような専門書を目指すことで意見が一致し，たまたま他の企画で付き合いのあった医学書院に話を持ち込みました．そこで本書を担当してくれたのが，企画の段階から今日に至るまで大変お世話になった大野智志氏でした．かくして企画が承認され，あれよあれよという間にことが進み，この「あとがき」を執筆する段となりました．

　これまでに本書のような"Purkinje 不整脈"という比較的狭い領域に焦点を当てた臨床専門書は，少なくとも不整脈の分野では前例がないかと思います．したがって，常にヒット商品のノルマが課せられる出版社としては，本書を企画すること自体が大変な冒険であったと推察されます．それにもかかわらず，気持ちよくゴーサインを出してくれた医学書院に，私どもは深く感謝しています．また超多忙なスケジュールにもかかわらず身に余る推薦の序をご執筆いただいた大江　透先生に厚く御礼を申し上げます．さらに，私が本文で担当した臨床項の礎をなす臨床データを献身的に集めてくれた後輩諸君，特に日本医科大学第一内科の宮内靖史先生，丸山光紀先生，林　明聡先生，岩崎雄樹先生，大野則彦先生，東海大学の森田典成先生の貢献に感謝したいと思います．

　臨床不整脈学における Purkinje 線維研究は始まったばかりであり，依然として未解決の部分が多いと思われます．特に頻拍の成因，メカニズムに関してはいまだ推論の域を出ない文章が本文中にも多く含まれています．本書が将来の Purkinje 不整脈研究発展の起爆剤にならんことを強く願っております．

2009 年 6 月

東海大学医学部付属八王子病院　循環器内科教授

小林義典

索引

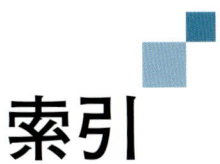

欧文

3D map data projection　189

A

accelerated idioventricular rhythm(AIVR)　103, 108, 200
activation map　123, 153, 189
activation time　193
adenosine　38, 122
adenosine 感受性 VT　2
adrenergic monomorphic VT　37
A-H 間隔　191
ajimaline　111
amiodarone　93, 111, 116, 132
antidromic　8
arrhythmogenic right ventricular cardiomyopathy(ARVC)　140
ATP　37
atropine　19, 44
azimilide　113

B

Belhassen VT　92
bretylium　116
Brugada 症候群　61, 67, 140
bundle branch reentrant tachycardia(BBRT)　80
bundle branch reentry　167
bystander　15, 149, 181

C

CARTO mapping system™　123
CARTOMERGE™　6, 33, 153, 189
CARTOSOUND™　6, 189
CARTO system™　123
cibenzoline　57
clipping plane　153
concealed entrainment　104, 153, 185
constant fusion　10
constantly changing reentrant loop　52
coved 型 ST 上昇　68
CRT-D　152, 157

D

Dallas 基準　140
delayed afterdepolarization(DAD)　130, 197
dopamine　116

E

early afterdepolarization(EAD)　197
Einthoven　205
electrical storm　49, 55, 67, 83, 107, 109, 132, 203
electroanatomic mapping　40, 135, 151
electrotonic effect　193
epinephrine 負荷　75
exit site　104

F

false tendon　181
fascicular reentrant tachycardia　92
fascicular reentry　147
fascicular VT　5, 85, 148
fibromuscular band　132, 135, 137
focal Purkinje VT　37, 168, 189

G・H

glycogen　103, 193, 195
His 束　164, 182
His 束下伝導障害　104
His 束電位　29, 38, 80, 85, 97, 102, 191

His-Purkinje 系の伝導障害　80
His-Purkinje 組織　144
His-Purkinje 頻拍　83
His-Purkinje リエントリー性頻拍　83
H-V 間隔　29, 38, 84, 151

I

ICD　68, 71, 83, 109, 132, 151
ICD テレメトリー　55
ICD 頻回作動　83
idiopathic dilated cardiomyopathy (IDCM)　83
idiopathic left ventricular tachycardia (ILVT)　92, 102, 146
idiopathic ventricular fibrillation　49
I_{ks} 異常　220
incessant VT　37, 119
──, 非持続性 VT　17
inter fascicular reentrant tachycardia (IFRT)　80
interfascicular reentry (IFR)　102
intraaotic ballow pomping (IABP)　113
isolated delayed potential (IDP)　151
isolated left ventricular noncompaction (ILVNC)　151
isoproterenol　17, 67, 97, 153

J・K

J 波　157
Knoten　164

L

LabSystem®　20
latancy　120
left anterior fascicular VT　5
left posterior fascicular VT　5
lidocaine　38, 93, 111, 116, 117
lipid droplets　195
lower turn-around point　32
LQT3 モデル　75
Lugol 塗布　176

M

magnesium　117
metoprolol　111
mexiletine　93, 116, 117
MI-FVT　102
multiple wavelet　197
myofilament　195

N

narrow QRS VT　29
non ischemic cardiomyopathy (NICM)　147

O

Obermeier　162
operational classification　2
orthodromic　7
overdrive suppression　200

P

P1-P2 ブロック　14
P1 電位　7
P2 電位　7
phase 2 リエントリー過程　72
phenylephrine　44
pilsicainide　68, 207
pleomorphic VT　37, 146
Plunge 電極　157, 177, 197
P-M Junction　173, 176
polymorphic ventricular tachycardia (PVT)　37, 49, 108
post-pacing interval　85
prethorombolytic era　113
procainamide　38, 93, 116
progressive fusion　10, 98
propranolol　38, 117
propranolol 感受性 VT　2, 37
Purkinje 起源の多形性 VT　153
Purkinje 現象　160
Purkinje シフト　160
Purkinje-心室筋接合部　173
Purkinje 像　160
Purkinje 電位　63, 97, 118, 123, 132, 191

Purkinje 電位興奮順序　97
Purkinje ネットワーク　57, 172
Purkinje 捕捉　118, 124
Purkinje 末梢　37
Purkinje リエントリー　144
Purkinje muscle chain　162
Purkinje-VM junction　102
PVT 誘発　57

Q

QS パターン　40
QT 延長症候群　73
QT 間隔非適合　75

S

S_1-S_2 間隔　80
scar-related reentry　146
SCN5A 遺伝子　61
──の変異　141
short-coupled variant of torsade de pointes　49, 50
short-to-long sequence　84
sink to source mismatch　177
slow conduction　149
slow VT　108
spike-and-dome 型の単相活動電位　72
sustained ventricular arrhythmia(SVA)　109
sustained VT　108

T

tachycardia-mediated cardiomyopathy　37
Tawara　205
Tyrode 液　193

U

upper turn-around　26
upper turn-around point　32

V・W

V_3 現象　80
ventricular fibrillation(VF)　49
ventricular premature contraction(VPC)　37, 49, 109
ventricular tachycardia(VT)　2
verapamil　38, 57, 116, 117
verapamil 感受性 VT　2
verapamil 感受性左室 VT　27
verapamil 感受性左室起源特発性 VT　2, 181
verapamil 感受性特発性 VT　92, 168
verapamil-sensitive idiopathic ventricular tachycardia　2
VF storm　67, 137, 207
Vmax　195
voltage map　123
VT exit　6, 20, 22
WPW 症候群　33

和文

あ

アデノシン三リン酸　37
アブレーション
　——, BBRT　85
　——, Brugada症候群　67
　——, electrical storm　116
　——, focal Purkinje VTに対する　38
　——, IFRT　89
　——, MI-FVT　97
　——, Purkinje電位ガイドの　130
　——, QT延長症候群　73
　——, short-coupled variant of torsade de pointes　50
　——, 右室流出路心筋組織起源のVPCに対する　72
　——, 左脚後枝領域VTに対する　13
　——, 左室緻密化障害　152
　——, 上部中隔型VTに対する　28
　——, 心筋炎　146
　——, 早期再分極特発性VF　61
　——, 非虚血性心筋症　147
アブレーション合併症, 特発性左室VTに特徴的な　32

い

異所性自動能　153
異常Purkinje興奮　137
異常Purkinje組織伝導抑制作用　57
異常自動能　37, 200
移行細胞　211
I群抗不整脈薬　116
一方向性伝導　17
一方向性伝導ブロック　15, 103

う

ウイルス性心筋炎　140, 146
ウシのQRS幅　216
右脚電位　118
右脚ブロック　95
右室末梢Purkinje組織　72
右室流出路VPC　49
右室流出路自由壁心外膜側　72
右室流出路心筋切除術　73
植込み型除細動器　68, 71, 83, 109, 132, 151
運動誘発性左脚後枝遠位型 focal Purkinje VT　39

え

エコービート　80
エントレインメント現象　85
エントレインメント刺激　206
エントレインメント・ペーシング　7, 29, 98, 149
炎症性マーカー　140

お

オーバードライブペーシング　37, 122

か

仮性腱索　5, 103, 132, 145, 148, 164, 173, 181
拡張型心筋症　81, 143, 147
拡張期Purkinje電位　13, 22, 52, 97, 134, 137, 206
拡張期電位　7, 26, 33, 148, 153, 182
　——, 減衰伝導特性を有する　33
活動性心筋炎　145
活動電位　195
活動電位第0相　103, 193
活動電位持続時間　103
活動電位緒指標　103
活動電位振幅　193
完全房室ブロック　38, 176
冠動脈結紮モデル　107, 197
間質性炎症　144
感受性左脚後枝領域VTの回路シェーマ　12

き

基本刺激間隔　84
脚-Purkinje組織　144
脚間リエントリー　102
脚間リエントリー性頻拍　80
脚枝VT　5
脚枝間リエントリー　102

脚枝間リエントリー性頻拍　80
脚ブロック　38
逆行伝導ブロック　80, 84
急性心筋炎　143
虚血性心筋症　132, 153
筋緊張性ジストロフィー　83

く
クジラの QRS 幅　216
クライオ・アブレーション　73
空胞変性　195

け
劇症型心筋炎　144
撃発活動　57, 129, 200
結節　164
減衰伝導　14, 92
減衰伝導特性　8, 26, 33

こ
孤立性左室心筋緻密化障害　151
孤立性遅延電位　151
後乳頭筋近傍　6
高周波通電　14
硬直細胞　103

さ
左脚後枝 Purkinje 組織　75
左脚後枝 VT　3, 5
左脚後枝遠位型 focal Purkinje VT　38
左脚後枝近部型 focal Purkinje VT　42
左脚後枝電位　20, 102
左脚後枝本幹　104
左脚前枝 focal Purkinje VT　42
左脚前枝 VT　3, 5, 21
　──（近位型）の回路シェーマ　24
　──に対するアブレーション　21
左脚ブロック　32, 80, 84
左室仮性腱索　145
左室刺激伝導系組織　172
左室自由壁　177
左室心室筋興奮（V 波）　101
左室心内膜腔　135

左室中隔起源の束枝リエントリー性頻拍　93
左室中隔のマッピング　7
左室電極　120
左室内仮性腱索　167
左室内マッピングデータ　146
作業心筋　164
再灌流性不整脈　107, 202
再分極の空間的ばらつき　103
細動波周期　216
最終捕捉 P 電位　29
最早期 Purkinje 興奮　134
最早期 Purkinje 電位　13, 46
最早期興奮心室電位　22
最早期興奮部位　38, 152, 174

し
刺激伝導系　144, 164
持続性 VT　93
持続性心室性不整脈　109
持続性多形性心室頻拍　108
持続性単形性 VT　108, 134, 137, 151
失神発作　152
重歯目のプルキンエ線維　211
小乳頭筋　6
上部中隔型 VT　3, 27
　──の回路シェーマ　30
食肉目のプルキンエ線維　211
心アミロイドーシス　149
心外膜側アブレーション　73
心外膜マッピング　157
心基部　104
心筋炎　140
　──，膠原病に伴う　143
心筋梗塞に合併する束枝リエントリー性頻拍　93
心筋生検　142
心筋緻密化障害　149
心サルコイドーシス　146
心室エコー波　18
心室期外収縮　18, 37, 49, 109, 117
心室筋起源のリエントリー性 VT　153
心室再同期療法　152, 157
心室細動　49, 167, 172

心室プログラム刺激　44
心臓突然死　110, 140
心内 V 波　120
心房細動　84
心房ペーシング　132

せ

静止膜電位　103, 195
先天性心筋疾患　151
先天性心疾患　149
潜在性 QT 延長症候群　75
潜伏期　120
線維脂肪変性　140
線状アプローチ　6
選択的捕捉波形　30
前収縮期 Purkinje 電位　7, 13, 52, 97, 102
前乳頭筋　137, 156

そ

早期後脱分極　166, 197
早期再分極　49, 61
早期再分極症候群　156
早期刺激連結期　80
束枝リエントリー　92, 147
促進心室固有調律　108

た

田原淳　162
立ち上がり速度　103
多形性 VT　37, 117, 172
胎生期左心室形成　151
大動脈内バルーンパンピング　113
大哺乳類のプルキンエ線維　211
脱分極 0 相　195
単一早期刺激　80
単極非フィルター心電図　34
単形性 VT　93, 166
単形性単発性 VPC　50
単形性リエントリー性 VT　102
単発性 VPC　68

ち

遅延後脱分極　166, 197

遅延伝導　103
遅延電位　26, 105
中前中隔　22
鳥類のプルキンエ線維　211
陳旧性心筋梗塞　153
陳旧性前壁中隔心筋梗塞　42

て

伝導遅延　191
伝導ブロック　54
電気緊張性効果　193

と

トリガー VPC　50, 122
　——, 右室末梢 Purkinje 起源　67, 71
　——, 右室流出路起源　67, 73
　——, 右室流出路自由壁側　67
　——, 左脚ブロック・下方軸型　67
　——, 左室の Purkinje 組織起源　73
特殊 Purkinje 組織　24
特発性 VF　37, 49, 141
　——, 下方誘導　61
　——, 早期再分極　61
　——, 側方誘導　61
特発性 VT　2, 142, 145
特発性拡張型心筋症　83
特発性左心室頻拍　75, 148
特発性左側心室頻拍　92, 97, 146
特発性心室期外収縮　167
突然死　205

に

乳頭筋　132, 137, 156
乳頭筋基部　138
乳頭筋近傍の Purkinje 電位　138

は

バンプ　13, 85
8 極電極カテーテル　7
反復性 VF　55
反復性 VT　142, 146
反復性多形性 VT　122, 125, 174

ひ

肥大型心筋症　149
非活動性心筋炎　143
非虚血性心筋症　147
非持続性VT　42, 122
非持続性多形性VT　50, 134, 151
非有蹄目　211
微小心室瘤　141, 144
頻拍誘発性心筋症例　75

ふ

プランジ電極　157, 177, 197
プログラム心室期外刺激　38
不整脈源性右室心筋症　140
副伝導路アブレーション　33
複数単形性VT　37

へ

ペーシング・スパイク　120
ペーシング・ディレイ　22
ペーシング・プロトコール　84
ペースマッピング　19, 22, 41, 44, 56
ペースマップ・スコアー　100
ペースメーカ電流　37

平均左室駆出率　83

ほ

哺乳類のプルキンエ線維　211
補充調律　176
房室解離　88
房室ブロック　32

ま

マクロリエントリー　206
マクロリエントリー性VT　167
マッピング電位　124
慢性心筋炎　143

や・ゆ

薬剤抵抗性の特発性心室頻拍　104
有蹄目のプルキンエ線維　211

り・る・れ

リエントリー回路　80, 177
両方向性ブロック　18
ルビジウム　192
霊長目のプルキンエ線維　211
連発性VPC　71